Fortschritte der operativen Dermatologie
Band 3

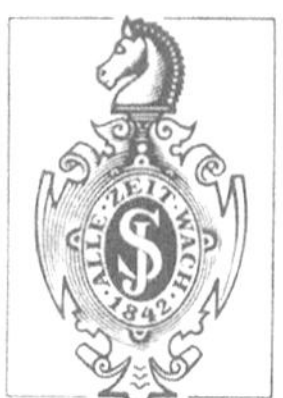

Aktuelle Behandlungsverfahren

Herausgegeben von Johannes Petres

Mit 101 zum Teil farbigen Abbildungen und 21 Tabellen

Springer-Verlag Berlin Heidelberg New York
London Paris Tokyo

Professor Dr. med. Johannes Petres
Hautklinik der
Städtischen Kliniken Kassel
Mönchebergstraße 41-43
3500 Kassel

ISBN-13: 978-3-540-17464-6 e-ISBN-13: 978-3-642-71842-7
DOI: 10.1007/978-3-642-71842-7

CIP-Kurztitelaufnahme der Deutschen Bibliothek
Aktuelle Behandlungsverfahren / hrsg. von Johannes Petres. - Berlin ; Heidelberg ; New York ; London ; Paris ; Tokyo : Springer, 1987.
(Fortschritte der operativen Dermatologie ; Bd. 3)

NE: Petres, Johannes [Hrsg.]; GT

2127/3145-5 4 3 2 1 0

Dem 1. Ehrenmitglied der „Vereinigung für Operative Dermatologie"

Prof. Dr. sc. med. Dr. med. dent. Dr. med. h.c. H.E. Kleine-Natrop

Ordinarius für Dermatologie der
Medizinischen Akademie „Carl Gustav Carus" Dresden

* 16.12. 1917 in Gladbeck/Westfalen
† 01.09. 1985 in Dresden

Vorwort

Anläßlich des 10-jährigen Bestehens der „Vereinigung für Operative Dermatologie“ soll durch die Beiträge des vorliegenden Bandes der sachliche Inhalt der operativen Dermatologie verdeutlicht und eine Bestandsaufnahme operativer Behandlungsmaßnahmen am Integument versucht werden. Von besonderer Wichtigkeit ist in diesem Zusammenhang der onkologische Sektor, da heute Präkanzerosen, Basaliome, maligne Melanome und spinozelluläre Karzinome viel häufiger als früher beobachtet und therapiert werden müssen. Daneben können Narben, sei es als Unfallfolge oder im Rahmen einer ausgebrannten Akne, sowie Fremdkörpereinsprengungen eine dauernde Entstellung der Verletzten zur Folge haben, so daß diese, ebenso wie Fehlbildungen (z. B. Pigmentnaevi, Naevi flammei) und eine psychisch nicht akzeptierte androgenetisch bedingte Alopecie, nur durch operative Maßnahmen erfolgreich zu beseitigen oder zu verbessern sind.

Als Herausgeber bin ich mir der Tatsache bewußt, daß besonders in der operativen Therapie onkologische Erkrankungen des Hautorgans und dabei bei der Verwendung plastisch-operativer Maßnahmen Berührungspunkte, wenn nicht sogar Überlappungen mit anderen Fachdisziplinen bestehen. Aus dieser in vieler Hinsicht wünschenswerten Situation sollte keine Kompetenz-Diskussion abgeleitet sondern vielmehr die Notwendigkeit erkannt werden, zum Wohle operativ zu behandelnden hautkranken Menschen vertrauensvoll zusammenzuarbeiten.

Den Autoren des 3. Bandes der Fortschritte der operativen Dermatologie möchte ich an dieser Stelle sehr herzlich für ihre Mitarbeit danken. Mögen ihre Ausführungen Ansporn sein, das Erreichte nicht nur zu bewahren, sondern zielstrebig weiter zu entwickeln. Für die langjährige und vertrauensvolle Zusammenarbeit danke ich nicht minder herzlich dem Springer-Verlag und insbesondere Herrn Dr. Wieczorek, wodurch die Edition dieses Bandes möglich wurde.

Kassel, im Januar 1987 J. Petres

Inhaltsverzeichnis

Mitarbeiterverzeichnis

Dr. med. A. BLANK
Dermatologische Klinik, Universitätsspital Zürich, Gloriastraße 31, CH-8091 Zürich

Dr. med. S. BOROWKA
Klinik für Dermatologie und Allergologie, St. Barbara-Hospital, St. Barbara-Straße, D-4100 Duisburg 11

Prof. Dr. med. O. BRAUN-FALCO
Dermatologische Klinik und Poliklinik der Universität München, Frauenlobstraße 9-11, D-8000 München 2

Dr. med. H. BREUNINGER
Abteilung Dermatologie I, Hautklinik der Universität Tübingen, Liebermeisterstraße 25, D-7400 Tübingen

Dr. med. A. EICHMANN
Dermatologische Klinik, Universitätsspital Zürich, Gloriastraße 31, CH-8091 Zürich

Dr. med. K. ERNST
Fachklinik Hornheide, Dorbaumstraße 300, D-4400 Münster-Handorf

Dr. med. W. GROTH
Hautklinik der Universität Köln, Joseph-Stelzmann-Straße 9, D-5000 Köln 41

Prof. Dr. med. M. HAGEDORN
Hautklinik der Städtischen Kliniken Darmstadt, Heidelberger Landstraße 379, 6100 Darmstadt

Dr. rer. nat. D. HAINA
Gesellschaft für Strahlen- und Umweltforschung mbH, Ingolstädter Landstraße 1, D-8043 Neuherberg

Prof. Dr. med. E. HANEKE
Dermatologische Klinik der Universität Erlangen, Hartmannstraße 14, D-8520 Erlangen

Prof. Dr. med. M. Hundeiker
Fachklinik Hornheide, Dorbaumstraße 300, D-4400 Münster-Handorf

Dr. med. W. Kleine
Hautklinik der Universität Köln, Joseph-Stelzmann-Straße 9, D-5000 Köln 41

Dr. med. B. Konz
Dermatologische Klinik und Poliklinik der Universität München, Frauenlobstraße 9-11, D-8000 München 2

Prof. Dr. med. E. Landes
Hautklinik, Städtische Kliniken Darmstadt, Heidelberger Landstraße 379, D-6100 Darmstadt

Privat-Dozent Dr. med. M. Landthaler
Dermatologische Klinik und Poliklinik der Universität München, Frauenlobstraße 9-11, D-8000 München 2

Dr. med. W. Lehnert
Dermatologische Klinik und Poliklinik des Bereichs Medizin (Charité) der Humboldt-Universität zu Berlin, Schumannstraße 20/21, DDR-1040 Berlin

Privat-Dozent Dr. med. R. P. A. Müller
Hautklinik, Städtische Kliniken Kassel, Mönchebergstraße 41-43, D-3500 Kassel

Prof. Dr. med. J. Petres
Hautklinik, Städtische Kliniken Kassel, Mönchebergstraße 41-43, D-3500 Kassel

Prof. Dr. med. K. Salfeld
Hautklinik am Klinikum Minden, Portastraße 7-9, D-4950 Minden 1

Dr. med. G. Schwenzer
Hegbarg 25, D-2000 Hamburg 65

Prof. Dr. sc. med. N. Sönnichsen
Dermatologische Klinik und Poliklinik des Bereichs Medizin (Charité) der Universität zu Berlin, Schumannstraße 20/21, DDR-1040 Berlin

Univ.-Doz. Dr. med. O. Staindl
Hals-Nasen-Ohren-Abteilung, Landeskrankenanstalten Salzburg, Müllner Hauptstraße 48, A-5020 Salzburg

Prof. Dr. med. H. Tritsch
Hautklinik der Universität Köln, Joseph-Stelzmann-Straße 9, D-5000 Köln 41

Prof. Dr. med. W. Waidelich
Institut für Medizinische Optik, Universität München, Barbarastraße, D-8000 München 40

Dr. med. H. Winter
Dermatologische Klinik und Poliklinik des Bereichs Medizin (Charité) der Universität zu Berlin, Schumannstraße 20/21, DDR-1040 Berlin

I. Allgemeine operative Dermatologie

Einführung in die Grundlagen der operativen Dermatologie

H. Tritsch

Eine bei der Vereinigung für Operative Dermatologie (VOD) durchgeführte Umfrage hat ergeben, daß ca. 35% der dermatologischen Therapie auf die Anwendung operativer Methoden entfallen. Daraus ergibt sich der hohe Stellenwert der Dermatochirurgie für unser Fach, das traditionell als ein gemischtes aufzufassen ist. Neben den rein konservativen gewinnen die operativen Behandlungsmethoden in der dermatologischen Praxis an Bedeutung, wobei zu berücksichtigen ist, daß die moderne Dermatochirurgie ihr Hauptanwendungsgebiet außerhalb des Krankenhauses hat. Die operative Dermatologie bietet damit die idealen Voraussetzungen für ambulantes Operieren.

Ambulantes Operieren bedeutet Wirtschaftlichkeit sowohl für Patient als auch für Versicherungsunternehmen. Gesetzliche wie auch private Krankenversicherungen sind deshalb aufgefordert, das ambulante Operieren mehr als bisher zu fördern. Durch vertragliche Vereinbarungen könnten die durch ambulantes Operieren entstehenden zusätzlichen Praxiskosten abgedeckt werden, was die Vorteile für die Gemeinschaft noch viel effektiver gestalten würde. Die operative Dermatologie muß sich deshalb hinter die bereits vom Verband der Ärzte Deutschlands erhobene Forderung nach Förderung des ambulanten Operierens durch die Krankenversicherungen stellen, damit über eine Korrektur der Gebührenordnung die anfallenden Kosten für notwendige apparative, räumliche und personelle Voraussetzungen in der Praxis aufgefangen werden können.

Die in früheren Jahren beim Ausbildungsgang der Dermatologen teilweise vernachlässigte Schulung in operativer Dermatologie hatte zum Kompetenzdissens mit anderen, gleichfalls am Integument tätigen Fachgebieten geführt. Durch intensive Bemühungen im Verlauf der letzten 15 Jahre konnte der Nachholbedarf in operativer Dermatologie beim Ausbildungsgang der Dermatologen weitestgehend abgebaut und damit das Fach „Operative Dermatologie“ als Disziplin fest in die Dermatologie eingebunden werden. Diese Entwicklung erfolgte nicht nur auf nationaler sondern auch auf internationaler Ebene. Ihre Bedeutung wurde durch die Gründung mitgliederstarker Fachverbände in Europa und in den USA, die sich alle der intensiven Förderung und dem Ausbau der Dermatochirurgie verschrieben haben, unter Beweis gestellt. Diesen Fachgesellschaften ist insbesondere auch die wissenschaftliche Weiterentwicklung der operativen Dermatologie zu verdanken, was durch eine extensive literarische Darstellung dokumentiert wird.

Den Anstoß zur Neubelebung der wissenschaftlichen und praxisnahen operativen Dermatologie ist dem derzeitigen Präsidenten der Deutschen Dermatologischen Gesellschaft, Herrn Prof. Dr. Dr. h. c. O. Braun-Falco, zu verdanken. Mit dem von ihm 1975 veranstalteten I. Symposium für Dermatochirurgie in München konnte eine beachtliche Breitenwirkung erzielt werden, die letztlich auch der Anlaß für Verhandlungen mit den Standesvertretungen der Deutschen Ärzteschaft über den Stellenwert der operativen Dermatologie wurde. So konnte bei der letzten Sitzung der Weiterbildungskommission der Bundesärztekammer am 3.12. 1984 nach Anhörung unserer Fachvertreter mit den anderen Disziplinen ein Konsens darüber erzielt werden, daß die operative Dermatologie ein integraler Bestandteil der Dermatologie ist.

Diese meist hart erkämpften Errungenschaften gilt es zu sichern, um im schärfer werdenden Konkurrenzkampf diesem Teilgebiet in der Dermatologie seine Position zu erhalten. Als formales Mittel zur Sicherung erscheint mir die Ergänzung der Weiterbildungsordnung für Dermatologen durch einen spezifisch dermatologischen Operationskatalog. Ein entsprechender diskussionsreifer Vorschlag wurde bereits eingebracht und wird, so hoffe ich, die Basis für eine Entscheidung bilden. Durch die Aufnahme eines Operationskatalogs in die Weiterbildungsordnung für Dermatologen könnte einerseits eine Besitzstandwahrung und andererseits ein Qualifikationsnachweis erfolgen. Die zur Weiterbildung ermächtigten Hautkliniken könnten dann die kontinuierliche Weitergabe dermatochirurgischer Verfahren gewährleisten, und über den mit Zahlen belegten Qualifikationsnachweis wäre endgültig der Diskussion über die Zuständigkeit der Dermatologen der Boden entzogen.

Die Integration der Dermatochirurgie in die Dermatologie bedingt jedoch ein permanentes Bemühen um die operative Dermatologie mit wissenschaftlicher und technischer Weiterentwicklung. Hierzu soll auch das Seminar „Operative Dermatologie heute“ dienen, wobei in unserer Sektion vorwiegend Grundlagen besprochen werden sollen.

Die operative Dermatologie basiert im wesentlichen auf drei Verfahren:

1. Exzision
2. Wundverschluß
3. Verband

Die einzelnen Basismethoden umfassen wiederum unterschiedliche Techniken, die alle letztlich der Beseitigung einer Veränderung mit Wiederherstellung von Form und Funktion dienen.

Hierzu sollen die nachfolgenden Darstellungen Beiträge mit dem Ziel leisten, unsere dermatochirurgischen Kenntnisse zu vertiefen und zu erweitern.

Operative Dermatologie in der Praxis

R. P. A. Müller und G. Schwenzer

Zusammenfassung

Die operative Dermatologie hat ihren festen Platz in der Dermato-Therapie in Klinik und Praxis. Sowohl die klinische Ausbildung als auch das persönliche Engagement finden logischerweise ihren Niederschlag in der operativen Tätigkeit jedes Dermatologen. Ausmaß und Rahmen der operativen Therapie in der Praxis werden durch individuelles Können und apparative wie personelle Ausstattung bestimmt.

Die Darstellung von Geräten, Materialien und Methoden basiert auf den individuellen Erfahrungen der Autoren und stellt den Versuch dar, Grundausstattung und Grundprinzipien der operativen Dermatologie zu skizzieren.

Einleitung

Die operative Dermatologie ist historisch wie aktuell integraler Bestandteil der Dermatotherapie. Dem angehenden Hautarzt wird an allen Weiterbildungsstätten eine Ausbildung in operativer Dermatologie angeboten und er setzt folgerichtig diese Tätigkeit später in der eigenen Praxis fort. Dem Ausbildungsprogramm liegt ein Operationskatalog zugrunde, der den Rahmen der operativen Tätigkeit absteckt und eine Qualitätskontrolle garantiert.

Oft stehen für das operativ zu therapierende Problem mehrere, zum Teil recht unterschiedliche Methoden zur Verfügung. Das heißt für den operativ tätigen Dermatologen, daß er einerseits alle Möglichkeiten kennen sollte und andererseits, daß er das risikoärmste und erfolgversprechendste Verfahren einzusetzen hat.

In welchem Rahmen und in welchem Ausmaß sich die operative Tätigkeit bewegt, hängt zum einen vom Ausbildungsstand und Können des operativ tätigen Dermatologen und zum anderen von der apparativen und personellen Ausstattung der Praxis sowie den abrechnungstechnischen Möglichkeiten ab.

Zweifelsfrei bleiben den Kliniken größere Eingriffe vorbehalten, doch müssen diese, vor dem Hintergrund der Weiterbildungspflicht, auch kleinere Eingriffe durchführen, die dann zum Standardrepertoire der operativ tätigen Dermatologen in der Praxis zählen sollten.

Der ständige Dialog zwischen Klinik und Praxis sowie diverse Kongresse, wie z.B. der Vereinigung für operative Dermatologie (VOD), gewährleisten eine moderne Fort- und Weiterbildung aller auf diesem Gebiet engagierten Ärzte. Die interdisziplinäre Zusammenarbeit der Dermatologen mit anderen, am Hautorgan operativ tätigen Fachdisziplinen, hat manch neue Methode in die Therapie eingebracht und unterhält den fruchtbaren Dialog auf wissenschaftlichem und experimentellem Gebiet.

Räumliche Ausstattung und Einrichtungen

Die Durchführung von Eingriffen in der Praxis des operativ tätigen Dermatologen setzt eine entsprechende Ausstattung voraus. Es sollte darin der Standard des Operationsraumes in der ambulanten Allgemein-Chirurgie angestrebt werden. Daneben sollte ein Ausschlafraum mit Liege oder Bett für eine notwendig werdende postoperative Nachsorge und Überwachung vorhanden sein.

Zur Vorbereitung aseptischer Eingriffe und für die Sterilisation von Instrumenten ist ein Raum mit Handwaschbecken und gesondertem Instrumentenwaschbekken zu empfehlen, so daß die Instrumentenreinigung und Instrumentensterilisation gesondert erfolgen kann. Eine große Erleichterung bei der Instrumentenpflege ist ein Ultraschall-Reinigungsbad, welches zur bequemen und effektiven Grundreinigung aller Instrumente verwendet werden kann und dadurch eine wesentliche Zeitersparnis bringt.

Der Operationstisch zur optimalen Lagerung des Patienten sollte gut umgehbar, elektrisch oder hydraulisch höhenverstellbar und ebenfalls längenverstellbar sein und mit zusätzlichen Ansatzstücken zur Steinschnittlage und Armauslagerung sowie einem höhen- und neigungsverstellbaren Kopfteil ausgerüstet sein. Ein bequemer Sitz für den Operateur in Form eines rollbaren, höhenverstellbaren Sitzes oder Pendelsitzes hat sich bestens bewährt. Ein feststehender, höhen- und neigungsverstellbarer Armlagerungstisch mit glatter Oberfläche sowie höhenverstellbare, rollbare Instrumententische mit Bremsen sind zur übersichtlichen Anordnung des Instrumentariums erforderlich (s. Abb. 1).

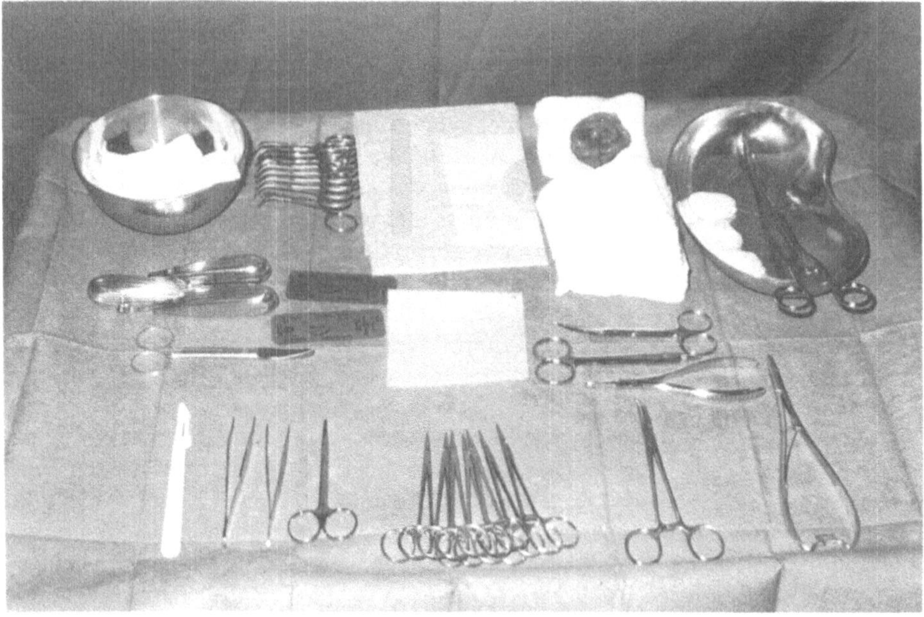

Abb. 1. Fahrbarer und höhenverstellbarer Instrumententisch mit Instrumentarium für Eingriffe in der operativen Dermatologie

Zur Überwachung der Kreislaufsituation sollte ein Monitor zur Verfügung stehen. Eine fahrbare und damit leicht zu transportierende Sauerstoffflasche mit Manometer gehört zu der in jedem Fall erforderlichen Notfallausrüstung, welche komplettiert wird durch einen Atembeutel mit Anschluß an das Sauerstoffgerät, diverse Guedel-Tubi, Infusionslösungen sowie Infusionsständer zur Befestigung der Infusionsflaschen.

Eine 4–5strahlige Niedervolt-Schwenkarm-Operationsleuchte, gut fokussiert bei genügend großem ausleuchtbaren Feld, ergibt ausreichendes Licht, eventuell auch zur notwendig werdenden Fotodokumentation.

Das Instrumentarium richtet sich nach Grad und Ausmaß der operativen Tätigkeit. Gute Qualität und ausreichende Menge des operativen Instrumentariums sind Vorbedingungen für eine qualifizierte Arbeit (vgl. Abb. 2–4).

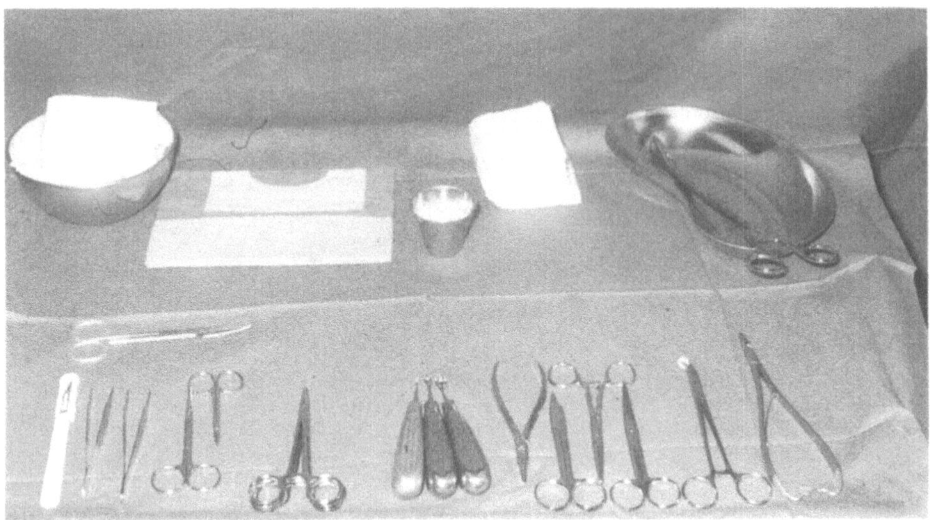

Abb. 2. Instrumenten-Set für Eingriffe am Nagelorgan

1 Kochsalzschale
1 Abwaschschale
1 Kornzange
1 Verbandschere
1 Skalpell
1 anatomische Pinzette
1 chirurgische Pinzette
1 Präparierschere klein
1 Fadenschere
4 Gefäßklemmen
3 scharfe Löffel in verschiedenen Größen
1 Nagelausreißzange
1 Nagelspaltschere
1 Schere spitz/spitz gebogen
1 Pean
1 Nadelhalter

Lochtücher
Holzspatel
Kompressen
2-0 Mersilene oder 0-Mersilene
Verband: Sofra-Tüll und Braunovidon

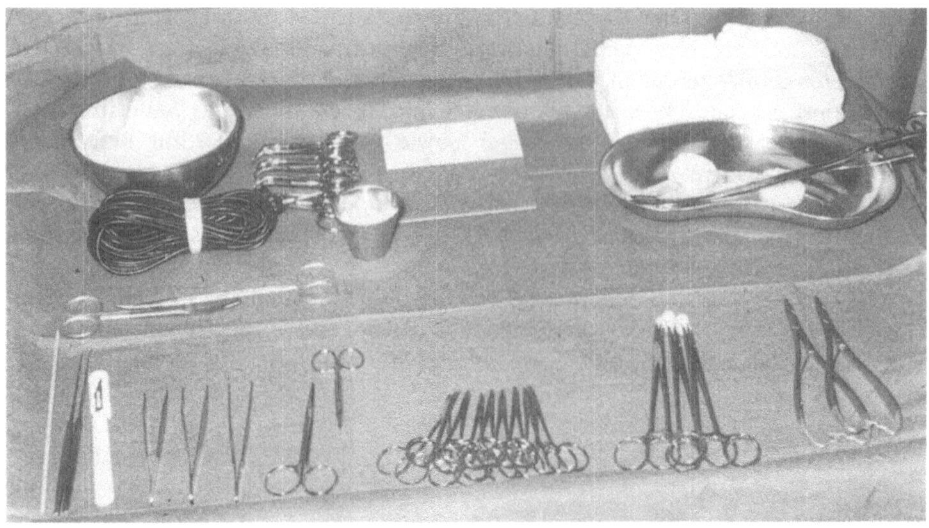

Abb. 3. Instrumenten-Set für größere dermatochirurgische Eingriffe und Lappenplastiken

1 Kochsalzschale
1 Abwaschschale
1 Kornzange
10 Backhaus-Klemmen
1 Verbandschere
1 gr. Präparierschere
1 Elektro-Kabel mit Nadelansatz
2 Gillies-Häkchen
1 Skalpell
1 feine anatomische Pinzette
1 feine chirurgische Pinzette
1 gr. chirurgische Pinzette
1 kl. Präparierschere
1 Fadenschere
ca. 10 kl. Arterienklemmen
3 Pean
2 Nadelhalter

1 Discard-a-pad
Tupfersack
Kompressen

Nahtmaterial
je nach Lokalisation

Verband
bei Plastiken: Sofra-Tüll
und Leukase Salbe
bei einf. Exc.: Refobacin-Puder

Medizinische Geräte

Sterilisatoren: Ein Heißluftsterilisator ist für eine ausgedehnte operative Tätigkeit nicht ausreichend. Es empfiehlt sich daher ein Dampf-Autoklav mit unterschiedlicher Druckregelung für Instrumente, respektive für Textilien, Gummi und Papier. Eine eingebaute Wasserkühlung und eine Vakuum-Wasserpumpe sorgen für beschleunigte Sterilisationsvorgänge, so daß unter Umständen auf ein großes Standgefäß verzichtet werden kann.

Elektrochirurgie-Geräte: Die Geräte sollten mit unterschiedlichen, wählbaren Stromqualitäten zum Schneiden und Koagulieren, sowohl wahlweise für Hand- oder Fußbetrieb konzipiert sein. Zusätzliche Ansätze und Handgriffe müssen sterilisierbar sein.

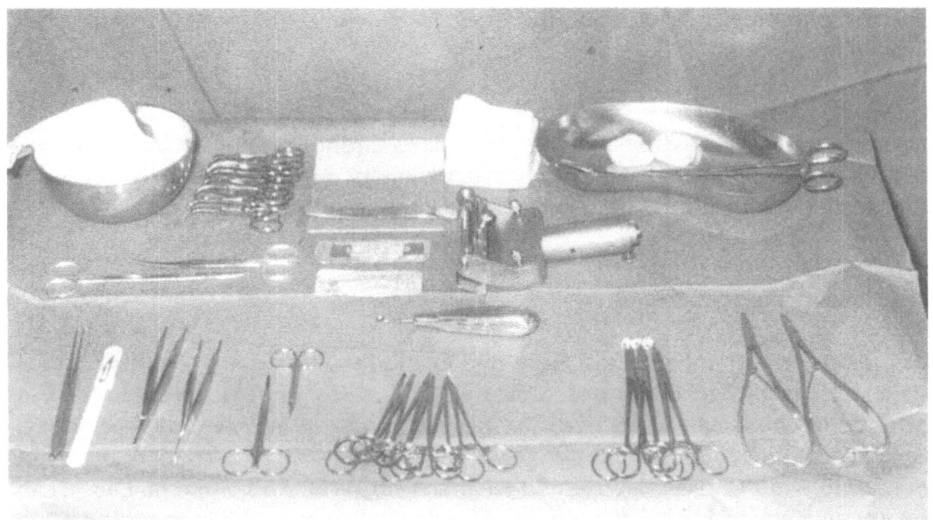

Abb. 4. Instrumenten-Set für Hauttransplantation

1 Kochsalzschale
1 Abwaschschale
1 Kornzange
10 Backhausklemmen
1 Verbandschere
1 große Präparierschere
Dermatom und Dermatomklinge
1 Metallspatel
1 scharfer Löffel
1 Skalpell E 11
2 chirurgische Pinzetten
2 anatomische Pinzetten, 1 Fadenschere
1 kleine Präparierschere
10 Gefäßklemmen
3 Pean
2 Nadelhalter

1 Discard-a-Pad
Kompressen
Tupfersack

4-0 Vicryl PS-2
6-0 Vicryl

Dermatome: Zur Entnahme von Hauttransplantaten können grundsätzlich zwei verschiedene Dermatome eingesetzt werden. Es sind zum einen die Hand-Dermatome und zum anderen die Dermatome, deren Messer elektrisch oder durch Preßluft bewegt werden. Bei beiden Dermatomtypen kann die Dicke des Hauttransplantates durch Stellschrauben gewählt werden. Zur einfachen und sicheren Gewinnung von Spalthauttransplantaten haben sich die Dermatome nach Mollowitz und Brown bewährt.

Hochtourige Fräsen: Im Handel sind sowohl elektrisch, als auch pneumatisch angetriebene Geräte. Die Fräsen sollten zwischen 20000 und 60000 Umdrehungen pro Minute leisten und die Schleifköpfe auswechselbar und sterilisierbar sein. Die Kühlung und Spülung des zu therapierenden Areals kann sowohl unabhängig als auch kombiniert mit dem Schleifkopf erfolgen. Es sind Geräte im Handel, bei welchen eine Rollerpumpe für das Einspritzen der Kühllösung mit dem Motor der Fräse kombiniert ist.

Fotodokumentation: Die präoperative, intraoperative und postoperative Dokumentation scheint aus didaktischen und forensischen Gründen immer wichtiger zu werden. Es bieten sich neben einer lichtstarken Kamera mit Makroobjektiv und Ringblitz auch die Sofortbild-Dokumentation an.

Instrumente und Hilfsmittel

Das Instrumentarium kann auf Sieben, in Operationssets oder in Sterilisierkassetten sterilisiert und gelagert werden. Der Zugriff zu sterilen Instrumenten für Eingriffe unterschiedlichster Art und Lokalisation erscheint optimal aus sogenannten perforierten Kassetten, die für den jeweiligen Autoklav-Typ, besonders mit rechtwinkligem Nutzraum, genau passend erhältlich sind (vgl. Abb. 5 und 6). Die Anzahl der Instrumente richtet sich nach der Operationsfrequenz. Instrumentarium von unterschiedlicher Stärke sollte für die jeweiligen Operationsgebiete (z. B. Augenlider, Rückenhaut) vorhanden sein.

Skalpelle: Es stehen sowohl Skalpellgriffe mit aufsteckbaren Einmalklingen diverser Größen als auch steril verpackte Einmalskalpelle unterschiedlicher Größe zur Verfügung.

Scheren: An Scheren sollten gerade/spitze, gerade/stumpfe, gebogene/spitze und gebogene/stumpfe in schlanker und stabiler Ausführung vorhanden sein. Zur schonenden Gewebedissektion haben sich bei uns besonders gut leicht gebogene, sogenannte Präparierscheren (Metzenbaum, Kutter, Majo) bewährt.

Pinzetten: Auch die zu verwendenden anatomischen und chirurgischen Pinzetten sollten entsprechend der Hautdicke gewählt werden. Für feinere Arbeiten verwendet man am besten eine atraumatische, chirurgische Pinzette.

Klemmen: Am häufigsten werden Moskito- und Peanklemmen unterschiedlichster Größe, gerade oder gebogen, verwendet. Die Op-Tücher werden mit Tuchklemmen nach Backhaus fixiert.

Bei Eingriffen im Lippenbereich eignen sich weiche gebogene Darmklemmen zur Fixation und Herstellung der Blutleere in diesem Bereich.

Wundhaken: Ein- und mehrzinkige stumpfe und scharfe Haken zur schonenden Haltung des Gewebes und der Hautlappen sowie zur Darstellung des Operationssitus erleichtern den Operationsverlauf ebenso, wie selbsthaltende Spreizer.

Stanzen und Küretten: Für Gewebeproben stehen Stanzen mit einem Durchmesser von 3, 4 und 6 mm als Einmalartikel zur Verfügung. Dermatologische Küretten (scharfe Löffel) werden vom Fachhandel in verschiedenen Größen angeboten.

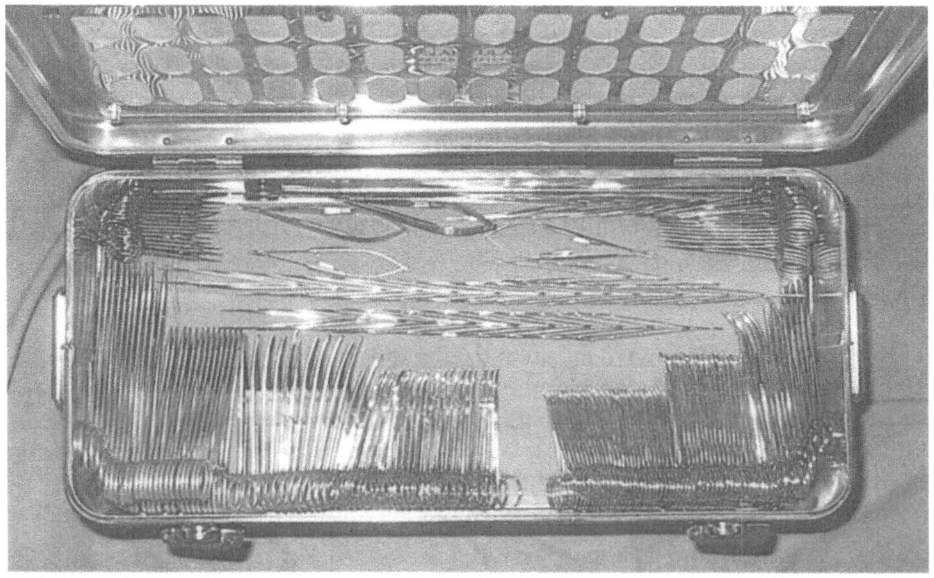

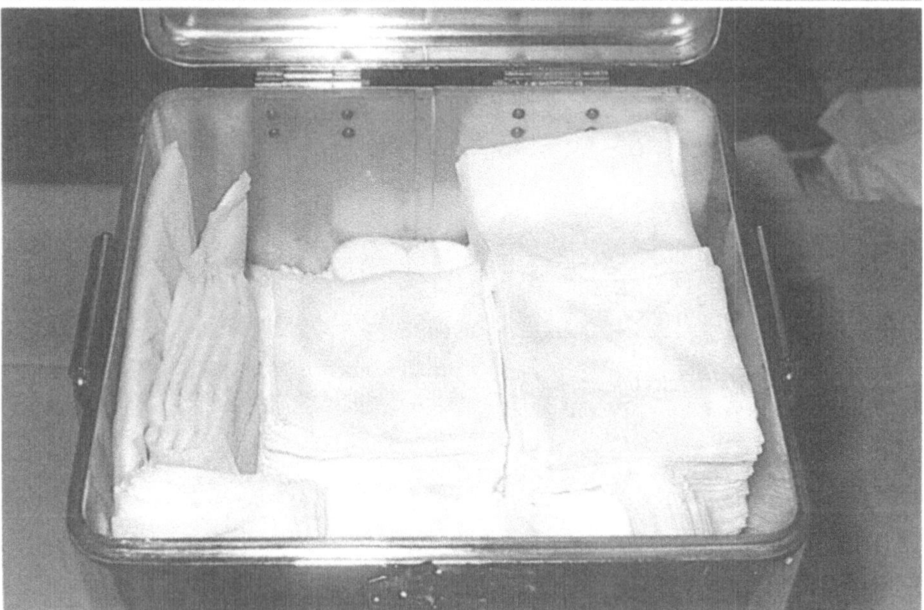

Abb. 5. (oben) Perforierter, sterilisierbarer Metallcontainer für Instrumente

Abb. 6. (unten) Perforierter, sterilisierbarer Metallcontainer für Kompressen

Nadelhalter: Das Angebot an Nadelhaltern ist vielfältig. Die Wahl richtet sich nach individueller Vorliebe. Bei uns haben sich die mittleren Größen nach Mathieu oder Nadelhalter nach Pean bewährt.

Nadeln und Nahtmaterial: In der operativen Dermatologie werden fast ausschließlich atraumatisch armierte Nadeln verwendet.

Die Nadeln unterscheiden sich in Form, Körperquerschnitt, Spitze und Länge (vgl. Abb. 7). Einmal kann die Krümmung der gebogenen Nadel von eins/vier bis zu fünf/acht des Kreisausschnittes betragen, zum anderen existieren neben dem runden Querschnitt auch dreieckig- oder lanzettförmig schneidende Profile, wie sie sich für derbes Gewebe (z. B. die Haut) empfehlen. Schließlich kann die Spitze in Form und Feinheit des Schliffes verschieden ausgeführt sein. Je nach individueller Anforderung und nach der Gewebebeschaffenheit muß zwischen den verschiedenen Nadeltypen gewählt werden.

Im Bereich der Haut werden sowohl geflochtene als auch monofile Fäden der Stärken 0 bis 7-0 verwendet. Für Situationsnähte eignen sich stärkere Fäden, für die eigentliche Hautnaht werden Fäden der Stärken 3, 0 bis 7-0 verwendet, die dickeren für Extremitäten und Rumpf und die dünnsten im Gesichtsbereich. Es finden dauerbeständige Fäden wie auch resorbierbare Verwendung. Unter den geflochtenen, nicht resorbierbaren Fäden bewähren sich die Polyester-Fäden (Mersilene, Dacro-

1. Form:

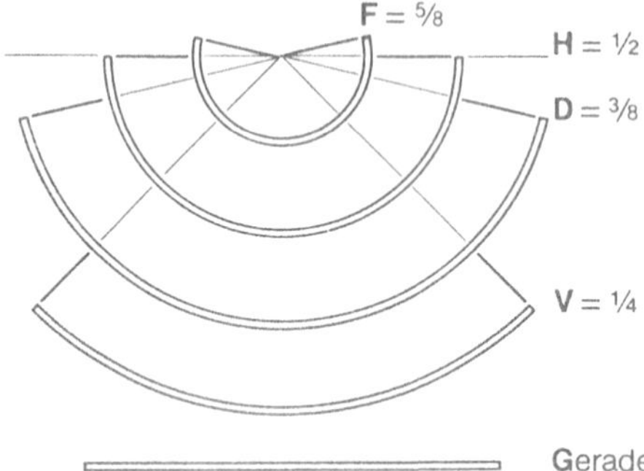

2. Körper-Querschnitt:

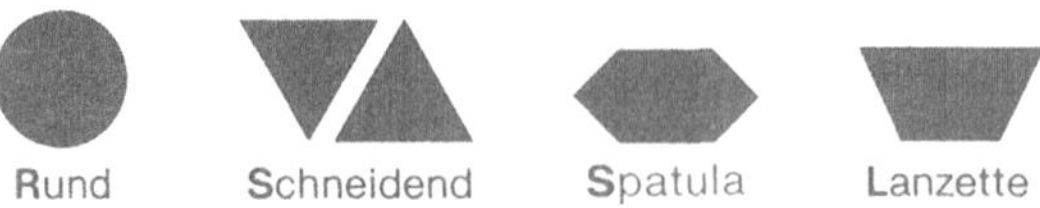

3. Spitze:

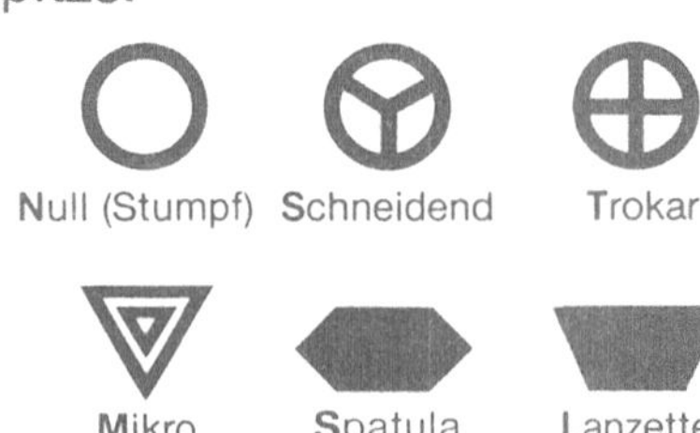

4. Länge: gestreckt (mm)

Abb. 7. Konstruktionsdaten der chirurgischen Nadeln. (Aus: *Der Wundverschluß im Op*, B. Braun, Dexon GmbH)

phil) aufgrund ihrer hohen Reißkraft und Flexibilität sowie einer geringeren Gewebereaktion. Sie sind griffig, lassen sich gut knoten, wobei dieser Knoten festsitzt. Bei Kontamination und möglichem interfilamentären Bakterientransport sind allerdings Fadenabszesse und Fisteln nicht auszuschließen. Nicht zuletzt aus diesem Grunde werden nach Möglichkeit resorbierbare Kunststoffäden eingesetzt (Dexon, Vicryl). Im Bereich der Subcutis sowie bei Unterbindungen und Umstechungen von Gefäßen haben sich diese Fadentypen besonders gut bewährt. Weitere Vorteile des resorbierbaren, synthetischen Nahtmaterials sind ihr reaktionsarmer, die Wundumgebung schonender Abbau, der, im Gegensatz zum Catgut, unabhängig vom Wundmilieu verläuft. Dexon wird über Glycolsäure, Vicryl über Glycol und Milchsäure zu Wasser und Kohlendioxid abgebaut. Diese Zerlegung erfolgt im Gegensatz zum enzymatischen Abbau des Catgut hydrolytisch. Die Anfangsreißkraft dieser Materialien ist relativ hoch, nach wenigen Tagen lockert sich die Struktur auf und die hydrolytische Resorption erfolgt in wenigen Wochen.

Für Subcutan- und Intracutannähte ist - neben dem monophilen Prolene - der neuerlich eingeführte ebenfalls monophile PDS-Faden bestens geeignet. Es handelt sich um einen linearen Polyester, Polyparadioxanon. Er wird im Körper hydrolysiert und metabolisiert, wobei ebenfalls Kohlendioxyd und Wasser entstehen. Die Resorption von PDS verläuft langsamer als bei allen anderen resorbierbaren Fäden. Er eignet sich also besonders für Nähte, bei denen eine Wundrandadaptation für längere Zeit erwünscht ist.

Bei Lokalisationen mit möglicher chirurgischer Fadenentfernung werden am besten Monofilamente wegen ihrer glatten Oberfläche eingesetzt. Hierzu gehört das aus Polypropylen bestehende, wasserabstoßende, nicht thrombogene Prolene, das auch nach längerer Liegezeit als fortlaufende Intracutannaht problemlos zu entfernen ist. Für die Befestigung des fortlaufenden Intracutanfadens werden Sets mit Zubehör (Polypropylenscheiben, Perlen, Aluminiumplomben, Gummischeiben) angeboten.

Handschuhe: Bei dem großen Angebot an Handschuhen sollte man abwägen, ob man steril verpackte oder unsterile, zur eigenen Sterilisation anstehende Handschuhe verwendet. Möglichst nicht zu starke, aber stabile Latex-Handschuhe in unterschiedlichen Größen können vorrätig gehalten werden. Bei auftretenden Allergien kann man auf andere Fabrikate umsteigen.

Abdecktücher und Folien: Auch hier muß in Erwägung gezogen werden, ob fertig steril verpacktes, oder zu sterilisierendes Material verwendet werden soll. Selbstklebende Operationsfolien mit und ohne Loch erleichtern die Abdeckung des Operationsfeldes erheblich. Wirtschaftliche Überlegungen werden den Einsatz des einen oder anderen Materials bestimmen und limitieren.

Lokalanästhesie: Zur lokalen Betäubung werden in der operativen Dermatologie nur Einmalspritzen und Einmalkanülen verwendet. Es genügen im allgemeinen Spritzen mit einem Volumen von 2, 5 und 10 ml, sowie Kanülen der Stärke 2, 18, 20. Die Lokalanästhetika können mit und ohne Zusatz von Adrenalin eingesetzt werden. Zur Minimierung des Anästhesierisikos verwenden wir zumeist Lokalanästhetika in 1%iger Lösung *ohne* Zusatz von Adrenalin.

Operationstechniken

In der operativen Dermatologie gilt das besondere Augenmerk logischerweise der Subcutan- und der Hautnaht. Grundsätzlich gilt, eine möglichst spannungsfreie Wundrandadaptation anzustreben. Zum Wundverschluß eignen sich verschiedene Nahttechniken (vgl. Abb. 8-11). Wir bevorzugen zur Subcutan- und Hautnaht atraumatisches Nahtmaterial mit schneidenden Nadeln. Die Subcutannaht wird als versenkte Naht ausgeführt (vgl. Abb. 11). Als Hautnähte verwenden wir wahlweise die einfache Einzelknopf-, Rückstich- oder Intracutantechnik (vgl. Abb. 8-10). Bei einfachen Hautinzisionen kann die versenkt ausgeführte Subcutannaht bereits so adaptierend sein, daß sich eine weitere Naht der Haut erübrigt.

Man hüte sich bei großer Wundspannung vor einer erzwungenen primären Wundnaht. Durch zu scharfes Knüpfen der Nähte kann es zu Zirkulationsstörungen mit Nekrosebildung und zum Einschneiden der Fäden in das Gewebe kommen - dies führt zu Wundheilungsstörungen und kosmetisch unschönen Narben.

Wird durch die Subcutannaht bereits eine gute Wundrandadaptation erzielt, dann erbringt die Intracutannaht, eine fortlaufende Nahttechnik, die besten kosmetischen Ergebnisse. Die Rückstichnahttechnik (Donati-Naht oder Allgöwer-Naht) gewährleistet eine exakte Hautadaptation. Mit dieser Nahttechnik können Wundstufen ausgeglichen werden.

Da in der operativen Dermatologie zumeist eine Exzision ausgeführt wird und es dabei zu einem Gewebeverlust kommt, muß zur spannungsfreien Wundrandadaptation eine Dehnungsplastik ausgeführt werden. Sie stellt die einfachste Form einer plastischen Operation an der Haut dar. Nach lateraler subcutaner Unterminierung eines oder beider Wundränder werden diese spannungsfrei durch eine primäre Hautnaht, mit oder ohne Subcutannaht, verschlossen.

Bei größeren Exzisionsdefekten oder in bestimmten topografischen Lagen können für den Gewebeersatz entweder diverse Plastiken oder freie Transplantate verwendet werden.

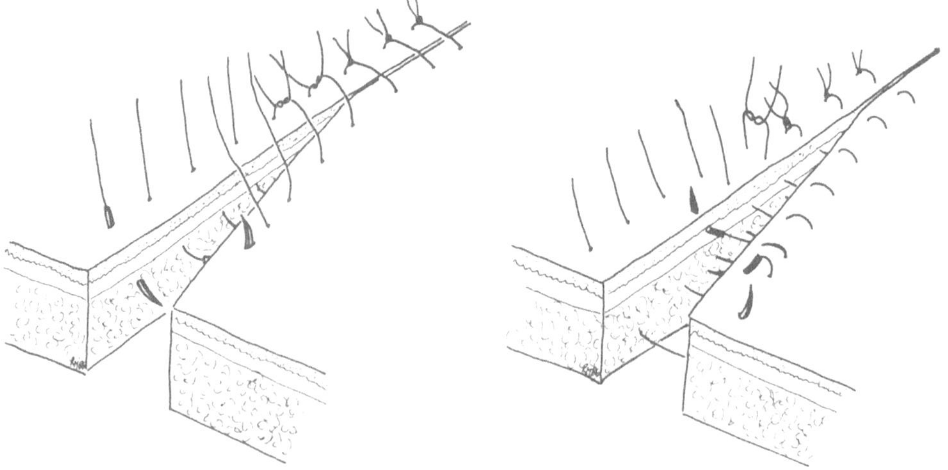

Abb. 8. (links) Schematische Darstellung der einfachen Einzelknopfnaht

Abb. 9. (rechts) Schematische Darstellung der Rückstichnaht

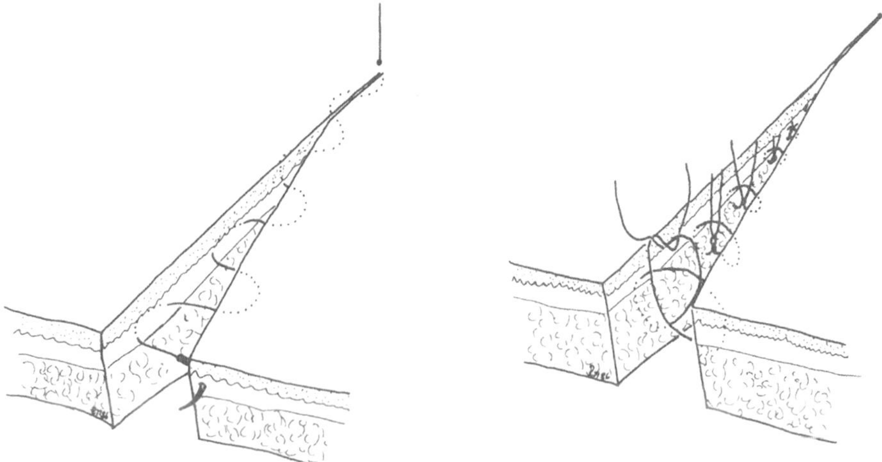

Abb. 10. (links) Schematische Darstellung der Intracutannaht

Abb. 11. (rechts) Schematische Darstellung der versenkten Subcutannaht

Verschiebelappenplastik (vgl. Abb. 12): Nach keilförmiger Exzision wird anschließend die kurze Seite des Dreiecks nach lateral verlängert und ein Burow'sches Dreieck auf der kontralateralen Seite exzidiert. Nach Unterminierung zwischen primärer Operationswunde und Burow'schen Dreieck liegender Hautpartie kann diese in den Operationsdefekt verschoben werden. Diese Technik kann verschiedenartig abgewandelt als U-Lappenplastik, doppelte Verschiebelappenplastik oder Gleitlappenplastik ausgeführt werden.

Rotationslappenplastik (vgl. Abb. 13): Diese Technik ist eine modifizierte Form der Verschiebelappenplastik. Die Schnittverlängerung im Bereich der kurzen Seite des exzidierten Dreiecks erfolgt nicht gerade, sondern bogenförmig. Auch hier werden auf der kontralateralen Seite des bogenförmigen Schnittes ein oder mehrere Burow'sche Dreiecke exzidiert oder wie in der Modifikation dargestellt ein „backcut" (bc) durchgeführt. Dabei wird bei der Unterminierung des Lappens ein zentraler Stiel intakter Subcutis belassen, durch den zumeist die Gefäßversorgung des Rotationslappens gewährleistet ist. Auch diese Technik kann in doppelter Form ausgeführt werden, und gelegentlich ist es notwendig, die Entnahmestelle des Rotationslappens mit einem Transplantat (T) decken zu müssen.

Transpositions- oder Schwenklappenplastik (vgl. Abb. 14): Das Prinzip dieser Technik besteht darin, daß nach Exzision des Krankheitsherdes ein gestielter Lappen aus der Umgebung in den Operationsdefekt verlagert wird. Die Entnahmestelle kann durch primäre Wundnaht nach Unterminierung verschlossen werden. Auch diese Technik kann verschiedenartig abgewandelt werden. Eine Sonderform des Transpositionslappens stellt die Tunnellappenplastik dar. Dabei handelt es sich um eine subcutan gestielte Schwenklappenplastik. Die Epidermis im proximalen Teil des Transpositionslappens wird mit dem Skalpell abgetragen und die Haut zwischen Exzisionsstelle und Lappenentnahmestelle mit der Präparierschere untermi-

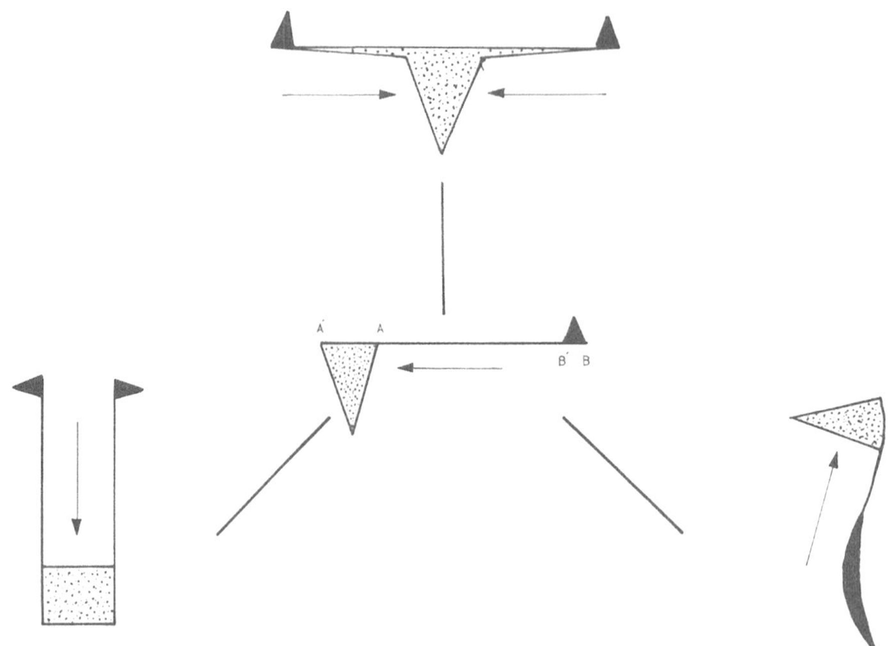

Abb. 12. Verschiebelappenplastik, Prinzip und Modifikationen

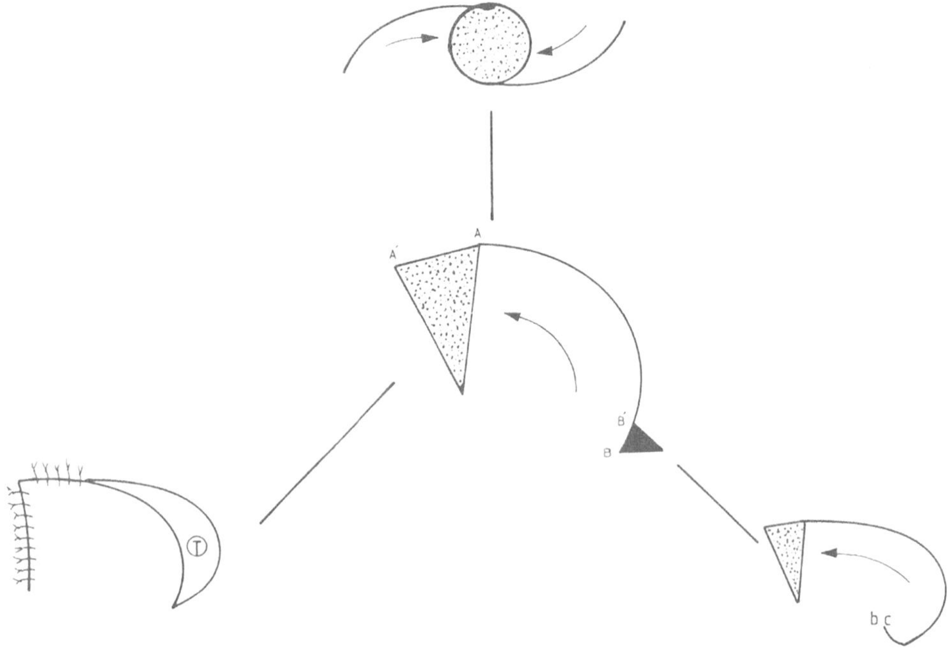

Abb. 13. Rotationslappenplastik, Prinzip und Modifikationen

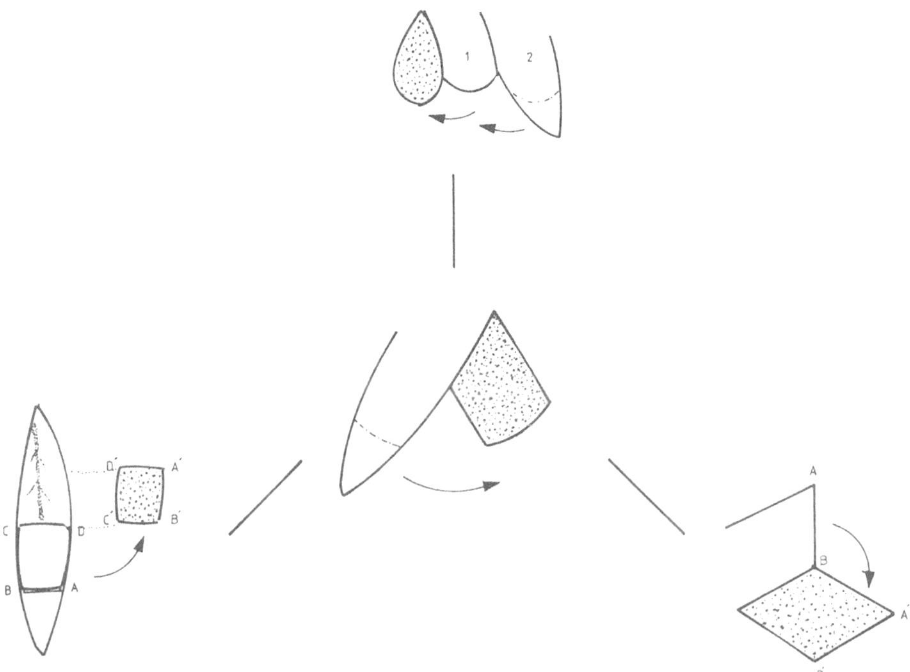

Abb. 14. Transpositionslappenplastik, Prinzip und Modifikationen

niert. Anschließend kann der Lappen durch diesen Tunnel geführt und der epidermistragende distale Lappenbereich spannungsfrei in die primäre Wunde eingepaßt werden. Die Lappenentnahmestelle wird durch primäre Wundnaht geschlossen.

Beim „bilobed-flap" wird zunächst der Transpositionslappen (I) in den Operationsdefekt gebracht und seine Entnahmestelle durch einen zweiten Transpositionslappen (II) gedeckt. Die Entnahmestelle des zweiten Transpositionslappens wird nach Unterminierung der Wundränder durch primäre Hautnaht geschlossen.

Der Verschluß großer und tiefer Exzisionsdefekte kann mit freien Hauttransplantaten erfolgen. Dabei ist zu unterscheiden zwischen dem Spalthauttransplantat und dem Vollhauttransplantat. Allgemein gilt, daß je dünner ein Transplantat gewählt wird, um so unkomplizierter ist seine Einheilung. Spalthauttransplantate neigen jedoch zu einer starken Schrumpfung und sind weniger mechanisch beanspruchbar als Vollhauttransplantate. Dagegen zeigen Vollhauttransplantate oft das Phänomen der Donor-Dominanz. Bei tiefen Defekten hat sich die Wundgrundkonditionierung mit synthetischem Hautersatzmaterial (z. B. Cutinova plus®) vor der Transplantation bestens bewährt. Nach ausreichender Wundgrundgranulation wird der Defekt dann mit einem dickeren Spalthauttransplantat gedeckt. Bei großflächigen Defekten verwenden wir häufig das Maschentransplantat (Mesh-graft) (vgl. Abb. 15).

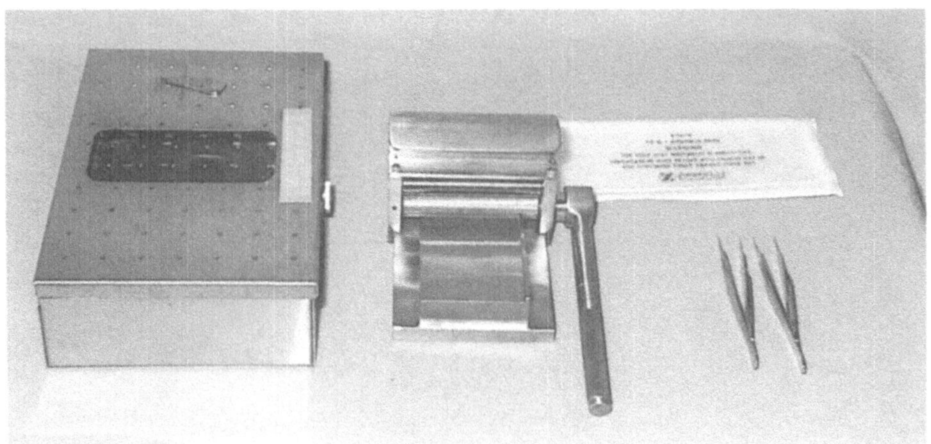

Abb. 15. Sterilisierbares Gerät zur Herstellung von Maschentransplantaten

Hinsichtlich der kosmetischen Ergebnisse haben unsere Erfahrungen gezeigt, daß Nahlappenplastiken in verschiedener Ausführung funktionell und ästhetisch bessere Behandlungsergebnisse erbringen als Transplantate. Bei großflächigen Defekten ist jedoch aus topographischen Gründen der Einsatz von freien Hauttransplantaten oft nicht zu umgehen.

Kürettage und Dermabrasion

W. Kleine

Zusammenfassung

Zu der Indikation der Kürettage gehört die Kürettage der oberflächlichen Basaliome, die Abtragung vulgärer Warzen und die Entfernung seborrhoischer Keratosen. Die Dermabrasion wird am häufigsten zur Behandlung von Aknenarben, zur Entfernung von Tätowierungen und zur Dermabrasion des Adenoma sebaceums eingesetzt.

Zu den allerdings auch heftig diskutierten Indikationen der Kürettage gehört die Kürettage oberflächlicher bzw. kleiner Basaliome. Basaliome mit der Morphe infiltrierend wachsender Läsionen, sklerodermiformer Basaliome und Rezidivbasaliome sind nicht für die Kürettage geeignet. Augenlider und Lippen sind für die Kürettage ungeeignete Körperregionen.

Zur Kürettage oberflächlicher Basaliome wird der Tumor nach üblicher chirurgischer Vorbereitung mit dem Lokalanästhetikum im Sinne einer Feldblockanästhesie umspritzt, wobei das Operationsgebiet selbst nicht infiltriert wird. Als Lokalanästhetikum verwenden wir 1%iges Scandicain ohne Zusatz eines Vasokonstriktors.

Wir empfehlen bei der Kürettage oberflächlicher Basaliome das betroffene Areal mehrmals in verschiedenen Richtungen zu kürettieren. Es sollte auch darauf geachtet werden, daß ein peritumoröser Sicherheitsabstand von 3-4 mm eingehalten wird, um nur mikroskopisch sichtbare Tumorausläufer und multizentrische Herde mitzuerfassen. Unmittelbar nach der Kürettage führen wir eine Elektrokoagulation mit der Kugel bis zur vollkommenen Bluttrockenheit durch. Diesen Vorgang wiederholen wir mindestens einmal. McDaniel [1] beschreibt 1978, daß sogar ohne die von uns allerdings nachdrücklich empfohlene Elektrokoagulation bei 214 kürettierten oberflächlichen Basaliomen bei einer mittleren Nachbeobachtungszeit von 57½ Monaten 6 Rezidive auftraten. Das kosmetische Ergebnis wurde in allen Fällen als gut bezeichnet.

Am häufigsten trat als Komplikation eine Hypopigmentierung auf, wobei aber das Langzeitergebnis durch sich vom Rand und von den Haarfollikeln ausbreitendes Pigment verbessert wurde.

Als weitere Indikation der Kürettage gilt die Abtragung vulgärer Warzen. Zunächst koagulieren wir die vulgären Warzen durch Stichelung der proliferierten Epidermis. Das denaturierte Epithel läßt sich nun mit der Kürette gut von der Unterlage abtragen. Das Koagulationsverfahren erfordert an Fingern und Zehen besondere Vorsicht, da es hier zu schlecht heilenden Ulcera kommen kann. Abschließend sollte die behandelte Stelle mit Ioprep® ausgetupft werden.

Die Entfernung seborrhoischer Keratosen gilt als anerkannte Indikation der Kürettage, da die akanthopapillomatösen Proliferationen über dem Hautniveau liegen und nicht in die Haut eindringen und somit die Kürettage praktisch ohne bindegewebigen Verlust erfolgen kann. Im allgemeinen ist das kosmetische Ergebnis optimal. Schmeller zeigte allerdings 1979, daß es bei einer 35jährigen Patientin nach Kürettage multipler Verrucae seborrhicae zur Narbenbildung und Hyperpigmentierung im Randbereich der kürettierten Areale gekommen sei.

Mit der Einführung hochtouriger Schleifgeräte mit Drehzahlen bis zu 35000 Umdrehungen/Minute durch den Düsseldorfer Dermatologen Schreuss 1956 bekam die Dermabrasion ein breites Anwendungsgebiet. Nach Hermanns und Herrmanns (1958) [2] sind die Voraussetzungen bei einer dicken Haut mit zahlreichen Hautanhangsgebilden günstig für die Schleiftherapie. Dies trifft insbesondere für die Haut des Gesichts mit Ausnahme der Augenlider und perioralen Region zu.

1984 wies Landes [3] darauf hin, daß bei der Durchführung der Dermabrasion darauf zu achten sei, daß der Fräßkopf nicht in Rotationsrichtung, sondern in 90 Grad gegen die Rotationsrichtung gehalten wird, um ein unbeabsichtigtes Ausgleiten der Fräse in Richtung auf eine Gefahrenzone wie Augen oder Lider zu verhindern. Während der Dermabrasion muß die Haut von der Assistenz kontinuierlich gestrafft werden. Zur Blutstillung werden feuchte Kompressen benutzt, die nur auf Anordnung des Operateurs in das OP-Feld gebracht werden dürfen, da sie von der Fräse erfaßt werden können und so durch ihre schlagenden Bewegungen häßliche Verletzungen hervorrufen können. In der Literatur wird das Abdecken der Augen mit einem Teelöffel als Schutz der Augen vor Verletzungen empfohlen.

Da bei Dermabrasion Operateur und Assistenz der Kontamination mit Zelldedritus und Blutbestandteilen ausgesetzt sind, ist das Tragen eines Schutzschildes zur Verhinderung einer Hepatitis-Infektion empfehlenswert.

Die Dermabrasion kleiner bis mittelgroßer Bezirke kann in Lokalanästhesie durchgeführt werden, wobei wir 1%iges Scandicain verwenden. Als Vasokonstriktor setzen wir dem Lokalanästhetikum Ornipressin in Form von POR 8 Sandoz hinzu. Hierdurch kommt es zu einer wesentlich geringeren Blutung.

Für die aus aesthetischen Gründen indizierte Dermabrasion hat sich ein Probeschliff von ca. 1 cm^2 bewährt. Sein Heilergebnis gibt nach 8 bis 10 Wochen Aufschluß über das zu erwartende Endresultat.

Nach Abschluß der Dermabrasion verbinden wir das Behandlungsfeld wegen der nachfolgenden Exsudation mit angefeuchteten Wundkompressen. Diesen Verband nehmen wir am 1. oder 2. postoperativen Tag ab und bedecken die Wundfläche mit einem nicht haftenden Tüll. Darüber kommen einige Mullkompressen. Nach etwa 10 Tagen läßt sich dieser Verband wegen der bis dahin erfolgten Reepithelisierung mühelos und ohne Verursachung von Blutungen entfernen.

Zu den häufigsten Indikationen der Dermabrasion gehört die Behandlung von Aknenarben. Bei tiefen Aknenarben wird von Arouette (1976) die Anhebung der Narbe in das Niveau der Haut mit Hilfe einer Stanzbiopsie empfohlen. Mit einer 2-6 mm-Biopsiestanze werden die Narben soweit ausgestanzt, daß sie aus ihrer Umgebung gelöst werden, eine Verbindung mit dem Subkutanfett jedoch erhalten bleibt. Wir an unserer Klinik führen die Anhebung der Narben mittels Stanzbiopsie in einer Sitzung mit der Dermabrasion durch. Ein zweizeitiges Verfahren mit Anhebung der Narben 2 bis 3 Wochen vor Dermabrasion kann jedoch auch durchgeführt werden.

Als weitere Indikation gelten Tätowierungen, wobei nur die fachgerecht durchgeführten Tätowierungen mit Sitz im oberen Korium eine Erfolgsaussicht haben.

Desweiteren kann die Altershaut gut abradiert werden. Bei der Dermabrasion des Adenoma sebaceums und des Morbus Pringle sind Rezidive die Regel. Die Dermabrasion kongenitaler Naevi sollte in den ersten Lebenstagen durchgeführt werden.

Schnyder [4] gibt 1977 folgende Komplikationen bei der Gesichtsschleifung an: Behaarungszunahme, Hyperpigmentierung, hypertrophe Narben bzw. Narbenkeloide, vasomotorische Rötung, Hypopigmentierung, Milien und Lichtempfindlichkeit. Die meisten unangenehmen Nebenwirkungen verschwanden spontan nach 6 bis 9 Monaten. Am häufigsten waren die Milien, die sich aber durch Skarifikation einfach entfernen ließen. Hypertrophische Narben und Narbenkeloide traten nur auf, wenn bis in die Subkutis geschliffen wurde. Wegen der zu beobachtenden Lichtempfindlichkeit wird die Durchführung der Schleiftherapie während der sonnenarmen Monate empfohlen. Desweiteren sollte anschließend eine Sonnenschutzcreme verwandt werden.

Literatur

1. Mc Daniel WE (1978) Surgical Therapy for Basal Cell Epitheliomes by Curettage Only. Arch Dermatol 114: 1491-1492
2. Hermans EH, Hermans EH (1958) Die Indikation der Fristtherapie. Hautarzt 9: 374-376
3. Landes E (1984) Komplikationen und Risiken der Dermabrasion. In: Konz B u. Braun O. Falco (Herausgeber) Komplikationen der operativen Dermatologie
4. Schnyder UrsW, Sheikh MM (1977) Dermabrasion des Gesichts. Hautarzt 28: 241-245

Elektrochirurgische Techniken

A. Eichmann

Zusammenfassung

Elektrochirurgie wird definiert als kontrollierte Anwendung von hochfrequenten Wechselströmen in lebendem Gewebe. Einige grundlegende elektrophysiologische Zusammenhänge werden dargestellt. Vier elektrochirurgische Methoden werden heute in der operativen Dermatologie angewandt: Fulguration, Desikkation, Koagulation und Elektrotomie. Der eigentlichen Elektrochirurgie nahestehend sind Elektrokaustik und Elektrolyse. Koagulation und Elektrotomie werden heute von Dermatologen bevorzugt angewandt. Bei den modernen Elektrochirurgiegeräten lassen sich wahlweise reine Schneidewirkung, reine Koagulation oder die Kombination beider Effekte einstellen. Vorteile der Elektrochirurgie sind die gute und zuverlässige Hämostase, Zeitersparnis und leichte Handhabung. Ein Nachteil ist die längere Wundheilungszeit von rein elektrochirurgischen Wunden (2-8 Wochen). Folgende Komplikationsmöglichkeiten müssen beachtet werden: 1. Explosionsgefahr durch brennbare Stoffe im Operationsraum. 2. Ungewollte Verbrennungen und Elektroschocks durch schlecht plazierte Elektroden. 3. Patienten mit R-blockierten Bedarfsschrittmachern sind besonders gefährdet. 4. Unkorrekte Handhabung der Geräte kann zu schlechten kosmetischen Resultaten führen.

Allgemeine Grundlagen

Elektrochirurgie kann definiert werden als kontrollierte Anwendung von hochfrequenten Wechselströmen in lebendem Gewebe. Ziel ist die Gewebezerstörung oder Gewebeentfernung. Dabei wird elektrische Energie durch den Gewebewiderstand in Wärme umgewandelt. Die produzierte Wärme und damit der Gewebeschaden ist abhängig vom Ausmaß und der anatomischen Lokalisation der Laesion, dem Gewebewiderstand, Elektrodenform, Stromstärke und Stromqualität, sowie der Zeitdauer der Stromeinwirkung. Durch die Wahl von hochfrequenten Wechselströmen (Frequenzen über 500 Hertz) wird eine gleichzeitige Reizung von Nerven und Muskeln vermieden [1].

Wählt man beide Elektroden großflächig, so entsteht eine gleichmäßige Erwärmung der durchströmten Körperteile. Wählt man hingegen eine Elektrode klein, so erreicht hier der Strom eine Verdichtung, so daß es zu ausgeprägter Gewebeerhitzung an dieser Stelle kommt. Diese Elektrode wird dann als aktive Elektrode bezeichnet, während man die großflächige als Neutralelektrode bezeichnet.

Je nach Wahl der Schwingungsamplituden entstehen Ströme mit verschiedenen physikalischen Eigenschaften. Die Schwingungsamplituden können ungedämpft appliziert werden. Das Resultat ist eine gute Schneidewirkung, wenig Gewebezerstörung und fehlende Blutstillung. Stark gedämpfte Wechselströme hingegen bewirken eine gute Blutstillung, starke und ausgeprägte Gewebezerstörung, aber praktisch keine Schneidewirkung. Maximale Gewebezerstörung heißt also maximale Koagulation und maximale Hämostase. Dieses Ziel erreicht man mit starker Dämpfung und Frequenzen von 0,5-1 Megahertz [1, 3].

Techniken

Im engeren Sinn werden heute in der Dermatochirurgie 4 elektrochirurgische Methoden eingesetzt: Fulguration, Desikkation, Koagulation und Elektrotomie. Der Elektrochirurgie nahestehend sind Elektrokaustik und Elektrolyse.

Fulguration und Elektrodesikkation

Diese beiden Methoden werden heute nur noch selten angewandt. Sie arbeiten nur mit einer Aktivelektrode, sind also monopolar.

Elektrokoagulation

Bei der Elektrokoagulation werden 2 Elektroden eingesetzt: Eine kleinflächige, aktive Elektrode und eine großflächige indifferente Elektrode. Zur Anwendung kommen gedämpfte hochfrequente Wechselströme. Die Spannung ist niedrig, die Stromstärke relativ hoch. Man erzielt eine starke Gewebezerstörung mit guter Blutstillung, aber nur eine mäßige Schneidewirkung. Eine Sonderform der Elektrokoagulation ist die Bikoagulation. Hier ist keine Neutralelektrode erforderlich. Dieses Prinzip kommt bei der Koagulationspinzette zur Anwendung. Zwei Branchen sind gegeneinander isoliert und das eingeklemmte Gewebestück wirkt als Widerstand. Bei fließendem Strom wird das gefaßte Gewebestück koaguliert. Die Hämostase ist die Haupteigenschaft der Elektrokoagulation. Sie eignet sich deshalb auch zur Beseitigung vaskulärer Läsionen.

Elektrotomie

Hier wird ebenfalls eine kleinflächige aktive Elektrode und eine großflächige indifferente Elektrode verwendet. Zur Anwendung kommen hochfrequente, ungedämpfte Wechselströme. Man erzielt einen guten Schneideeffekt, aber nur geringe Blutstillung und Gewebezerstörung. Die Elektrotomie kann als eigentliches elektrisches Messer bezeichnet werden und kommt vorwiegend dort zum Einsatz, wo tumoröse Strukturen entfernt werden müssen.

Elektrokaustik

Unter Elektrokaustik versteht man eine Gewebedestruktion mit elektrisch erhitzter Platinnadel. Streng genommen gehört die Elektrokaustik nicht zur Elektrochirurgie, da die Platinnadel außerhalb des Körpers durch Strom erhitzt wird. Im Gewebe kommt nur noch die Hitze zur Auswirkung und es fließt kein Strom mehr. Sie wird heute kaum mehr angewandt, da die Elektrokoagulation entscheidendere Vorteile bietet.

Elektrolyse

Da bei der Elektrolyse Gleichströme verwendet werden, gehört sie streng genommen nicht zur Elektrochirurgie. Die angewandten Gleichströme sind von niedriger Spannung und von niedriger Stromstärke. Hauptindikationsgebiet der Elektrolyse ist die Epilation. Diese Methode ist gewebeschonender als die bipolare Epilation.

Praktische Anwendung

Bei den modernen Elektrochirurgiegeräten, die heute auf dem Markt angeboten werden, kann der Arzt wahlweise einen reinen Schneide- oder Koagulationseffekt einstellen. Die Geräte erlauben auch eine Kombination von Schneideeffekt mit mehr oder weniger Koagulation.

Für das differenzierte elektrochirurgische Arbeiten werden auch eine große Anzahl verschiedener Elektrodenformen angeboten. Ihr Einsatz richtet sich nach dem gewünschten Effekt: Schneiden oder Koagulieren und nach der Form und Größe der Läsion.

Die wichtigsten Vorteile elektrochirurgischer Techniken sind Zeitersparnis und die problemlose Blutstillung in praktisch jeder Situation. Ein Nachteil ist die relativ lange Wundheilungszeit von elektrochirurgischen Wunden. Sie beträgt 2–8 Wochen. Ein weiterer Nachteil ist die Beeinträchtigung der histologischen Beurteilung bei elektrochirurgisch entnommenen Biopsien.

Gefahren und Komplikationen

Bei der Arbeit mit elektrochirurgischen Geräten müssen vier Gefahrenquellen beachtet werden [6] (Tabelle 1). Durch Funkenbildung an der Aktivelektrode kann es zu Explosionen von brennbaren Narkosegasen, Desinfektions- und Reinigungsmitteln kommen. Diese Gefahrenmöglichkeiten werden ausgeschaltet, indem auf derartige Stoffe im Operationssaal zum vornherein verzichtet wird.

Zu ungewollten Verbrennungen kann es durch schlecht sitzende Neutralelektroden und Isolationsfehler an den verwendeten Geräten kommen. Die Neutralelektrode soll so nahe wie möglich am Operationsfeld plaziert werden. Sie muß einen dichten Kontakt zur Haut haben und ganzflächig aufliegen. Durch entsprechendes Plazieren der Neutralelektrode wählt man den Stromweg so kurz wie möglich und längs oder diagonal durch den Körper. Besonders am Thorax soll ein querer Stromverlauf vermieden werden. Der Patient soll nicht mit anderen Metallteilen, z. B. vom Operationstisch, in Berührung kommen. Ebenfalls sind feuchte Unterlagen und Tücher zu vermeiden.

Heute leben in der Bundesrepublik Deutschland über 100000 Patienten mit implantiertem Herzschrittmacher. Viele von ihnen werden auch einmal hautkrank. Werden bei diesen Patienten elektrochirurgische Methoden angewandt, ist besondere Vorsicht am Platz. Elektrochirurgie kann eine potentielle Gefahr für Patienten mit implantiertem Herzschrittmacher werden. Bei R-blockiertem Bedarfsschrittmacher kann es durch elektrische Interaktionen zur Unterdrückung der Schrittmacher-

Tabelle 1. Gefahren der Elektrochirurgie

- Explosionsgefahr
- Verbrennungen
- Interferenzen bei Schrittmacherpatienten
- Schlechte kosmetische Resultate
  (zu hohe Stromstärken, unsaubere, relativ großflächige Aktivelektroden)

Tabelle 2. Vorsichtsmaßnahmen bei Elektrochirurgie an Schrittmacher-Patienten. (Nach Krull et al. 1975)

1. Wenn möglich alternative Therapiemethode wählen
2. Vorgängig kardiologisches Konsilium
3. Neutralelektrode möglichst herzfern plazieren
4. Mit kurzen Stromstößen (max 5 s) arbeiten
5. Korrekte Erdung aller Anschlüsse
6. Intraoperative Überwachung mit EKG-Monitor, Reanimationsgeräte in Bereitschaft

impulsabgabe und folgenden Rhythmusstörungen bis zur Asystolie und zum Kammerflimmern kommen. Langdauernde, rhythmische Stromstöße und Schrittmacher- bzw. herznahe Plazierung der Neutralelektrode können derartige Interferenzen auslösen. Um solche Interferenzen zu vermeiden, ist es empfehlenswert, die Sensingfunktion des Schrittmachers für die Dauer der elektrochirurgischen Behandlung vorübergehend auszuschalten. Dies kann durch Auflegen eines Permanentmagneten über den Schrittmacher erfolgen. So lange der Permanentmagnet über dem Schrittmacher liegt, arbeitet der Schrittmacher fixfrequent, so daß eine Funktion von externen elektrischen Impulsen nicht beeinflußt wird.[1]

Nach der bis heute vorliegenden Literatur sind derartige Zwischenfälle vor allem bei transurethralen urologischen Eingriffen aufgetreten [2].

Bei dermatochirurgischen Operationen ist die Gefahr für derartige Komplikationen offenbar minimal, da die Dermatologen mit kurzen elektrischen Energiestößen und niedrigen Stromstärken arbeiten. Dennoch empfiehlt es sich, die Vorsichtsmaßnahmen von Krull [4] zu beachten (Tabelle 2). Wenn möglich sollen bei Schrittmacherpatienten gleichwertige andere Therapiemethoden vorgezogen werden. Entscheidet man sich dennoch für Elektrochirurgie, soll ein kardiologisches Konsilium eingeholt werden. Intraoperativ muß der Patient mit EKG-Monitoren überwacht werden, und Reanimationsgeräte müssen in Bereitschaft stehen. Die Neutralelektrode wird möglichst herzfern plaziert, alle Anschlüsse müssen korrekt geerdet sein und es darf nur mit Stromdauer von weniger als 5 s gearbeitet werden.

Eine weitere Komplikationsmöglichkeit der Elektrochirurgie sind schlechte kosmetische Resultate. Vor allem störende eingesunkene Narben werden beobachtet. Sie entstehen nach Anwendung von zu hohen Stromstärken und zu langer Stromstöße. Auch die Verwendung relativ zu großflächiger Aktivelektroden kann Grund für unschöne Narben sein. Es soll mit möglichst niedrigen Stromstärken und möglichst kurzen Energiestößen gearbeitet werden. Bevor intraoperativ die Strom-

---

[1] Herrn Dr. ing. J. Babotai, Forschungslaboratorium Chirurgie A, Universitätsspital Zürich, danke ich für die Beratung und Überarbeitung des Abschnittes über Herzschrittmacher

dosierung erhöht wird, überprüfe man die Sauberkeit der Aktivelektrode, den korrekten Sitz der Neutralelektrode und eventuell mangelhafte Kontakte und Steckerverbindungen. Die meisten unschönen kosmetischen Resultate durch Elektrochirurgie gehen auf zu hohe Stromdosierung und zu lange Energiestöße zurück. Nicht selten hätten auch harmlosere Therapieverfahren zum Ziel geführt. Die Elektrochirurgiegeräte, die heute von der Industrie geliefert werden, sind qualitativ hochwertig und sind mit weitgehenden Sicherheitsmaßnahmen ausgerüstet. Es empfiehlt sich vor Inbetriebsetzung von elektrochirurgischen Geräten, die Gebrauchsanweisungen eingehend zu studieren. Bei korrekter Wartung der heutigen Geräte und der Beachtung einiger grundlegender Regeln der Elektrochirurgie sind die Komplikationsmöglichkeiten sehr gering.

Literatur

1. Crumay HM (1977) Alternating Current: Electrosurgery. In: Goldschmidt H (Hrsg) Physical Modalities in Dermatologic Therapy. Springer-Verlag New York, Heidelberg, Berlin, S 203-216
2. Greene LF, Myers GH, Mc Callister BD (1969) Transurethral resection of the prostate in patients with cardial pacemakers. Br J Urol 41: 572-578
3. Helm F (1979) Electrosurgery. In: Helm F (Hrsg) Cancer Dermatology. Lea & Febiger, Philadelphia, S 411-429
4. Krull EA, Pickard SD, Hall JC (1975) Effects of Electrosurgery on Cardiac Pacemakers. J Derm Surg 1: 43-45
5. Schwingshackl H, Mauser R, Amor H (1971) Störeinflüsse von niederfrequenten Wechselströmen auf asynchrone und gesteuerte elektrische Schrittmachersysteme bei Einsatz von Elektrochirurgiegeräten. Schweiz med Wschr 101: 46-52
6. Taylor KW, Desmond J (1970) Electrical hazards in the operating room, with special reference to electrosurgery. Can J Surg 13: 362-374

Laser in der Dermatotherapie

M. Landthaler, D. Haina, W. Waidelich und O. Braun-Falco

Einleitung

Nur drei Jahre nach dem Bau des ersten Lasers durch Maiman im Jahre 1960 berichtete der Dermatologe Professor L. Goldman über thermisch-destruktive Wirkungen von Laserlicht an der Haut und nach weiteren vier Jahren über erste therapeutische Anwendungen [9].

Von Anfang an konzentrierte sich das Interesse auf die Laserbehandlung von Naevi flammei und die Entfernung von Tätowierungen. Wenn auch beide Veränderungen weiterhin von großem Interesse sind, so umfaßt heute, fast zwanzig Jahre später, die Liste der Laser-Indikationen sehr viel mehr Hautveränderungen.

Bio-physikalische Grundlagen [11]

Laserlicht ist aufgrund seiner Entstehung monochromatisch und die Lichtwellen laufen nahezu parallel. Diese als räumliche und zeitliche Kohärenz bezeichneten Eigenschaften sind Voraussetzung für die gute Bündelungsfähigkeit von Laserlicht. Eine extreme Bündelungsfähigkeit ermöglicht es, daß die thermische Wirkung auf ein kleines Zielvolumen begrenzt wird.

Beim chirurgischen Einsatz von Lasern macht man sich dabei die thermisch-destruktiven Effekte von Laserlicht zunutze, die letztendlich zur Koagulation, Karbonisation und Vaporisation von Gewebe führen.

Das Ausmaß dieser thermischen Effekte hängt ab von den physikalischen Bestrahlungsparametern (Laserleistung, Bestrahlungszeit, Strahldurchmesser) und den thermischen und wellenlängen abhängigen optischen Eigenschaften des Gewebes.

Die Wellenlänge des verwendeten Lichtes, die für jeden Laser charakteristisch ist, ist aus mehreren Gründen von besonderer Bedeutung. So nimmt die mittlere Weglänge mit zunehmender Wellenlänge zu. Bei der mittleren Weglänge handelt es sich um eine Wegstrecke, nach der die eingestrahlte Leistung auf 1/e (37%) abgesunken ist. Langwelliges Laserlicht dringt somit tiefer in die Haut ein. Die mittlere Weglänge für das Licht des Argon-Lasers beträgt in der Haut beispielsweise 0,5 mm, für die des Neodym-YAG-Lasers 0,8 mm. Eine Reduktion der auftreffenden Intensität des Argon-Lasers auf 10% erfolgt bereits nach einer Hautschichtdicke von 1,1 mm, beim Neodym-YAG-Laser nach 3,7 mm [12].

In der Haut erfolgt die Absorption des Lichtes hauptsächlich im Hämoglobin, Melanin und Wasser. Dabei ergeben sich in Abhängigkeit von der Wellenlänge ganz unterschiedliche Verhältnisse für die Extinktion (Absorption und Streuung) des Lichtes. Die Extinktion im Melanin nimmt mit zunehmender Wellenlänge kontinuierlich ab. Die Extinktion im Hämoglobin zeigt einen Hauptgipfel bei etwa 420 nm und zwei kleinere Gipfel bei 540 nm und 575 nm.

Die Absorption von sichtbarem Licht im Wasser kann vernachlässigt werden. Sie beginnt im nahen Infrarotbereich um dann relativ rasch anzusteigen. Im Wellenlängenbereich des CO_2-Lasers beträgt sie nahezu 100%.

Verwendete Lasertypen

Das aktive Medium des *Argon-Lasers* besteht hauptsächlich aus gasförmigen Argonionen. Dieser Laser emittiert im blauen und grünen Bereich ($\lambda = 488$ nm und 515 nm). Aufgrund der relativ starken Absorption im Hämoglobin und im Melanin eignet sich dieser Laser zur Behandlung von pigmentierten und vaskulären Veränderungen. Seine Koagulationswirkung ist allerdings relativ oberflächlich und beträgt etwa 1 mm [17]. Durch besondere Vorkehrungen (lange Bestrahlungszeiten und Kühlung der Hautoberfläche während der Bestrahlung) ist aber eine größere Koagulationstiefe zu erreichen [13]. Eine Bündelung des Strahles auf 0,5 mm und hohe Ausgangsleistungen resultieren in sehr hohen Leistungsdichten (> 2000 Watt/cm^2), mit denen es auch möglich ist mit dem Argon-Laser Gewebe zu verdampfen. Allerdings ist das Verfahren zeitaufwendig und zusätzlich ist eine Koagulationswirkung zu verzeichnen.

Das aktive Medium des *CO_2-Lasers* ist CO_2-Gas. Licht dieser Wellenlänge ($\lambda = 10600$ nm) wird sehr stark vom Wasser absorbiert. Unabhängig vom Pigmentgehalt des Gewebes wird mit diesem Laser Gewebe überwiegend verdampft. Bei Verwendung eines fokussierten Laserstrahls (Durchmesser 0,2 mm) kommt überwiegend eine schneidende Wirkung zum Tragen, bei Verwendung eines defokussierten Strahls (Durchmesser 2-3 mm) überwiegt eine vaporisierende Wirkung. Nur mit sehr niedrigen Laserleistungen und einer langen Bestrahlungszeit ist auch eine oberflächliche Koagulationswirkung zu erzielen. Die Verwendung des CO_2-Lasers als sogenanntes Lichtskalpell bringt einige Vorteile, zu nennen ist eine geringe Blutungsneigung, geringe postoperative Schwellungen, eine sterilisierende Wirkung des Laserlichts und die präzise Handhabung [16].

Das mit Neodym dotierte Kristall Yttrium-Aluminium-Granat ist das aktive Medium des *Neodym-YAG-Lasers,* der im nahen Infrarot emittiert ($\lambda = 1060$ nm). Aufgrund seiner relativ großen Eindringtiefe eignet sich dieser Laser zur tiefen Koagulation von Gewebe. Bei höheren Leistungen und längeren Bestrahlungszeiten ist jedoch auch eine vaporisierende Wirkung vorhanden. Durch eine Kühlung der Hautoberfläche während der Bestrahlung läßt sich diese Vaporisierung vermeiden und es wird eine tiefe Koagulation der Haut ohne Abtragung von Gewebe möglich. Nach eigenen Untersuchungen an der Haut von Minipigs und an menschlicher Haut ist eine Koagulationstiefe von 5 bis 6 mm möglich [18].

In Flüssigkeit gelöste Farbstoffe bilden das aktive Medium von *Farbstoff-Lasern,* wobei er emittierende Wellenlängenbereich von dem verwendeten Farbstoff bestimmt wird. Speziell die Wellenlänge von 575 nm ist für die Dermatologie von besonderem Interesse, da die Absorption im Hämoglobin in diesem Bereich einen Gipfel aufweist und die Absorption im Melanin weiter abgesunken ist. Dieser Laser wirkt daher Gefäß-spezifischer als beispielsweise der Argon- oder Neodym-YAG-Laser [10].

Therapeutische Anwendungen

Überwiegend werden Laser zur Behandlung von vaskulären Fehl- und Neubildungen, zur Entfernung von Tätowierungen und zur Behandlung von benignen und malignen Hauttumoren verwendet. Aufgrund der unterschiedlichen Wirkungsweise der verschiedenen Laser und der unterschiedlichen Zielstrukturen ergeben sich aber dabei ganz unterschiedliche Voraussetzungen.

Bei Behandlung von vaskulären Fehlbildungen, wie beispielsweise der Naevi flammei, sollen die ektatischen Gefäße im Korium möglichst selektiv zerstört werden, ohne die bedeckende Epidermis und das umgebende Korium zu stark zu schädigen. Dies kann theoretisch auf mehreren Wegen geschehen:

1. durch Wahl der geeigneten Wellenlänge (575 nm),
2. durch kurze Expositionszeiten, da die Laserwirkung umso gefäßspezifischer ist, je kürzer die Bestrahlungszeit ist [23] und
3. durch eine Kühlung der Hautoberfläche während der Bestrahlung [13].

Da leistungsstarke Lasergeräte, die bei einer Wellenlänge von 575 nm emittieren, aufwendig und teuer sind, ist die erstgenannte Möglichkeit in der Praxis allerdings beschränkt.

Bei Behandlung von Hauttumoren ergibt sich dagegen eine vollständig andere Situation. Einerseits kann eine homogene Koagulation des Tumors von der Oberfläche bis zur Tumorbasis angestrebt werden. Dazu eignet sich aufgrund seiner tiefen Koagulationswirkung vor allem der Neodym-YAG-Laser. Andererseits kann es angestrebt werden einen exophytischen Tumor mit dem CO_2-Laser schichtweise abzutragen oder auch endophytisch wachsende Tumoren mit dem CO_2-Laser als Lichtskalpell zu exzidieren.

Besonders die Behandlung von *Naevi flammei* erfuhr durch Laser eine deutliche Bereicherung. Internationaler Standard einer Behandlung mit dem Argon-Laser sind etwa 60–70% sehr gute oder gute Resultate bei erwachsenen Patienten [2, 5, 22, 24, 26, 28]. Am aussichtsreichsten ist die Behandlung bei über 18jährigen Patienten mit roten oder livid-roten Feuermalen im Gesicht und am Hals (Abb. 1 a, b). Veränderungen am Stamm und den Extremitäten sprechen weniger gut auf die Behandlung an. An unserer Klinik wird die Behandlung von Kindern und Jugendlichen aus folgenden Gründen nicht durchgeführt: die Therapie-Resultate sind schlechter als bei Erwachsenen, die Gefahr der Narbenbildung ist höher und die Behandlung müßte meist in Vollnarkose erfolgen.

Tuberös umgewandelte Feuermale können gut mit dem Neodym-YAG-Laser behandelt werden, da selbst ektatische Gefäße tief im Korium an der Grenze zum subkutanen Fettgewebe noch koaguliert werden können. Auch Makrocheilien bei Naevus flammeus können mit dem Neodym-YAG-Laser behandelt werden und es läßt sich oft eine deutliche Reduktion der unförmigen Lippen erreichen [21].

Farbstoff-Laser können möglicherweise aufgrund der höheren Gefäßspezifität die Behandlungsresultate bei Kindern und hellroten Feuermalen verbessern. Die klinischen Erfahrungen sind allerdings noch begrenzt [15].

Nebenwirkungen der Lasertherapie von Naevi flammei sind Störungen der Pigmentierung (Hyper- und Hypopigmentierungen) und vor allem Narben. Bei entsprechend vorsichtiger Behandlungstechnik läßt sich die Frequenz für Narbenbildung jedoch auf 5–7% reduzieren [2, 24].

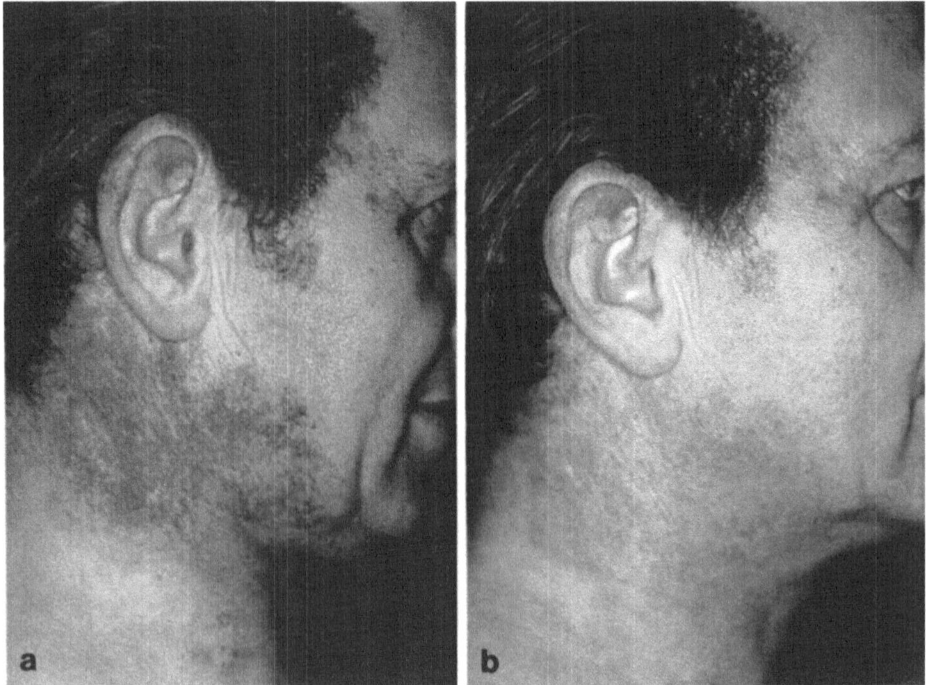

Abb. 1. **a** Naevus flammeus eines 50jährigen Patienten vor Laser-Therapie. **b** Zustand nach 5 Behandlungen mit dem Argon-Laser innerhalb von 8 Monaten

Die Behandlung von Teleangiektasien ist sowohl mit dem Argon- als auch mit dem Neodym-YAG-Laser möglich. Die Lasertherapie ist schonender als die Elektrokoagulation, da Laser berührungslos arbeiten und eine mechanische Schädigung des Gewebes entfällt [19].

Angiofibrome bei Morbus Pringle können mit dem Argon- und dem Neodym-YAG-Laser koaguliert, und mit dem CO_2-Laser verdampft werden. Gegenüber der Dermabrasion bietet die Lasertherapie einige wichtige Vorteile. So kann sie oft ambulant durchgeführt werden und aufwendige Verbandswechsel entfallen. Nach unseren Erfahrungen sind Behandlungen in sechs- bis zwölfmonatigen Abständen notwendig um ein gutes Therapieresultat zu erhalten, da naturgemäß das Neuauftreten von Angiofibromen nicht verhindert werden kann [22, 32].

Die Koagulation von Hämatolymphangiomen mit dem Argon- oder dem Neodym-YAG-Laser ist zwar prinzipiell möglich, da die tief im subkutanen Fettgewebe liegenden Zysten nicht erreicht werden, ist jedoch immer nur eine vorübergehende Besserung, aber keine definitive Heilung zu erzielen [22]. In der neueren Literatur finden sich auch Berichte über die Vaporisation der Pseudovesikel mit dem CO_2-Laser. Auch hier handelt es sich nur um eine vorübergehend bessernde Therapie, jedoch nicht um eine definitive Heilung [6].

Neben den angeführten Indikationen zählen noch zahlreiche andere vaskuläre Veränderungen zu den Anwendungsmöglichkeiten der Laser, zu nennen sind Naevi aranei, eruptive Angiome, Angioma serpiginosum, Angiokeratome, Morbus Osler

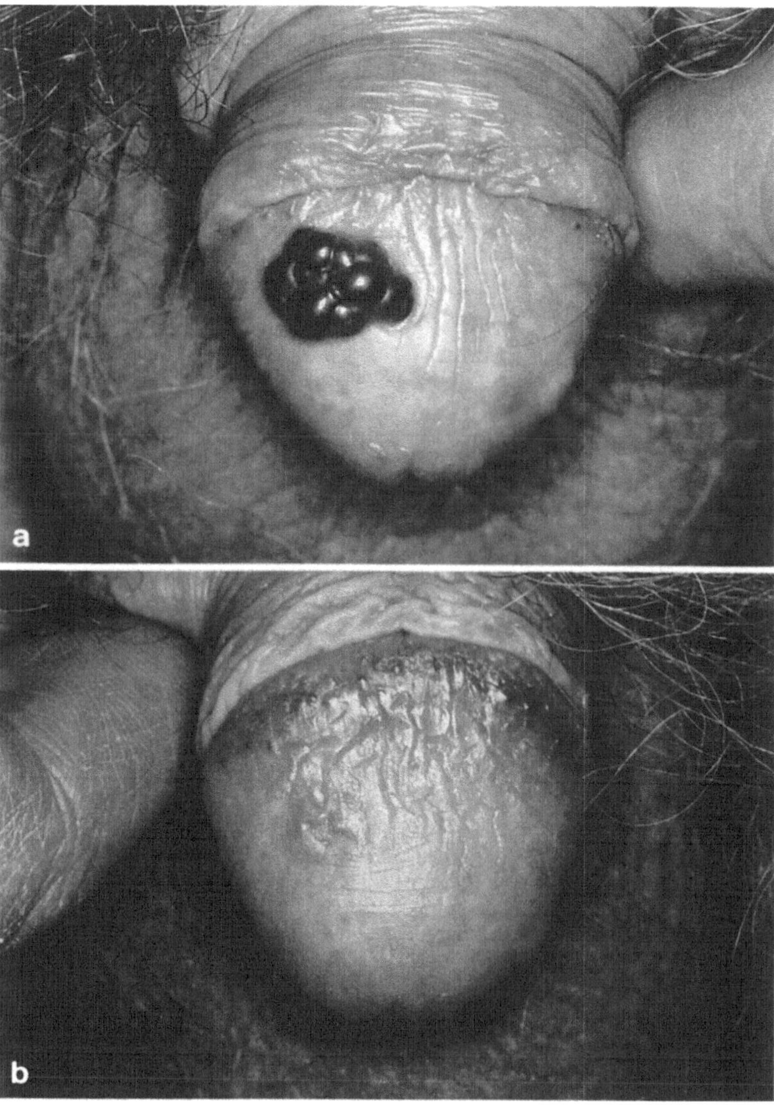

Abb. 2. **a** Kavernöses Hämangiom an der Glans penis. **b** Zustand nach 3 Behandlungen mit dem Neodym-YAG-Laser

und Hämangiome (Abb. 2a, b). Aufgrund der begrenzten Koagulationswirkung des Argon-Lasers und auch des Neodym-YAG-Lasers muß aber betont werden, daß tiefsitzende kutan-subkutane Hämangiome einer Lasertherapie nicht zugänglich sind.

Die Entfernung von *Tätowierungen* mit Lasern fand anfänglich großes Interesse sowohl bei Patienten als auch bei Ärzten, da man sich eine narbenlose Entfernung erhoffte. Die von Apfelberg und Mitarbeitern [1] angegebene Ausbleichmethode mit dem Argon-Laser hat sich unserer Erfahrung nach wenig bewährt. Wir verwenden zur Entfernung von Tätowierungen mit dem Argon-Laser einen auf 0,5 mm gebündelten Laserstrahl und sehr hohe Ausgangsleistungen. Mit den erzielten hohen Leistungsdichten ist es auch mit dem Argon-Laser möglich das Gewebe über dem Pigment und das pigmenttragende Korium zu verdampfen. Allerdings kommt es dabei immer zu Narbenbildung und häufig ließen die Narben die Kontur der früheren Tätowierung deutlich erkennen. Da die Methode zudem sehr zeitaufwendig war, haben wir sie weitgehend verlassen [22].

Mit dem CO_2-Laser ist die Vaporisation der bedeckenden Haut und des pigmenttragenden Koriums dagegen schneller und präziser möglich. Vor allem bei Verwendung eines Operationsmikroskopes ist es möglich das gesamte pigmenttragende Gewebe präzise zu entfernen. Allerdings ist auch im Vergleich zur Dermabrasion die Entfernung von Tätowierungen mit dem CO_2-Laser sehr zeitaufwendig. Die klinischen Resultate sind aber gut [3, 16, 27, 29].

Condylomata acuminata können sowohl mit dem Neodym-YAG-Laser koaguliert als auch mit dem CO_2-Laser verdampft werden (Abb. 3 a–c). Nach den Angaben der Literatur sind Rezidive nach Lasertherapie seltener als nach herkömmlichen Verfahren. Allerdings handelt es sich in der Regel nicht um kontrollierte Studien. Der CO_2-Laser bietet gegenüber der elektrischen Schlinge mehrere Vorteile. Die Blutungsneigung beim Abtragen der Kondylome ist deutlich reduziert, das Operationsfeld bleibt deshalb übersichtlich. Die Abtragungstiefe mit dem CO_2-Laser kann präzise bestimmt werden und das krankhaft veränderte Gewebe läßt sich deutlich vom gesunden dermalen Kollagen unterscheiden.

Auch die Entfernung von vulgären Warzen ist mit dem Argon-, dem Neodym-YAG- und dem CO_2-Laser möglich.

Weitere nicht-vaskuläre Veränderungen, die mit Lasern behandelt werden können sind Xanthelasmen der Augenlider, Talgdrüsenhyperplasien, epidermale Naevi und Syringome [20, 22].

Die Behandlung von *Hauttumoren* ist ein weiteres wichtiges Anwendungsgebiet für die Laser in der Dermatologie. Zur Koagulation wird dabei ausschließlich der Neodym-YAG-Laser verwendet, zur Exzision und zum Verdampfen der CO_2-Laser.

Mit dem Neodym-YAG-Laser ist es dabei möglich, selbst multiple Tumoren wie beispielsweise bei Basalzellnaevus-Syndrom in ambulanten Sitzungen zu koagulieren [7]. Allerdings sollte sich die Anwendung des Neodym-YAG-Lasers auf relativ dünne Tumoren bis zu einer Tumordicke von maximal 5 mm beschränken. Die Wundheilung kann nach Koagulation mit dem Nd-YAG-Laser 6–8 Wochen beanspruchen. Der Neodym-YAG-Laser kann auch in schwierigen Lokalisationen wie den Augenlidern zur Anwendung kommen. Auch die Behandlung von Tumoren an der Mundschleimhaut und im Genitalbereich ist möglich. Bei uns hat sich der Neodym-YAG-Laser zur Behandlung selbst ausgedehnter bowenoider Genitalpapeln sehr gut bewährt [22]. Hauttumoren können aber auch mit dem CO_2-Laser exzidiert oder schichtweise abgetragen werden. So finden sich in der Literatur Angaben über die Exzision von malignen Melanomen mit dem CO_2-Laser oder eine modifizierte Mohs'sche Chirurgie mit dem CO_2-Laser [4, 5, 16, 25].

Ein anderes Wirkungsprinzip liegt der photodynamischen Therapie von Hauttumoren mit Hämatoporphyrin-Derivat (HpD) zugrunde. Die Substanz wird nach intravenöser Gabe selektiv im Tumor eingelagert und bewirkt eine Photosensibili-

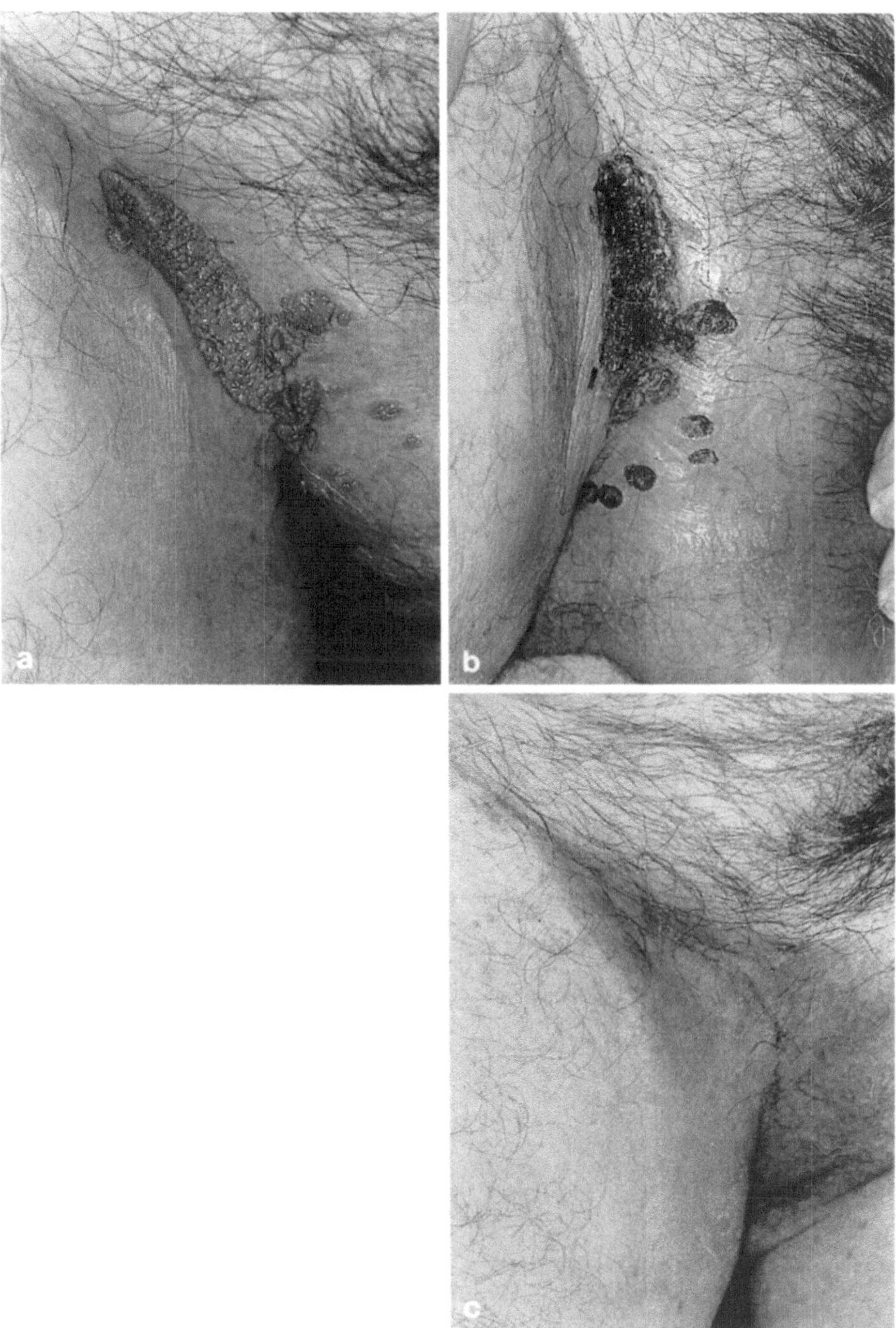

Abb. 3. a Beetartige Condylomata acuminata in der Leistenbeuge. **b** Zustand unmittelbar nach Vaporisation mit dem CO_2-Laser. Trockenes, nicht blutendes Wundgebiet. Das gesunde Kollagen scheint gelblich durch. **c** Rezidiv-freie Abheilung nach 4 Wochen

sierung der Tumorzellen. Nachfolgende Bestrahlungen mit tief in das Gewebe eindringendem roten Laserlicht führen zur Bildung von Singulett-Sauerstoff und damit zur Zerstörung von Tumorgewebe. Die Erfahrungen mit dieser Therapieform sind im Bereich der Dermatologie zwar noch gering, sie zeigen aber, daß sie durchaus eingesetzt werden kann. So finden sich Hinweise über die Behandlung von Basaliomen, Melanom-Metastasen, malignen Melanomen, metastatischen Hautkarzinomen und malignen Lymphomen [8, 30, 31].

Wie diese Übersicht zeigt, haben die Laser die Dermatotherapie deutlich bereichert. Es können sowohl der Argon-, als auch der Neodym-YAG- und der CO_2-Laser zum Einsatz kommen, wobei sich aufgrund der unterschiedlichen Wirkungsweise (Koagulation und Vaporisation) unterschiedliche Indikationen ergeben.

Literatur

1. Apfelberg DB, Rivers J, Maser MR, Lash H (1982) Update on laser usage in treatment of decorative tattoos. Laser Surg Med 2: 169-177
2. Apfelberg DB, Flores JT, Maser MR, Lash H (1983) Analysis of complications of argon laser treatment for port wine hemangiomas with reference to striped technique. Lasers Surg Med 2: 357-371
3. Bailin PL, Ratz JL, Levine HL (1980) Removal of tattoos by CO_2 laser. J Dermatol Surg Oncol 6: 997-1001
4. Bailin PL, Ratz JL, Lutz-Nagey L (1981) CO_2 laser modification of Mohs' surgery. J Dermatol Surg Oncol 7: 621-623
5. Bailin PL (1985) Lasers in Dermatology - 1985. J Dermatol Surg Oncol 11: 328-334
6. Bailin PL, Kantor GR, Wheeland RG (1986) Carbon dioxide laser vaporization of lymphangioma circumscriptum. J Am Acad Dermatol 14: 257-262
7. Brunner R, Landthaler M, Haina D, Waidelich W, Braun-Falco O (1985) Treatment of benign, semimalignant, and malignant skin tumors with the Nd-YAG-laser. Lasers Surg Med 5: 105-110
8. Dougherty T (1981) Photoradiation therapy for cutaneous and subcutaneous malignancies. J Invest Dermatol 77: 122-124
9. Goldman L (1967) Biomedcal aspects of the laser. Springer, Berlin Heidelberg New York
10. Greenwald J, Rosen S, Anderson RR, Harrist T, MacFarland F, Noe J, Parrish JA (1981) Comparative histological studies of the tunable dye (at 577 nm) laser and argon laser: The specific vascular effects of the dye laser. J Invest Dermatol 77: 305-310
11. Haina D, Landthaler M, Waidelich W (1981) Physikalische und biologische Grundlagen der Laseranwendung in der Dermatologie. Hautarzt 32: 397-401
12. Haina D, Landthaler M, Braun-Falco O, Waidelich W (1984) Optische Eigenschaften menschlicher Haut. In: Waidelich W (Hrsg) Laser 83. Optoelektronik in der Medizin. Springer, Berlin Heidelberg New York Tokyo, S 187-197
13. Haina D, Landthaler M, Seipp W, Braun-Falco O, Waidelich W (1986) Kühlung der Haut bei Laserbehandlung von Gefäßmälern. In: Waidelich W, Kiefhaber P (Hrsg) Laser/Optoelektronik in der Medizin 85. Springer, Berlin-Heidelberg-New York-Tokyo, S 88-94
14. Haina D, Neumann Y, Seipp W (1984) Lichtschutzwirkung von Solabar nach Laserbehandlung von Gefäßmalen und anderen Hautläsionen. Ärztl Kosmetol 15: 49-52
15. Hulsbergen-Henning JP, van Gemert MJC (1983) Port wine stain coagulation experiments with a 540 nm continous wave dye laser. Lasers Surg Med 2: 205-210
16. Kaplan J, Giler S (1984) CO_2 laser surgery. Springer, Berlin Heidelberg New York Tokyo
17. Landthaler M, Dorn M, Haina D, Klepzig K, Waidelich W, Braun-Falco O (1983) Morphologische Untersuchungen zur Behandlung von Naevi flammei mit dem Argonlaser. Hautarzt 34: 548-554

18. Landthaler M, Brunner R, Haina D, Frank F, Waidelich W, Braun-Falco O (1984) Der Neodym-YAG-Laser in der Dermatologie. Münch Med Wsch 126: 1108-1112
19. Landthaler M, Haina D, Waidelich W, Braun-Falco O (1984) Laser therapy of venous lake (Bean-Walsh) and telangiectases. J Plast Reconstr Surg 73: 78-81
20. Landthaler M, Haina D, Waidelich W, Braun-Falco O (1984) Argon laser therapy of verrucous nevi. J Plast Reconstr Surg 74: 108-111
21. Landthaler M, Haina D, Brunner R, Waidelich W, Braun-Falco O (1986) Neodym-YAG-laser therapy of vascular lesions. J Am Acad Dermatol 14: 107-117
22. Landthaler M, Haina D, Brunner R, Waidelich W, Braun-Falco O (1986) A 5-year experience with laser therapy in dermatology. In: Hönigsmann H, Stingl G (eds) Therapeutic photomedicine. Curr Probl Dermatol 15: 272-281
23. Landthaler M, Haina D, Brunner R, Waidelich W, Braun-Falco O (1986) Effects of argon, dye, and Nd: YAG lasers on epidermis, dermis, and venous vessels. Lasers Surg Med 6: 87-93
24. Landthaler M, Haina D, Seipp W, Brunner R, Seipp V, Waidelich W, Braun-Falco O. Zur Behandlung von Naevi flammei mit dem Argon-Laser. Hautarzt, im Druck
25. Lejeune FJ, van Hoof G, Gerard A (1980) Impairment of skin graft take after CO_2 laser surgery in melanoma patients. Br J Surg 67: 318-320
26. Noe JM, Barsky SH, Geer DE, Rosen S (1980) Port wine stains and the response to argon laser therapy: Successful treatment and the predictive role of colour, age and biopsy. J Plast Reconstr Surg 65: 130-136
27. Reid R, Muller S (1980) Tattoo removal by CO_2 laser dermabrasion. Plast Reconstr Surg 65: 717-728
28. Seipp W, Haina D, Justen V, Waidelich W (1978) Laserstrahlen in der Dermatologie. Dtsch Dermatol 26: 557-575
29. Seipp W, Haina D, Seipp V, Waidelich W (1985) Argon- oder CO_2-Laser bei Tätowierungen und exophytischen Hautläsionen? In: Keiditsch E, Ascher PW, Frank F (Hrsg) Verhandlungsbericht der Deutschen Gesellschaft für Lasermedizin eV. 2. Tagung, Erdmann-Brenger, München Zürich SS: 57-62
30. Tse DT, Dutton JJ, Weingeist TW, Hermsen V, Kersten R (1983) HPD photoradiation for ocular melanoma and basal cell nevus syndrome. Lasers Surg Med 3: 168 (abstract)
31. Tse DT, Kersten RC, Anderson RL (1984) Hematoporphyrin derivative photoradiation therapy in managing nevoid basal-cell carcinoma syndrome. A preliminary report. Arch Ophthalmol 102: 990-994
32. Wheeland RG, Bailin PL, Kantor GR, Walker NPJ, Ratz JL (1985) Treatment of adenoma sebaceum with carbon dioxide laser vaporization. J Dermatol Surg Oncol 11: 861-864

Indikationen der Fibrinklebung zur lokalen Blutstillung und Gewebssynthese in der Dermatochirurgie

O. Staindl

Einleitung

Die Entwicklung eines Gewebeklebers war ursprünglich von dem Wunsch getragen, eine Alternativmethode zur chirurgischen Naht zu finden. Während jede Naht nur eine punktuelle Gewebevereinigung gewährleistet, erschien es in vielen Fällen - dies gilt vor allem für parenchymatöse Organe, wie Leber, Milz, Niere - sinnvoll und angezeigt auch eine *flächenhafte* Gewebesynthese anzustreben. Die ursprünglich auf synthetischer Basis entwickelten Klebestoffe (Cyanoacrylate) konnten jedoch diesem Wunsch aufgrund ihrer Gewebstoxizität und mangelnden Resorbierbarkeit nicht entsprechen. Der Gedanke, die besonderen Eigenschaften des Fibrins in Imitation der physiologischen Wundverklebung auch bei der Gewebesynthese in der Chirurgie zu nützen, lag nahe und seine Anfänge gehen in die frühen 40er Jahre zurück [3, 16]. Der zunächst nur geringe Klebeeffekt, der mit an Fibrinogen angereichertem Plasma und Thrombin erzielt wurde, gestattete dem Verfahren keine weitere Verbreitung. Erst die technischen Verbesserungen in der Herstellung von Hämoderivaten erbrachten die Voraussetzungen für eine Gewebeklebung mit Fibrinogen, welches in genügend hoher Reinheit und Konzentration hergestellt werden konnte. Nach sehr umfangreichen experimentellen Untersuchungen durch Matras [5], Spängler [7], Braun und Holle [2], Scheele [8], Bösch [1] und andere wurde die Technik der Fibrinklebung 1973 an der II. Universitätsklinik für Chirurgie in Wien (Austria) erstmals klinisch angewandt.

Sehr rasch zeigte sich auch, daß das Klebesystem, bestehend aus den Faktoren Fibrinogen, Thrombin und den fibrinstabilisierenden Faktor (FSF, F XIII) nicht nur hohe Klebeeigenschaften aufwies, sondern in besonderem Maß zur flächigen Blutstillung geeignet war und darüber hinaus auch eine Stimulierung der Granulationsgewebsbildung induziert. Intensive experimentelle Forschung und klinische Erfahrungsberichte, die sich an den drei Faktoren: Gewebeklebung, lokale Blutstillung und Förderung der Wundheilung orientierten, eröffneten der Klebetechnik immer weitere Indikationsbereiche in praktisch allen Disziplinen der operativen Medizin [4].

Die plastische und rekonstruktive Chirurgie des Gesichtes ist in den meisten Fällen eine „Oberflächenchirurgie". Sie ist daher in besonderem Maß geeignet, die Tauglichkeit, aber auch die Grenzen dieses Verfahrens zu dokumentieren.

Während einer nahezu 10jährigen eigenen Erfahrungszeit haben sich Anwendungsgebiete und Indikationen entwickelt, bei denen die Fibrinklebung teils eine operationstechnische Erleichterung, teils höhere postoperative Sicherheit und in Einzelfällen auch neuartige Therapiekonzepte möglich machte.

Aus Gründen der Systematik unterscheiden wir drei Gruppen von Operationsindikationen, bei denen uns die Verwendung des Fibrinklebesystems bei plastisch-rekonstruktiven Eingriffen sinnvoll erscheint:

1. Die lokale Blutstillung.
2. Die reine Klebetechnik, also Operationen, bei denen die Gewebssynthese ohne Verwendung chirurgischer Nähte erzielt wird und
3. das kombinierte Naht-Klebeverfahren.

Es ist jedoch zu betonen, daß sich die genannten Indikationen im jeweiligen Einzelfall ergänzen und überschneiden und eine derartige Einteilung lediglich aus Gründen der Systematik erfolgt.

Blutstillung mit Fibrinkleber

Wie am Beispiel der Chirurgie an parenchymatösen Organen gezeigt werden konnte [8], ist der Fibrinkleber in der Lage, kleine bis mittelgroße Blutungen durch flächenhafte „Versiegelung" zu stillen.

Diese Eigenschaft kann auch in der plastischen Chirurgie des Gesichtes genützt werden, wie am Beispiel der Rhinophymchirurgie gezeigt werden soll. Die operative Entfernung der atheromatösen Wucherungen am Nasenrücken, der Nasenspitze und den Nasenflügeln führen wir mit flachen Rasiermessern durch, die definitive Modellierung der Nasenform erfolgt mittels Dermabrasion. Die meist sehr langwierige und auch den Patienten belästigende Nachbehandlung der nach diesem Eingriff entstandenen Wundfläche erfolgte während der Phase der spontanen Reepithelialisierung üblicherweise mit Salbenverbänden oder künstlichem Hautersatz. Dieses Verfahren haben wir durch die Verwendung des Fibrinklebers ersetzt: [9] nach Entfernung des Rhinophyms wird die Wundfläche mit einem dicken Fibrinfilm, der mit Hilfe des Sprayverfahrens aufgebracht wird, versiegelt. Er dient zur Blutstillung, stellt aber gleichzeitig einen physiologischen Eiweißfilm als „Epithelverband" dar.

Eine zusätzliche Abdeckung des Operationsgebietes ist nicht notwendig. Das Fibringerinnsel trocknet allmählich ein und kann nach etwa 8–10 Tagen als trokkene Kruste abgehoben werden. In der Zwischenzeit hat zumeist eine vollständige Epithelialisierung der Wundfläche stattgefunden. Die flächenhafte Blutstillung und die beschleunigte Wundheilung sowie die ausgezeichneten kosmetischen Spätresultate stellen objektivierbare Merkmale des Klebeverfahrens dar (Abb. 1).

Während wir in der Rhinophymchirurgie jedoch nur eine *relative* Indikation zur Verwendung des Fibrinklebers sehen, besteht unserer Auffassung nach eine *absolute* Indikation in jenen Fällen, bei denen plastisch-rekonstruktive Eingriffe an *gerinnungsgestörten* Patienten vorgenommen werden müssen. Dies betrifft vor allem Patienten, die antikoaguliert sind oder an einer hämorrhagischen Diathese leiden.

Bei hämorrhagischen Diathesen ist die Blutkoagulation nicht nur quantitativ vermindert und die Quervernetzung des gebildeten Fibrins durch Thrombinmangel wesentlich verzögert, sondern das Koagel weist auch qualitativ durch unvollständige Aktivierung des Faktor XIII eine verminderte Festigkeit auf. Der Faktor XIII scheint aber über die Fibrinstabilisierung hinaus ein wesentliches Stimulans zur Fibroblastensprossung und damit für die Einleitung der Wundheilung zu sein. Der enge Zusammenhang zwischen gestörter Hämostase und Wundheilung bei Patienten mit hämorrhagischen Diathesen stellt die Indikation zur lokalen Anwendung

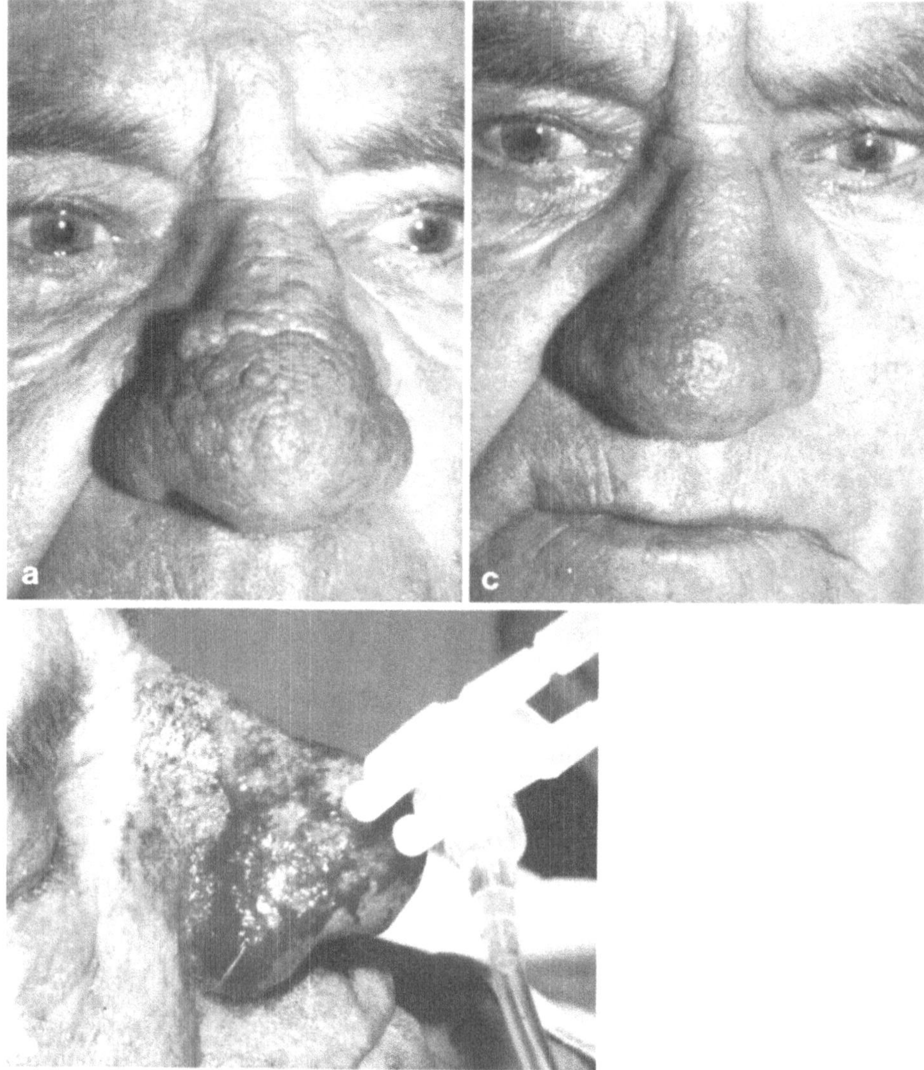

Abb. 1. a Knotiges Rhinophym bei einem 57jährigen Patienten. **b** Zustand nach Abtragung des Rhinophyms. Versiegelung der Wundfläche an der Nase mit dem Fibrinkleber, der im Sprayverfahren aufgebracht wird. **c** Zustand am 12. postoperativen Tag

hochkonzentrierten Fibrinogens unter Thrombinzusatz als Hämostyptikum und gleichzeitig als Induktor einer ungestörten Wundheilung dar.

Bei antikoagulierten Patienten spielt die gestörte Wundheilung eine untergeordnete Rolle. Im selben Umfang wie bei Patienten mit hämorrhagischer Diathese besteht in diesen Fällen jedoch das erhöhte Risiko einer ausgedehnten Blutung im Operationsbereich. Ein derartiges Ereignis kann an einem 61jährigen Patienten demonstriert werden, bei dem nach einer Basaliomresektion im linken

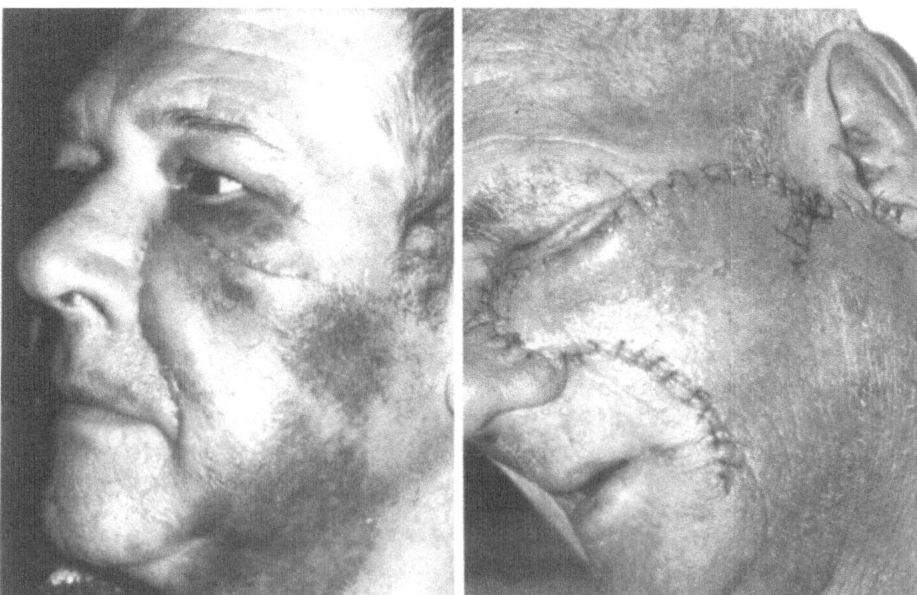

Abb. 2. (links) Zustand nach Basaliomresektion und Defektdeckung mit einem Wangenrotationslappen (Esser) bei einem antikoagulierten Patienten. Die Operation wurde ohne Verwendung des Fibrinklebers durchgeführt. Es war postoperativ ein massives Weichteilhämatom im Wangen- und Halsbereich aufgetreten

Abb. 3. (rechts) Ein analoger Fall einer Defektdeckung mit einem Wangen-Rotationslappen nach Basaliomresektion bei einem antikoagulierten Patienten. Zur flächenhaften Blutstillung und zur Lappenfixierung wurde der Fibrinkleber verwendet. Die Adaptation der Wundränder erfolgte durch chirurgische Naht. Auch ohne Verwendung einer Redondrainage war der postoperative Verlauf völlig hämatomfrei

Nasen-Augenwinkel-Bereich eine Defektdeckung mit einem Wangenrotationslappen durchgeführt wurde. Trotz exakter intraoperativer Blutstillung war ein massives Hämatom im Wangen- und Halsbereich postoperativ aufgetreten (Abb. 2). Zur Prophylaxe einer derartigen Komplikation und gleichzeitiger Umgehung des Risikos der Unterbrechung der Antikoagulantientherapie (Thrombose/Embolie) verwenden wir in derartigen Fällen routinemäßig den Fibrinkleber. Abbildung 3 zeigt einen analogen Fall einer Wangenrotation bei einem 66jährigen antikoagulierten Patienten nach Resektion eines Basalioms im Nasen-Augenwinkel. Nach Mobilisierung des Rotationslappens wurde dieser zunächst flächenhaft in den Wangendefekt eingeklebt und anschließend mit chirurgischen Nähten an den Wundrändern adaptiert.

Im Gegensatz zu dem zuvor geschilderten Fall, der ohne Verwendung des Fibrinklebers operiert worden war, ermöglichte die Verwendung des Klebers im zweiten Fall einen völlig hämatomfreien, komplikationslosen und primären Heilungsverlauf.

Gewebeklebung ohne Verwendung chirurgischer Nähte

Die Indikation zu dieser Operationstechnik besteht vor allem bei der Fixierung von freien Transplantaten und Implantaten, mit dem Ziel, eine flächenhafte Fixierung frei transplantierten Gewebes zu erzielen.

Folgende Voraussetzungen sind für die Einheilung eines freien Transplantates von Bedeutung:

a) Die morphologische Beschaffenheit des Aufnahmebettes: Dieses muß eine gute Vaskularisation in allen Abschnitten aufweisen. Ungünstige Verhältnisse liegen dann vor, wenn Operationsdefekte bis an den Knochen heranreichen, wie dies bei Eingriffen im Bereiche des Schädeldaches häufig der Fall sein kann.
b) Die Ernährung des Transplantates ist in den ersten 48-72 h nur durch eine rasch einsetzende und ungehinderte Plasmazirkulation gewährleistet.
c) Die rasche Vaskularisation des Transplantates kann nur dann erfolgen, wenn eine weitgehende Bluttrockenheit im Transplantatbett vorliegt, der flächenhafte Kontakt zwischen dem Wundbett und dem Transplantat also nicht durch eine Hämatombildung unterbrochen ist.
d) Die Immobilisierung des Transplantates gegenüber dem Aufnahmebett gewährleistet den Nährstoffaustausch und reduziert die Gefahr der Zerreißung von neuentstandenen vaskulären Verbindungen zwischen Transplantat und Aufnahmebett auf ein Minimum.

Die zentrale Rolle, die dem Fibrin bei der Einheilung eines Transplantates zukommt, die Forderung nach Bluttrockenheit im Empfängerbett und die Notwendigkeit einer flächenhaften Fixierung eines Transplantates und damit seiner Immobilisierung stellen die Basis für die Verwendung des Fibrinklebers im Rahmen der freien autologen Gewebetransplantation dar [10, 11].

Die zur Defektdeckung verwendeten Transplantate können in verschiedener Dicke und Form präpariert werden.

Zur Auswahl stehen:
a) Vollhauttransplantate,
b) Composite grafts,
c) Spalthauttransplantate,
d) Mesh-grafts.

Vollhauttransplantate und Composite grafts: Beide Techniken bevorzugen wir zur Deckung kleiner bis mittelgroßer Defekte im Gesichtsbereich und wählen zur Transplantatentnahme die Ohrregion. Die Haut aus diesem Bereich gewährleistet eine nahezu vollständige Farbanpassung an die Gesichtshaut, darüberhinaus resultiert in der Spenderzone keine sichtbaren Narbenbildung. Die alleinige Fixierung von Vollhauttransplantaten und Composite grafts mit Hilfe der Gewebeklebemethode, wie wir sie ursprünglich durchgeführt haben, hat sich jedoch nicht bewährt. Die Vollhaut neigt zur Schrumpfung, so daß ihr fugenloses Einpassen in die Defektränder nur durch ein kombiniertes Naht-Klebe-Verfahren erzielt wird. Erst dadurch ist auch in kosmetischer Hinsicht ein zufriedenstellendes Spätresultat gewährleistet (Abb. 4 und 5).

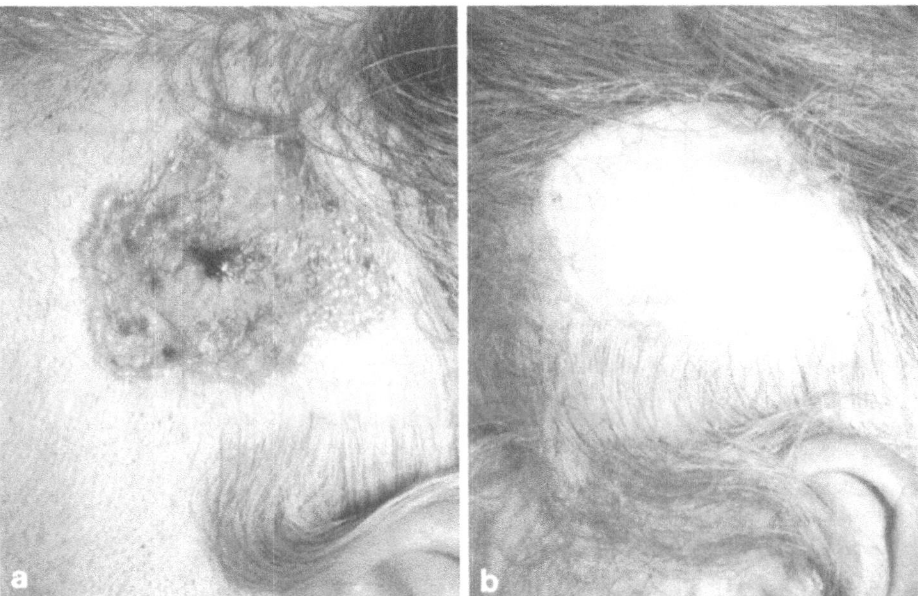

Abb. 4. **a** Kleines flächiges Basaliom an der Temporo-parietal-Region bei einer 67jährigen Patienten. **b** Zustand nach Tumorresektion und Defektdeckung mit einem Vollhauttransplantat, welches flächenhaft in den Resektionsdefekt eingeklebt wurde

Spalthauttransplantate: Defektdeckungen im Kopf- und Halsbereich mit Hilfe eines Spalthauttransplantates führen zu ungünstigen kosmetischen Resultaten. Diese können aber bei verschiedenen malignen Geschwülsten akzeptiert werden, wenn Tumorresektion und Defektdeckung unter risikoreichen Bedingungen erfolgen müssen. Dies trifft vor allem bei sehr alten und für einen operativen Eingriff nur bedingt belastbare Patienten zu. In derartigen Fällen erfolgt die Tumorresektion und die Entnahme eines Spalthauttransplantates simultan. Nach Elektrokoagulation stärkerer Blutungen wird das Transplantat flächenhaft in den Resektionsdefekt eingeklebt. Auf eine zusätzliche Fixierung mit chirurgischen Nähten wird verzichtet, jedoch wird ein Druckverband für 48 h angelegt.

Eine weitere Indikation zur Verwendung von Spalthauttransplantaten ergibt sich im Bereiche des Schädeldaches. Große Hautgeschwülste des Schädeldaches erfordern zumeist die radikale Entfernung der Galea aponeurotica. Dadurch wird der glatte Schädelknochen freigelegt, der als Transplantatlager nicht geeignet ist. In derartigen Fällen entfernen wir mit einem Flachmeißel die Tabula externa des Stirnbeines und legen die gut durchblutete Diploe frei. Ein Spalthauttransplantat, welches flächenhaft auf den Defekt aufgeklebt wird, findet damit ein gut durchblutetes Empfängerlager und ausreichend günstige Bedingungen zur Einheilung. Dieses Operationsverfahren erfolgt in konsequenter Ausnützung beider Effekte des Fibrinklebers, nämlich der Versiegelung kleiner bis mittelstarker Blutungen aus der Diploe einerseits und der flächenhaften Gewebefixierung andererseits (Abb. 6).

Eine Indikation zur Fixierung von Spalthauttransplantaten mit Gewebekleber

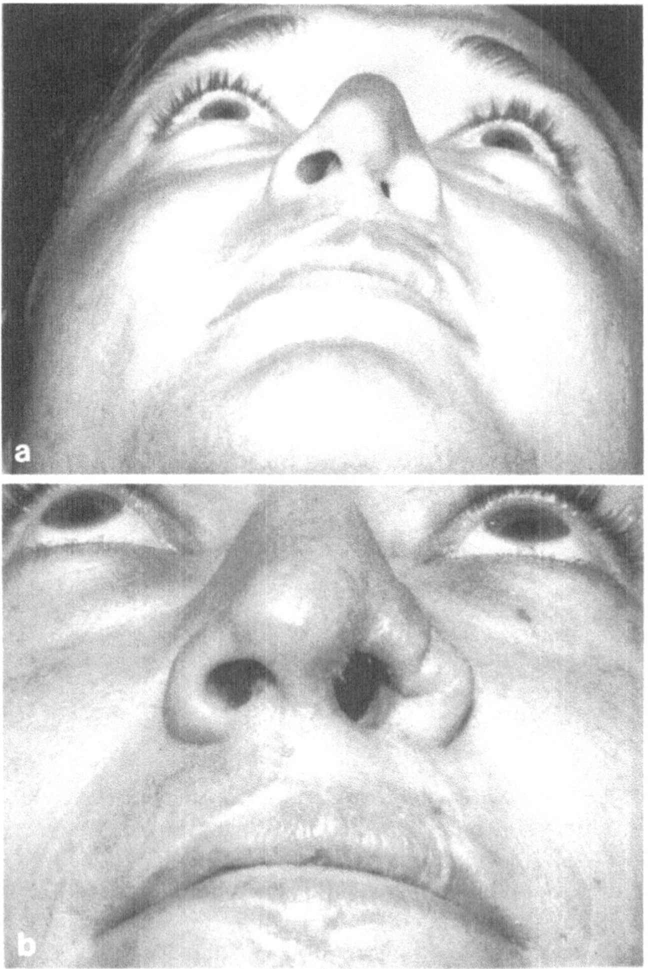

Abb. 5. a Die Naseneingangsstenose, aber auch Tumoren der Nasenspitze und der Nasenflügel stellen die ideale Indikation zur Verwendung von Composite graft dar. **b** Zustand nach Auftrennung der Naseneingangsstenose und Nasenflügelerweiterung mit einem dreischichtigen Composite graft aus der linken Ohrmuschel. Das Transplantat wurde zur Blutstillung und flächenhaften Gewebefixierung mit Fibrinkleber eingeklebt und mit sehr weit gesetzten atraumatischen Hautnähten an den Rändern fixiert

im Naseninneren stellt auch die hereditäre Teleangiektasie, der Morbus Rendu-Osler dar. Zur Behandlung dieser Form der rezidivierenden Epistaxis wurde von Saunders ein Operationsverfahren angegeben, bei dem die blutende Nasenschleimhaut zur Gänze entfernt wird und die Defektdeckung mittels freier Spalthauttransplantation erfolgt. Über unsere eigene Modifikation der Saunders-Plastik und die Fixierung der Transplantate mit Fibrinkleber haben wir 1977 berichtet [15].

Meshgraft: Meshgrafts kommen vor allem bei der Deckung sehr großflächiger Defekte zur Anwendung. Die Indikation zur Meshgraft-Transplantation ist somit

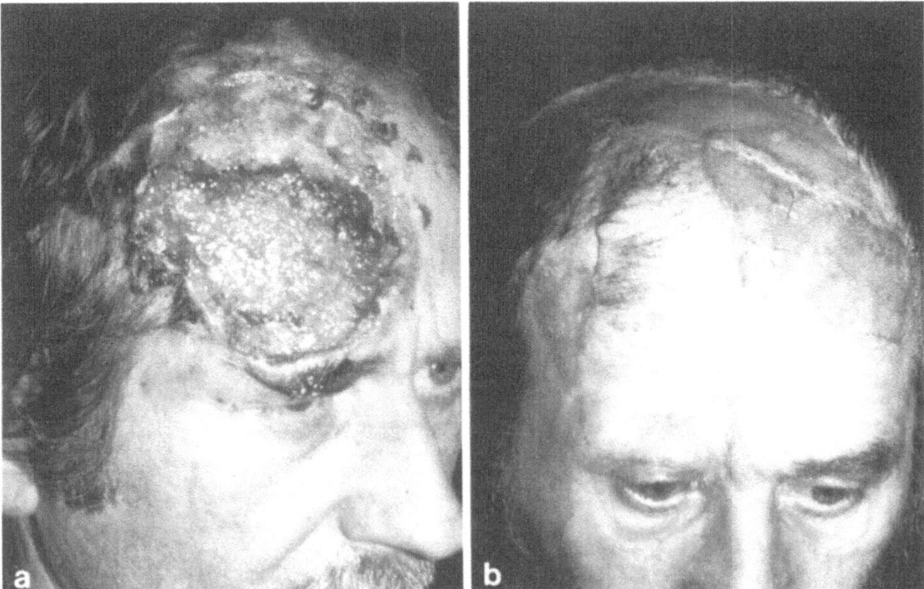

Abb. 6. a 63jähriger Patient mit einem ausgedehnten teilweise exulcerierten Basaliom der rechten Stirnregion. **b** Zustand nach Resektion des Tumors und Resektion des Stirnbeines rechts mit anschließender Defektdeckung mit einem Galea-Schwenklappen. Der Entnahmedefekt wurde mit 2 Spalthauttransplantaten, die flächig mit Fibrinkleber fixiert wurden, gedeckt

im Bereich der Gesichtschirurgie praktisch nie gegeben. Der Vollständigkeit halber soll in diesem Zusammenhang jedoch über die Defektdeckung nach einem exzessiv ausgedehnten malignen Hauttumor der Rückenregion an einem 58jährigen Patienten berichtet werden.

Nach Tumorresektion wurde der Defekt mit einem Mesh-graft gedeckt, welches flächenhaft aufgeklebt wurde. Die verbliebenen Wundflächen zwischen dem Transplantat wurden mit dem Kleber versiegelt. Am Ende der dritten postoperativen Woche war die vollständige Epithelialisierung der Wundfläche erreicht. Abbildung 7 zeigt den prä- und postoperativen Zustand.

Das kombinierte Naht-Klebe-Verfahren

Auf die Möglichkeit die Klebetechnik mit der üblichen chirurgischen Nahttechnik zu kombinieren, wurde bereits vereinzelt hingewiesen. Den Vorteil dieses Verfahrens sehen wir vor allem darin, daß bei Mobilisierung großer Lappenplastiken beide Effekte des Fibrinklebers, nämlich die flächenhafte Gewebefixierung einerseits und die Versiegelung kleiner bis mittelstarker Blutungen andererseits konsequent genützt werden können. Postoperative Wundheilungsstörungen bei Lappenplastiken werden häufig durch Hämatombildungen verursacht. Flemming und Piechota [6] berichten, daß sie im Rahmen von face-lifting Operationen das kombi-

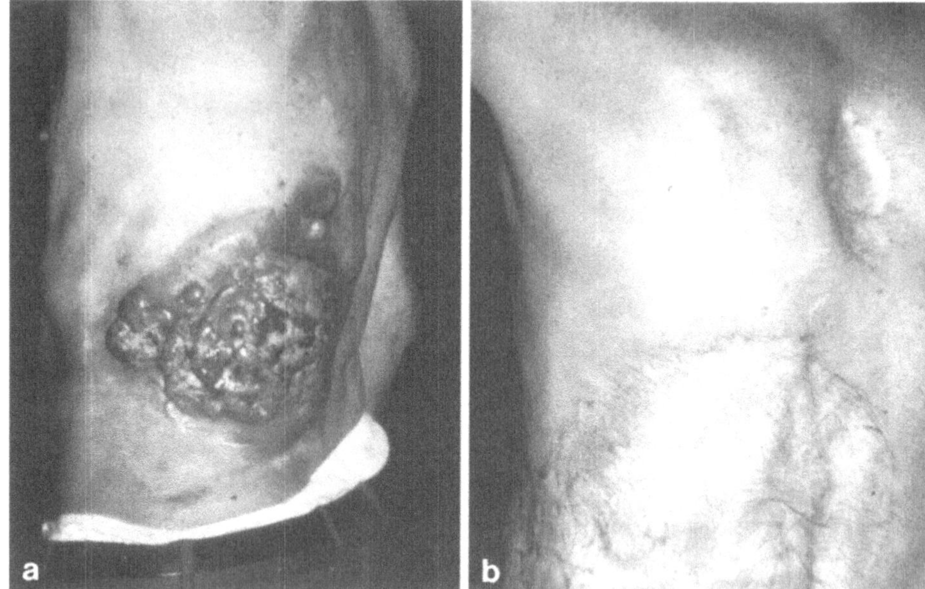

Abb. 7. **a** Malignes Lymphom der Rückenhaut bei einem 65jährigen Patienten. **b** Zustand nach Tumorresektion und Defektdeckung mit Meshgraft

nierte Naht-Klebe-Verfahren anwenden und damit einem postoperativen Hämatom vorbeugen können.

Die zu verlagernden Gewebeflächen werden dabei schrittweise, beginnend am Lappenstiel bis zum peripheren Lappenende mit dem Empfängerbett verklebt, wobei die jeweils verklebten Areale einige Minuten unter zarter Kompression gehalten werden. Es sei ausdrücklich darauf hingewiesen - dies gilt auch für die Klebung freier Transplantate - daß der Kleber in möglichst dünner Schicht aufgetragen werden soll, um einen innigen Kontakt des verlagerten Lappens mit dem Empfängerbett zu gewährleisten. Nach vollständiger Lappenverklebung erfolgt der definitive Wundverschluß an den Rändern mit atraumatischer chirurgischer Naht. Dazu ein Fallbericht:

Bei einem 59jährigen Patienten bestand ein ausgedehntes Basaliom der rechten Ohrmuschel mit Weiterausdehnung auf die Haut der Temporo-Parieto-Occipital-Region. Der craniale Anteil der Ohrmuschel war destruiert. Die Tumorresektion erfolgte unter histologischer Kontrolle der Radikalität. Zur Defektdeckung wurde ein Hautlappen aus den verbliebenen Anteilen der entknorpelten Ohrmuschel einerseits und ein freies Vollhauttransplantat andererseits verwendet. Der Lappen und das Transplantat wurden zunächst flächig in den Defekt eingeklebt um eine Hohlraumbildung bzw. ein Haematom zu vermeiden. Anschließend erfolgte die einschichtige Naht an den Wundrändern entsprechend dem Konzept des kombinierten Naht-Klebe-Verfahrens. Nach Anlegen eines 5-tägigen leichten Kopfdruck-Verbandes erfolgte die Einheilung des Lappens und des Transplantates per primam (Abb. 8).

Zusammenfassend sehen wir folgende Vorteile in der Verwendung des Fibrinklebers im Rahmen der plastisch-rekonstruktiven Chirurgie im Kopf- und Halsbereich.

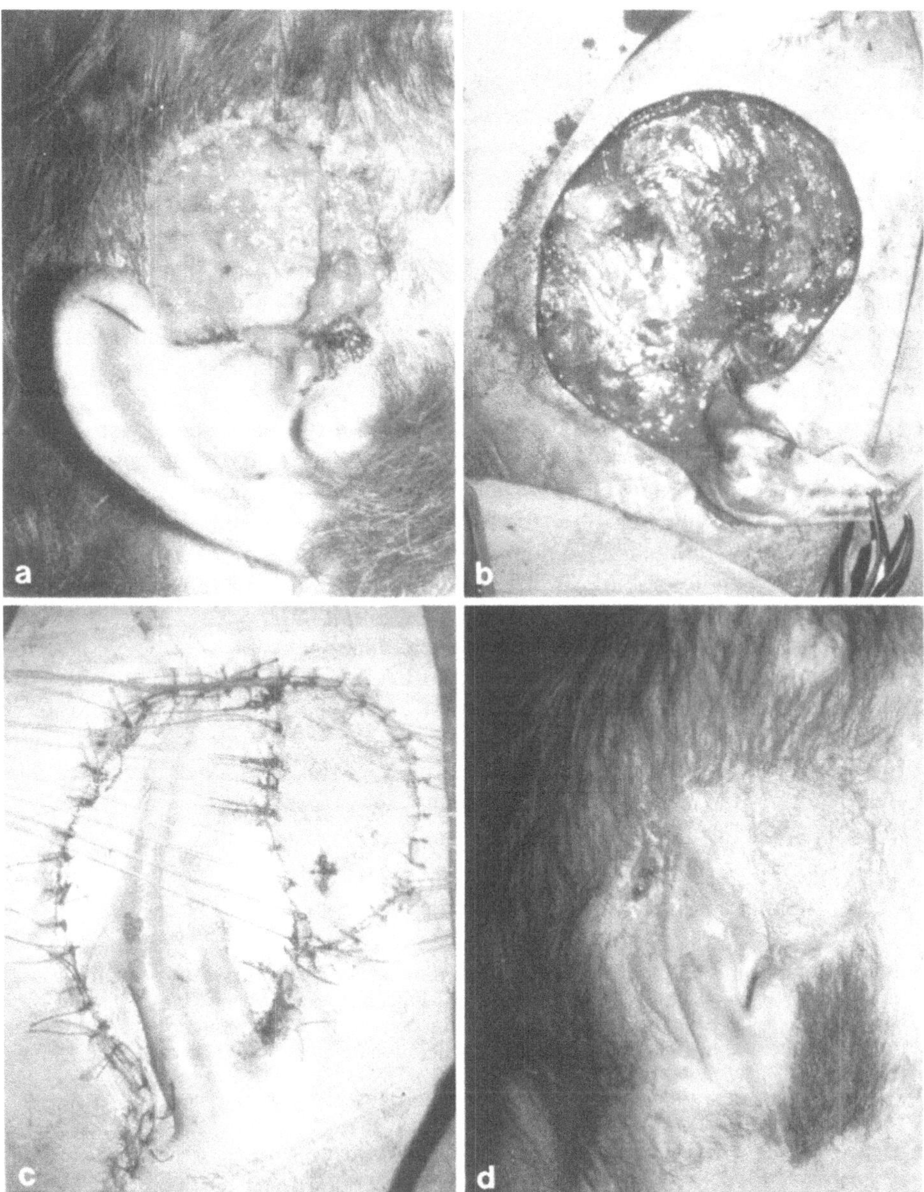

Abb. 8. **a** Flächiges Basaliom der Temporoparietalregion mit Zerstörung des cranialen Anteiles der rechten Ohrmuschel. **b** Zustand nach Tumorresektion unter Erhaltung der Haut der caudalen Ohrmuschel. **c** Die Defektdeckung erfolgte einerseits mit der verbliebenen Ohrmuschelhaut, andererseits mit einem freien Vollhauttransplantat. Zur Vermeidung von Hohlräumen wird der Hautlappen ebenso wie das Transplantat flächig in den Defekt eingeklebt und anschließend an den Wundrändern fixiert (kombiniertes Naht-Klebe-Verfahren). **d** Postoperativer Zustand

1. Das Fibrinklebesystem besteht aus Substanzen, die physiologischerweise im Organismus vorkommen. Fibrin, welches die Grundlage aller reparativen Vorgänge darstellt, kommt in hochkonzentrierter Form zur Anwendung und scheint somit die verschiedenen Phasen der Wundheilung zu beschleunigen und zu fördern [13].
2. Der Kleber unterliegt der Fibrinolyse, stellt also keinen im Organismus persistierenden Fremdkörper dar [14].
3. Das Klebeverfahren ermöglicht eine flächenhafte Gewebesynthese, bei der Hohlraumbildungen, etwa im Rahmen von Lappenplastiken, vermieden werden [13].
4. Durch die Versiegelung kleiner bis mittlerer Gefäße, insbesondere aus Knochenwunden (Diploe) wird eine erhöhte Sicherheit in der Einheilung von Transplantaten gewährleistet, da Blutungen zwischen Empfängerbett und Transplantat vermieden werden [11].
6. Durch Verzicht auf chirurgische Nähte und die ausschließliche Fixierung von Transplantaten mit Hilfe des Klebers kann eine wesentliche Verkürzung der Operationszeit erzielt werden. Dies erscheint, wie berichtet, vor allem bei älteren und für einen operativen Eingriff nur bedingt belastbaren Patienten wesentlich.
7. Gegenüber herkömmlichen Acrylatklebern besteht zwar der Nachteil einer geringeren Festigkeit, dieser wird durch die Vorzüge der Elastizität und der fehlenden Toxizität und Antigenität jedoch mehr als aufgewogen.
8. Der Kleber ist nicht geeignet, die chirurgische Naht generell zu ersetzen, er kann jedoch eine wesentliche Unterstützung und Ergänzung konventioneller chirurgischer Methoden darstellen. Der Kleber ist auch nicht in der Lage, operationstechnische Fehler zu kompensieren und kann auch eine exakte und subtile Technik nicht ersetzen. Bei entsprechender Indikation stellt er jedoch eine wertvolle Bereicherung der operativen Möglichkeiten der plastisch-rekonstruktiven Chirurgie dar.

Literatur

1. Bösch P, Lintner F, Braun F (1979) Die Anwendung des Fibrinklebers in der Orthopädie. Schwerpunkt: Knochentransplantation. Dtsch Z Mund-Kiefer-Gesichts-Chir, Suppl 3: 36–37
2. Braun F, Holle J, Knapp W, Kovac W, Passl R, Spängler HP (1975) Immunologische und histologische Untersuchungen bei der Gewebeklebung mit heterologem hochkonzentriertem Fibrinogen. Wr Klin Wschr 87: 815–819
3. Cronkite EP, Lozner EL, Deaver JM (1944) Use of thrombin and fibrinogen in skin grafting. JAMA 124: 876–983
4. Draf W (1980) Erfahrungen mit der Technik der Fibrinklebung in der Hals-Nasen-Ohren-Chirurgie. Laryng Rhinol 59: 99–107
5. Matras H (1983) Grundlagen zur Entwicklung der Fibrinklebung. In: Experimentelle Mund-Kiefer-Gesichts-Chirurgie (B XXVIII), Mikrochirurgische Eingriffe, Hoppe W (Hrsg), G. Thieme Verlag, Stuttgart 154–157
6. Piechotta FU, Flemming I (1982) Human fibrin as a tissue adhesive. International Meeting of the Joseph Society, Salzburg, June 1980, M. C. Escher Verlag
7. Spänger HP (1976) Gewebeklebung und lokale Blutstillung mit Fibrinogen, Thrombin und Blutgerinnungsfaktor XIII. Wr Klin Wschr 88, Suppl 49: 1–18
8. Scheele J, Heinz J, Pesch H-J (1981) Fibrinklebung an parenchymatösen Oberbauchorganen. Langenbecks Arch Chir 354: 245–254
9. Staindl O (1981) Surgical Management of Rhinophyma. Acta Otolaryngol (Stockholm) 92: 137–140

10. Staindl O (1979) Spalthautklebung in der Kopf-Halschirurgie. Dtsch Z Mund-Kiefer-Gesichts-Chir 3, Suppl 38-42
11. Staindl O (1977) Die Gewebeklebung mit hochkonzentriertem, humanem Fibrinogen am Beispiel der freien, autologen Hauttransplantation. Arch Oto-Rhino-Laryng 217: 219-228
12. Staindl O (1979) Tissue Adhesion with Highly Concentrated Human Fibrinogen in Otolaryngology. Ann Oto-Rhino-Laryng St. Louis 88: 413-418
13. Staindl O (1979) The Healing of Wounds and Scar Formation under the Influence of a Tissue Adhesion System with Fibrinogen, Thrombin and Coagulation Factor XIII. Arch Oto-Rhino-Laryng 222: 241-245
14. Staindl O, Galvan G, Macher M (1981) The Influence of Fibrin Stabilization and Fibrinolysis on the Fibrinadhesive System. Arch Otorhinolaryngol 233: 105-116
15. Staindl O (1977) Die Saunders-Plastik bei Morbus Osler unter Verwendung hochkonzentrierten, humanen Fibrinogens als Gewebekleber. Laryng Rhinol Otol 56: 887-890
16. Tidrick RT, Warner ED (1944) Fibrin fixation of skin transplants. Surgery 15: 90-97

Die Behandlung der Praecancerosen

M. Hundeiker und K. Ernst

Zusammenfassung

Frühzeitige Behandlung praeblastomatöser Veränderungen der Epidermis und der epidermalen Melanocyten kann eine Entwicklung beenden, die mit weiterem Fortschreiten zu invasivem Geschwulstwachstum führt und eingreifende Therapie notwendig macht. Bei Praecancerosen dagegen genügt meist die bloße Ablösung des veränderten Epithels von der noch intakten Unterlage. Um Heilung mit den jeweils geringsten bleibenden Folgen zu erreichen, muß gezielt entsprechend dem jeweiligen Befund vorgegangen werden:

Incisionsbiopsie bei großen, Excision bei kleinen diagnostisch nicht sicheren Einzelherden, Excision oder Weichstrahltherapie bei Verdacht auf beginnendes Carcinomwachstum und bei periadnexiell tieferreichenden Läsionen wie der Lentigo maligna; 5-Fluorouracil-Externa bei zusammenhängenden großen Herden oder bei Stellen mit Gefahr einer Kryoläsion von Nerven; schließlich Kryochirurgie vor allem bei kleinflächig multiplen Praecancerosen sowie kombinierte Anwendung von Kryochirurgie, Excision und Strahlentherapie bei ausgedehnten Herden mit partiellem invasiven Tumorwachstum.

Die früher verbreitete „abwartende“ Haltung bei Praecancerosen ist heute Ausnahme geworden. Normalerweise bemüht man sich, der Entwicklung invasiven Carcinomwachstums zuvorzukommen, denn diese würde umfangreichere und den Patienten stärker belastende Behandlungsmaßnahmen erfordern. Zur Behandlung der praeinvasiven Läsionen dagegen genügt Entfernung des veränderten Epithels vom nicht betroffenen Corium. Überdies beginnt die Entwicklung der weitaus häufigsten Praecancerosen - dies sind die solaren Keratosen - im Oberflächenepithel zwischen den Mündungen der Haarfollikel und Schweißdrüsen, erst später werden diese einbezogen (vgl. z. B. Pinkus 1958; Braun-Falco u. Langner 1966; Hundeiker 1977, 1981). Der Therapieplan muß entsprechend einerseits die zu vermutende Tiefenausdehnung der Läsionen, andererseits die Wirktiefe der Behandlungsmittel berücksichtigen. Auch Lokalisation, Anzahl und Flächenausdehnung beeinflussen die Wahl des anzuwendenden Verfahrens (Tabelle 1); ohne ein differenziertes Vorgehen müßte man entweder mit zu vielen Rezidiven oder mit unnötig belastenden Behandlungsfolgen rechnen.

Deshalb sollen im folgenden die verschiedenen therapeutischen Möglichkeiten erörtert werden.

Operative Therapie

Excision in toto gilt als sicherste Methode der Beseitigung praecanceröser Läsionen (Salfeld 1981). Vorteile sind die Möglichkeit vollständiger histologischer Untersuchung und die sichere Erfassung auch beginnend invasiver Anteile. Als Nachteil steht dem gegenüber, daß immer eine Narbe in Kauf genommen wird. Entspre-

Tabelle 1. Behandlungsmöglichkeiten der Praecancerosen

	Indikation		Lokalisation	
	Meist günstig	Weniger günstig	Meist günstig	Weniger günstig
Excision	Alle Praecancerosen mit Verdacht auf bereits invasives Tumorwachstum	Großflächige noch nicht invasive sowie multiple Praecancerosen	Fast überall	Großflächige Läsionen im Gesicht, an den Akren, an der Brust (Deckungschwierigkeiten, auffallende Narben)
Weichstrahltherapie	Lentigo maligna Praecancerosen mit beginnendem Carcinomwachstum	Noch nicht invasive Praecancerosen (relativ zu starke Behandlungsfolgen)	Gesicht	Rumpf (auffallende Radioderme); Extremitäten; bes. Akren (Gefahr ulcerierender Radiodermien) Mundhöhle, Genitale
Lokale Chemotherapie	Noch nirgends invasive großflächige oder multiple Praecancerosen	Lentigo maligna (Gefahr von Tiefen-Rezidiven)	Fast überall	Augenumgebung Genitale Anus (schmerzhafte Reizung)
Kryotherapie	Solare Keratosen, Morbus Bowen, Cheilitis abrasiva praecancerosa, Leukoplakie, Erythroplasie	Lentigo maligna (Gefahr von Tiefenrezidiven)	Fast überall	Über Nervenstämmen (Ausfälle, Schmerzen). Vorsicht an Acren (u. U. Ulceration)

chend kommt die Excision vor allem in Frage für bereits auf beginnendes Carcinomwachstum verdächtige Stellen und kleine Einzelherde, bei denen diese Behandlung am schnellsten abgeschlossen ist (vgl. Petres u. Hundeiker 1978). Weniger geeignet ist sie für multiple und für großflächige Praecancerosen.

Teilexcision empfiehlt sich dementsprechend für größere Herde mit umschriebenem Tumorwachstum, deren übrige Anteile dann z. B. strahlen- oder kryotherapeutisch beseitigt werden.

Probebiopsie ist bei praktisch allen Veränderungen Voraussetzung für jede eingreifende Behandlung, wie z. B. die Strahlentherapie. Bei multiplen kleinen Praecancerosen werden stichprobenartig einzelne zur histologischen Untersuchung excidiert. Eine wichtige Variante ist die Stanzbiopsie aus bei Kryochirurgie gerade gefrorenen Läsionen, die keine Anaesthesie erfordert. Das so gewonnene Material, gleich fixiert, ist histologisch einwandfrei beurteilbar.

Dermabrasion ist bei kleinen Einzelherden oft sogar ohne Anaesthesie einsetzbar (Salfeld 1981). Die Tiefe der Abtragung ist gut steuerbar (Franchi 1984).

Cürettage ist nicht nur als Vorbehandlung hyperkeratotischer Praecancerosen vor Kryotherapie oder 5-Fluorouracilsalbe wichtig: In der Hand des Geübten – meist ist Lokalanaesthesie erforderlich – ermöglicht sie auch die völlige Elimination der atypischen Epithelanteile. Das abgetragene Material ist histologisch unter-

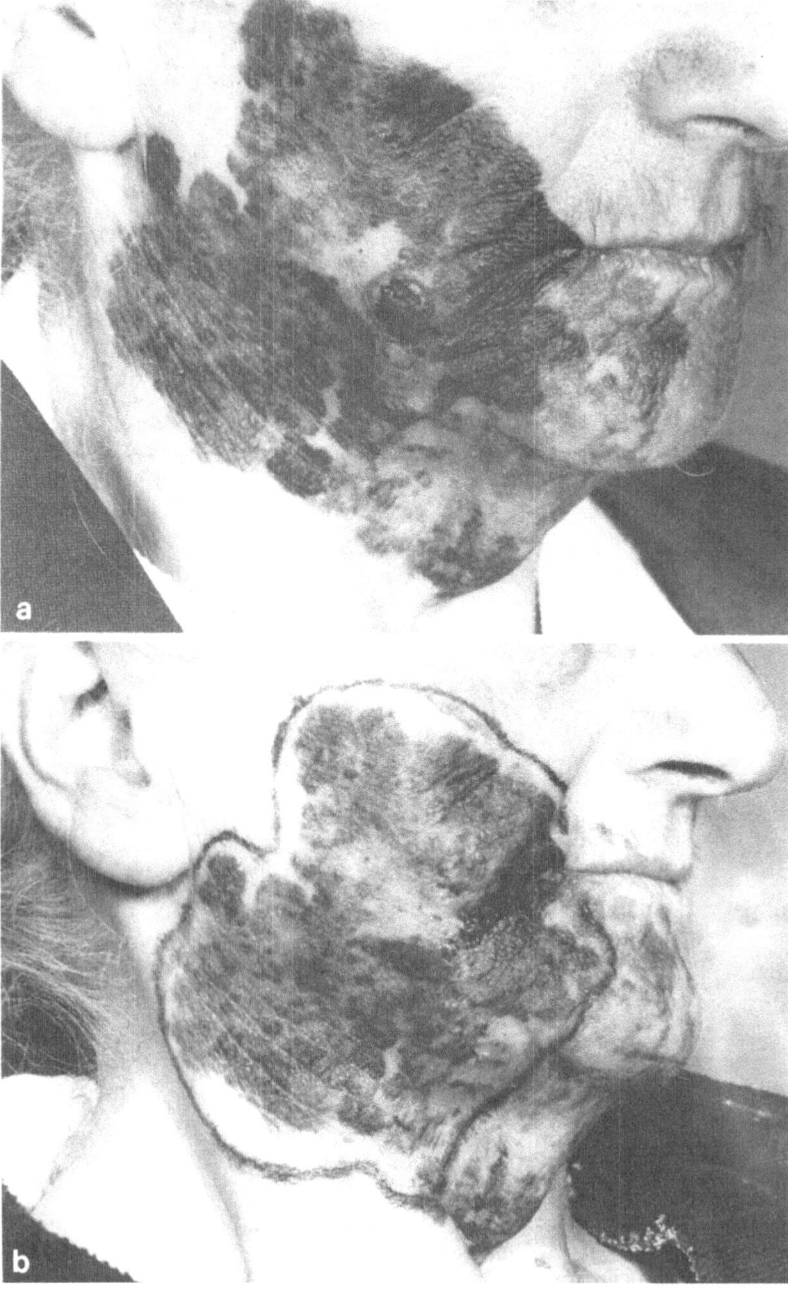

Abb. 1a–c. Lentigo-maligna-Melanom in seit 28 Jahren auf 14 cm Durchmesser angewachsenen Lentigo maligna an der rechten Wange einer 75jährigen Frau. **a** Vor Behandlung. Die Patientin war nicht narkosefähig. **b** Nach Excision des Melanoms (Level IV, Dicke 5,2 mm, ohne „Sicherheitsabstand") während Röntgenweichstrahltherapie. Zuerst wurde die rechte Gesichtshälfte behandelt (RT 100, Tubus 8, Stufe 3, GHWT 3,5 mm, ED 350 cGy, GD 8400 cGy), danach Kinn und Hals (RT 100, Tubus 7, Stufe 3, GHWT 3,5 mm, ED 350 cGy, GD 6300 cGy)

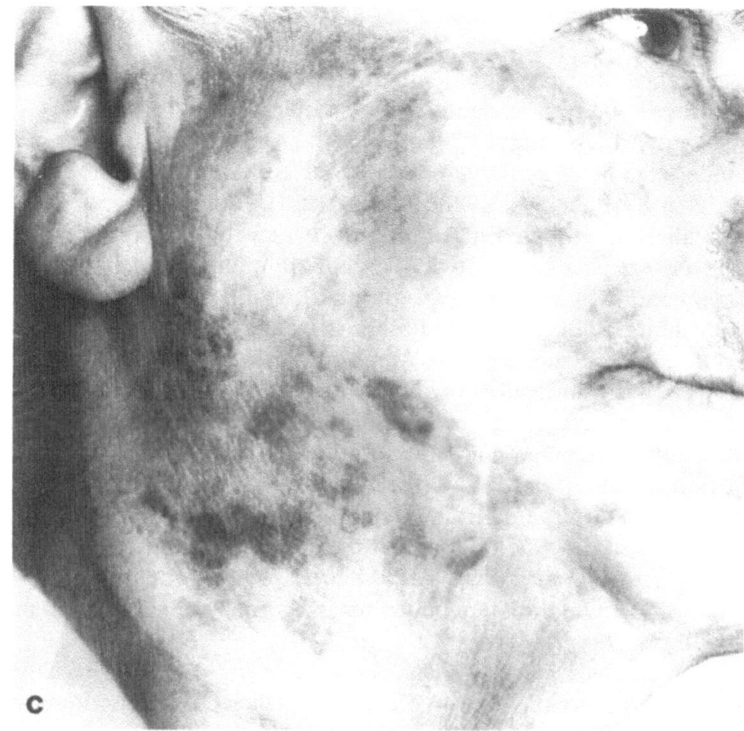

Abb. 1. c 1 Jahr nach Abschluß der Behandlung: Reste des nur langsam abtransportierten Pigments in der Wange. Rezidivfreiheit bis zum Tode aus anderer Ursache, 1¾ Jahr nach Therapie

suchbar. Vorteilhaft ist die Einfachheit der Methode. Nicht geeignet ist sie aber für bereits invasive Läsionen und für die Lentigo maligna. Günstige Lokalisationen sind solche mit fester Unterlage (z. B. Stirn, Scheitel). Der Vorteil weitgehender Narbenlosigkeit kann verlorengehen, wenn in stark aktinisch-elastotisch geschädigter Haut unter dem „scharfen Löffel" das Corium einreißt.

Elektrodesiccation erfordert fast immer Lokalanaesthesie. Unmittelbar nach oberflächlicher Berührung mit der „Kugel" verfärbt sich das behandelte Epithel weiß und kann mit dem Tupfer vom Corium abgestreift werden. Augenblicke später ist dies nicht mehr möglich und damit auch die Beurteilung der Wirkung nicht mehr gleich gut. Heilung erfolgt unter antibiotischen Salben in wenigen Tagen. Weniger empfehlenswert ist dagegen bei Praecancerosen im engeren Sinne das z. B. von Salfeld (1981) propagierte Vorgehen mit der Schlinge wegen der Gefahr tieferen Einschneidens, Blutens und bleibender Narben.

Röntgenweichstrahltherapie

Die dermatologische Strahlentherapie hat bei Plattenepithelcarcinomen wie auch bei Basaliomen auch heute einen breiten Indikationsbereich, der oft zu wenig genutzt wird (vgl. Ehring 1984). Bei Praecancerosen im engeren Sinne und insbesondere bei Morbus Bowen gehörte sie früher ebenfalls zu den Methoden „erster Wahl" (vgl. Hauss et al. 1978; Korting 1981). Hier hat aber die Entwicklung der letzten Jahre zu großen Einschränkungen der Indikationsbereiche geführt (Salfeld 1981). Hierzu hat vor allem die Vervollkommnung und leichtere Zugänglichkeit der Kryotherapie beigetragen (vgl. Breitbart et al. 1985; Torre 1985), da diese weniger Folgen hinterläßt und wiederholbar ist.

Besonders geeignet ist die Weichstrahltherapie für Läsionen mit (vor allem multizentrisch) beginnendem invasiven Wachstum, und für solche, die an den Hautadnexen zu tief ins Corium reichen, als daß Kryotherapie noch narbenarm zum Erfolg führen kann (Lentigo maligna) und die wegen ihrer Größe oder Lage nicht primär in toto excidiert werden. Ungünstig ist sie bei Patienten bis etwa zum 50. Jahr (Ehring 1984) wegen der mit der Zeit zunehmenden Ausprägung und geringen Belastbarkeit des Radioderms. Günstig sind Lokalisationen im Gesicht, ungünstig wegen stets sehr auffälliger Radioderme solche am Stamm und wegen darüberhinaus noch der Gefahr kaum heilender Ulcera solche an den Extremitäten, besonders den Akren.

Die *Lentigo maligna* (Melanosis circumscripta praeblastomatosa Dubreuilh) ist ein Melanom in situ, bei dem die noch gänzlich auf die dermo-epidermale Junction beschränkten atypischen Pigmentzellen fast immer in die oberen Anteile der Haarfollikel hineinreichen und durch epithelablösende Methoden nicht mit erfaßt werden (Abb. 1). Nach wie vor ist die Bestrahlung die Therapie der Wahl mit praktisch 100% Heilungsquote (vgl. Hauss et al. 1978; Ehring 1984). Vielfach wird aber noch entsprechend der Darstellung bei Braun-Falco u. Lucacs (1973) die Anwendung „ultraweicher" Röntgenstrahlen mit einer GHWT von 0,5-1 mm in Einzeldosen von 1000-2000 cGy bis zu einer Gesamtdosis von 10000 cGy geübt. Hierbei ist die Gesamtdosis zu hoch und führt zu unnötig ausgeprägten Radiodermen. Zu gering ist aber die GHWT. Deswegen kommen danach nicht nur manchmal fleckförmige Rezidive innerhalb des Bestrahlungsfeldes vor, sondern auch vereinzelt Melanome, denn histologisch atypische Melanozyten können am Haarfollikel tiefer reichen (vgl. auch Braun-Falco et al. 1975!). Deshalb wenden wir eine härtere Strahlung an (beim RT 100 z. B. Stufe 3, GHWT 2,8-3,5 mm) aber eine Gesamtdosis von nur 6000-7000 cGy. Nach Abschluß der Behandlung ist oft noch eine Restpigmentierung im Bestrahlungsfeld zu sehen. Diese verschwindet aber meist innerhalb einiger Monate.

Lokale Chemotherapie

Zinkchloridätzung wurde früher häufig bei solaren Keratosen angewendet. Da aber die Tiefe der Ätzwirkung schlecht steuerbar ist und die Ergebnisse nach 5-Fluorouracil sowie vor allem Kryochirurgie besser sind (vgl. Ayres 1977), ist sie weitgehend außer Gebrauch gekommen.

Cantharidin, als Pflaster genau zugeschnitten aufgelegt und mit Heftpflaster befestigt, führt fast schmerzlos zu blasiger Abhebung des Epithels. Die Blase kann am folgenden Tage abgetragen werden. Die Wunde heilt unter antibiotischen Pflasterverbänden in wenigen Tagen. Nachteile dabei sind die immer schwierigere Beschaffung von Cantharidenpflaster und die notwendige Vorsicht im Umgang damit. Auch können wegen der Toxizität nur kleine Flächen behandelt werden. Einige Vorteile stehen dem gegenüber: Man kann die abgetragene Blasendecke histologisch untersuchen. Die leichte Erkennung fokal invasiven Wachstums durch Nichtabhebung des Epithels ermöglicht ggfs. kleine umschriebene Excisionen solcher Teilbereiche. Die Heilung erfolgt im übrigen narbenlos (vgl. Brehm u. Hundeiker 1974).

5-Fluorouracil in Salbenform ist die heute allgemein etablierte Form einer cytostatischen Chemotherapie bei Praecancerosen (vgl. z. B. Gartmann 1977; Belisario 1977; Jansen 1977; Lehmann 1985). Die Salbe wird 1- bis 2mal täglich eingerieben. Allmählich entsteht an der Stelle der Praecancerose eine Erosion, die unter weiterer Anwendung manchmal wieder kleiner wird. Dann spätestens ist die Behandlung zu beenden, die Heilung erfolgt unter blanden Salben rasch. Bei stark hyperkeratotischen Läsionen ist keratolytische Vorbehandlung mit Urea- oder Salicylsalben zweckmäßig, an Stellen mit normalerweise dicker Hornschicht, wie Handflächen und Sohlen, Anwendung unter Folienokklusionsverband. Dieser braucht nicht den ganzen Tag einzuwirken, sondern kann halbtägig gewechselt werden mit Urea-Salben. Die Methode kann unter klinischer Kontrolle mit fortlaufender Beobachtung der wichtigsten Laborparameter auf weit größeren Flächen angewendet werden, als die Herstellerfirmen angeben. Sie eignet sich besonders für sehr viele kleine (z. B. im Scheitelbereich bei Glatzenträgern) oder für einzelne besonders großflächige Praecancerosen. Sie ist auch in röntgenbelasteter, ulcerationsgefährdeter Haut, über Nerven, wo Kryotherapie Schaden bewirken würde sowie an den für Kryo- und Weichstrahltherapie weniger geeigneten Akren und am Genitale (hier u. U. als Lack) anwendbar. Nachteilig sind die schwierige Steuerung bei ambulanter Therapie, vereinzelt vorkommende tiefe Ulcerationen und vor allem die sehr lange, oft über 6 Wochen hinausreichende Dauer. Diese ist Hauptursache für einen Rückgang der Anwendung in den letzten Jahren zugunsten der Kryochirurgie.

Kryochirurgie

In der Behandlung der Hauttumoren sind kryochirurgische Methoden seit langer Zeit etabliert (vgl. Übersichten bei Lenz 1976; Allington 1977; Zacarian 1978 sowie Torre 1985; Breitbart et al. 1985). Erstaunlich ist, daß sie bei den Praecancerosen erst relativ spät die Beachtung gefunden haben, die ihnen aufgrund ihrer überlegenen Wirkungen und besonders geringen nachteiligen Therapiefolgen in diesem Indikationsbereich zukommt (vgl. Chapin 1977; Hundeiker 1977; Salfeld 1981; Härle u. Ewers 1981; Lubritz 1985; Lewin-Epstein 1985; Zacarian 1985).

Als Kühlmedien sind bisher verwendet worden Freon 12 (−19,8°), Freon 22 (−40,8°), CO_2-Gemische (bis −78,9°), N_2O (−89,7°), flüssige Luft (−194,9°), N_2 (−195,8°), H^2 (−252,8°). Praktische Bedeutung haben davon aus Gründen der

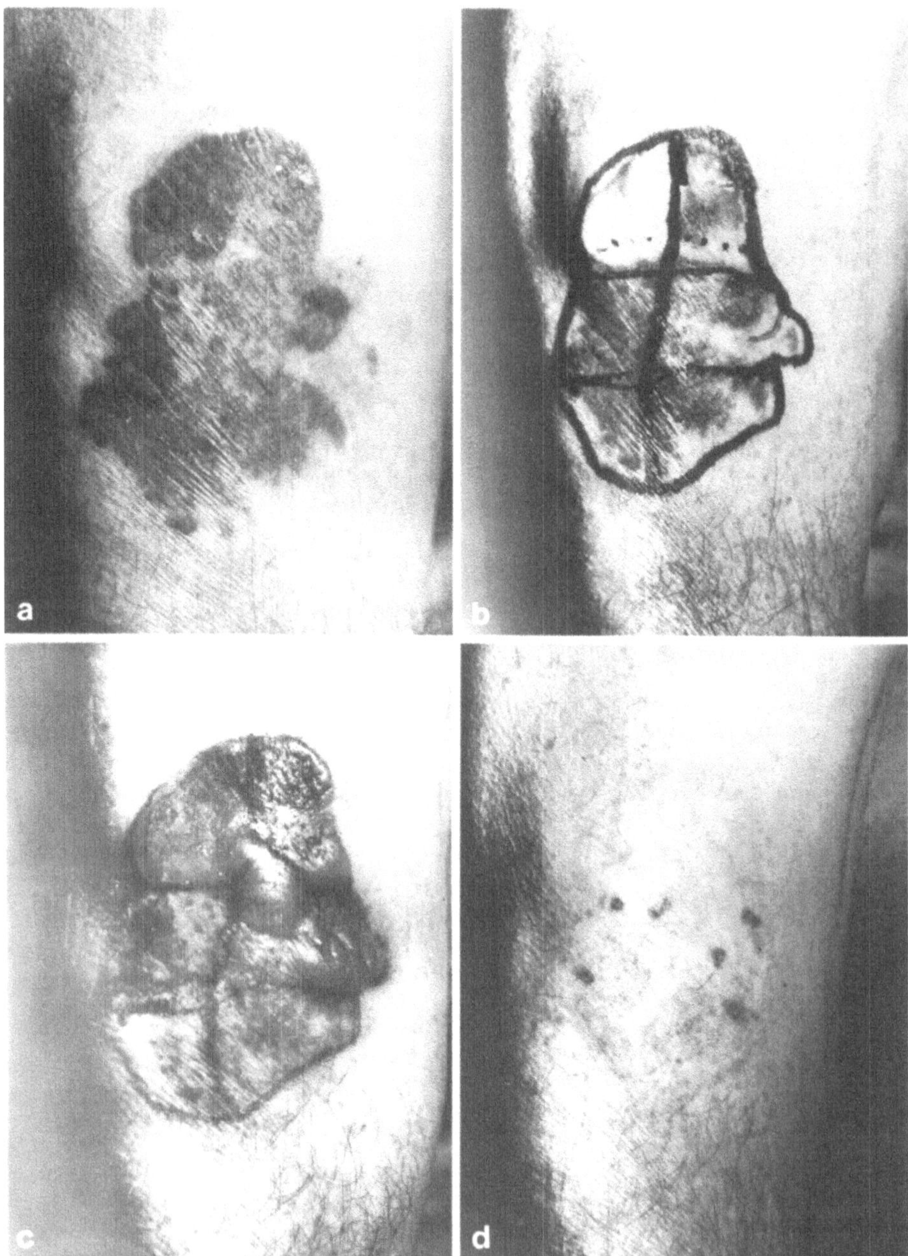

Abb. 2a–d. Morbus Bowen an rechten Oberarm eines 78jährigen Mannes. **a** Vor Behandlung mit N_2 im Sprayverfahren. **b** Einteilung in Felder geeigneter Größe. Das erste Feld ist eingefroren. **c** Beginnende blasige Abhebung des pathologisch veränderten Epithels nach wenigen Stunden. **d** Einzelne kleine Rezidivherde nach 7 Monaten (Diese Läsionen wurden erneut kryochirurgisch zerstört. Seither über 1 Jahr Rezidivfreiheit, keine sichtbare Narbe)

Wirkung, der Sicherheit sowie der Beschaffbarkeit nur CO_2 (kaum bei diesen Indikationen), N_2O (nur für Kryosondengeräte zur Anwendung an Übergangschleimhaut im oralen oder Genitalbereich) sowie als wichtigstes N_2.

Praecancerosen der Haut werden zweckmäßig im offenen Sprayverfahren behandelt (Abb. 2). Hierzu werden die Veränderungen mit einem Filzstift umrissen, größere werden in Felder eingeteilt. Im Unterschied zu Tumoren ist nur eine sehr schmale Sicherheitszone erforderlich. Das Einfrieren soll rasch erfolgen, das Auftauen langsam, der Gefriervorgang wird einmal wiederholt. Da nur eine Abhebung des pathologischen Epithels vom Corium angestrebt wird, ist Anaesthesie selten erforderlich, wohl aber bei größeren oder multiplen Herden ein Analgeticum wegen 1-2 h nach Behandlung auftretender Nachschmerzen. Praecancerosen an den Lippen, an der Mundschleimhaut und entsprechend am Genitale werden dagegen mit geschlossenen Kryosonden behandelt (Abb. 3). Die Wirkung wird durch den Druck, mit dem die Sonde aufgesetzt wird, zusätzlich beeinflußt. Da eine Markierung nicht möglich ist, müssen aufeinanderfolgende Behandlungsfelder sich etwas überschneiden. Oft ist Lokalanaesthesie erforderlich. Nachschmerzen treten ebenfalls auf.

Nach der Behandlung entstehen Blasen, dann an der Haut Krusten, unter denen, an Stelle des abgelösten, normales Epithel sich von den Rändern her ausbreitet. An der Haut werden antimikrobielle Externa angewendet. Die völlige Heilung erfordert 10-14 Tage. An den Schleimhäuten sind die Defekte rascher wieder epithelisiert. Die Stellen erscheinen in den ersten Monaten depigmentiert, später völlig unauffällig. Bei Dunkelhäutigen kann die Repigmentierung länger dauern.

Vorteile der Kryochirurgie sind bei Praecancerosen Schnelligkeit, Einfachheit, Narbenarmut, praktisch unbegrenzte Wiederholbarkeit und Kombinationsmöglichkeit. Fast alle Lokalisationen sind geeignet. Vorsicht ist aber geboten bei Lokalisation über Nervenstämmen, auf dem Schienbein und an den Akren. Bevorzugte Indikation sind neben den solaren Keratosen und dem Morbus Bowen die früher nur operativ angehbaren Praecancerosen in Mund und Genitale sowie diejenigen bei Xeroderma pigmentosum und Röntgenhaut. Auch bei Neigung zu Narbenhypertrophie oder Keloiden ist Kryochirurgie der Excision vorzuziehen.

Weniger geeignet, wenn auch mit intensiverer Behandlung angehbar, sind Läsionen mit Verdacht auf invasives Wachstum und die Lentigo maligna (Lenz 1976; Chapin 1977; Hundeiker 1977; Chilla 1982; Härle 1981; Levin-Epstein 1985).

Schlußfolgerungen

Berücksichtigt man einerseits die unterschiedliche periadnexielle Eindringtiefe verschiedenartiger und verschieden weit fortgeschrittener Praeblastomatosen sowie evtl. Verdacht auf beginnendes invasives Wachstum, andererseits die verschiedenen „Wirktiefen", aber auch bleibenden Folgen verschiedener Therapieverfahren, so ergeben sich je nach Befund vielfältige Möglichkeiten gezielten Vorgehens: Incisionsbiopsie bei diagnostisch unsicheren größeren, Excision bei kleineren Einzelherden. Excision oder Weichstrahltherapie bei Verdacht auf beginnendes invasives Tumorwachstum oder bei periadnexiell tieferreichenden Läsionen wie bei der Len-

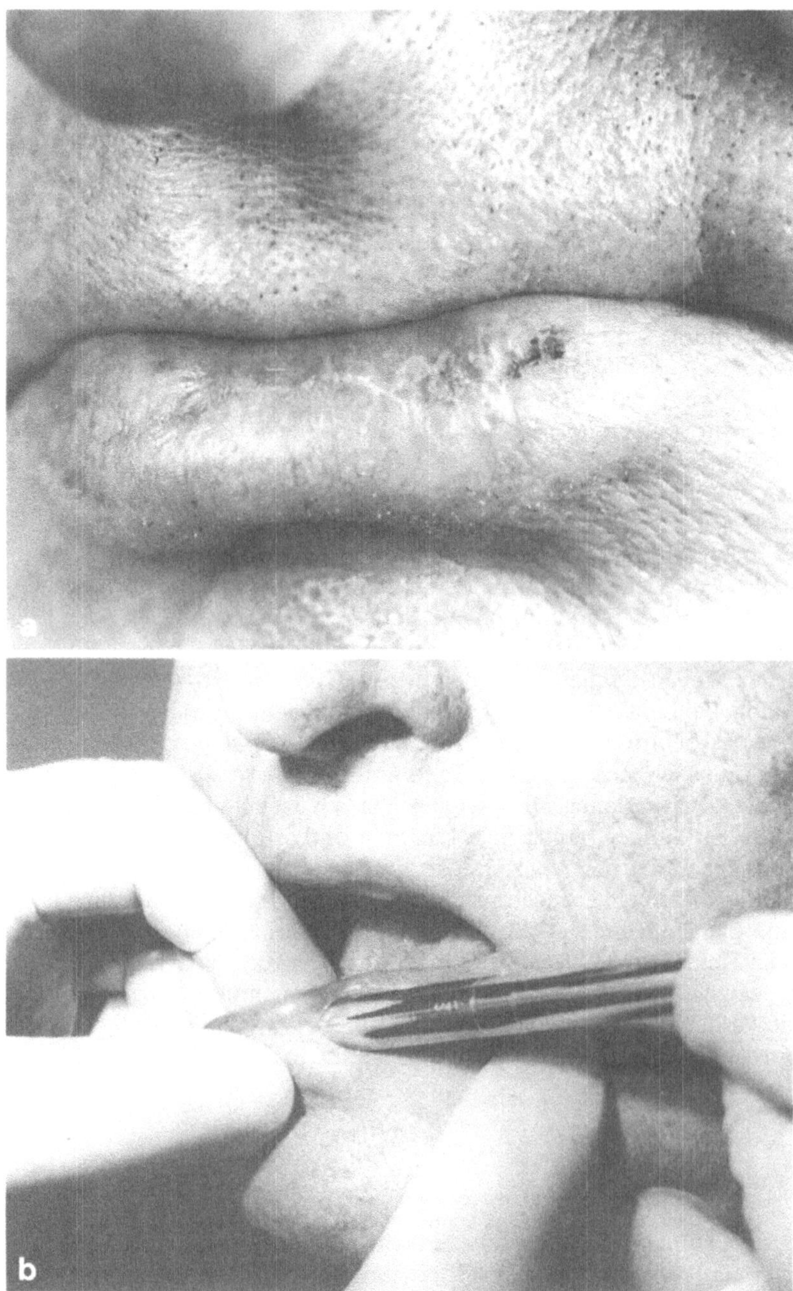

Abb. 3a–d. Cheilitis abrasiva praecancerosa (Manganotti) an der Unterlippe eines 67jährigen Mannes. **a** Vor der Behandlung mit der Kryosonde (Kühlmedium N2). **b** Während des Einfrierens eines von 6 Teilfeldern

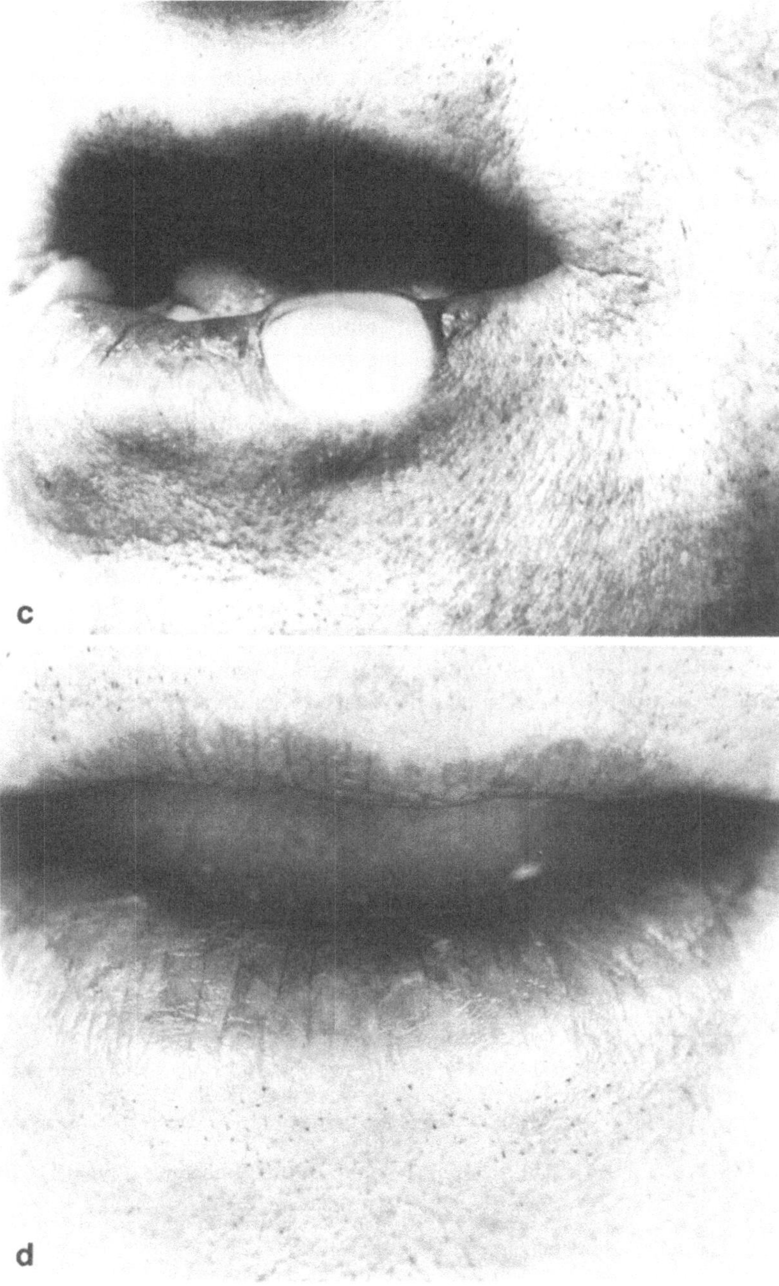

Abb. 3. c Während der Auftauphase nach dem zweiten Einfrieren. **d** 8 Tage nach Behandlung. Seither über 1 Jahr Rezidivfreiheit, keine sichtbare Narbe

tigo maligna, 5-Fluorouracil-Externa bei umschriebenen zusammenhängenden Bereichen oder Stellen mit Gefahr einer Kryoläsion darunterliegender Nerven, schließlich Kryotherapie vor allem bei multiplen kleinflächigen Praecancerosen, aber auch, in Kombination mit Excision oder Strahlentherapie, bei ausgedehnten Herden mit partiell invasivem Wachstum.

Im eigenen Material werden die Konsequenzen der verbesserten Kryotherapiemöglichkeiten deutlich: Bei solaren Keratosen ist der Anteil der Excisionsbehandlung von 50% auf 22% und der der Weichstrahltherapie von 48,5% auf 1% gesunken, derjenige der Kryotherapie von früher 1,5% auf 77% gestiegen. Beim Morbus Bowen ist der Anteil der Excisionen mit 55 bzw. 59% kaum verändert, derjenige der Strahlentherapie von 44% auf 3% abgefallen, der der Kryotherapie von 1% auf 38% gestiegen. Bei Läsionen der Übergangshautbereiche (Cheilitis abrasive praecancerosa, leukoplakische Teerkeratosen, Erythroplasie) sank der Anteil der operativ behandelten Fälle von 100% auf 50% ab - zugunsten der Kryochirurgie. Ausrüstung hierfür und auch flüssiger Stickstoff als gegenwärtig wichtigstes Kühlmedium sind nicht mehr nur speziellen Zentren zugänglich (vgl. z.B. Lenz 1976; Hundeiker 1977; Lubritz 1985; Zacarian 1985; Torre 1985). Dadurch werden die praxisfähigen Behandlungsmöglichkeiten des Dermatologen wesentlich erweitert.

Nachsorge ist wesentlich für gute Spätergebnisse. Jede Praecancerosebehandlung bewegt sich zwischen zwei Extremen: Einerseits über das nötige Maß hinausgehenden unerwünschten Spätfolgen bzw. Narben, andererseits zu großer Rezidivwahrscheinlichkeit. Je schadloser eine Behandlung wiederholbar ist, um so eher kann ein gewisses Risiko fokaler Rezidive in Kauf genommen werden. Voraussetzung ist allerdings, daß regelmäßige Untersuchung und jeweils sofortige Behandlung gewährleistet sind, um schließlich dauernde Erscheinungsfreiheit zu erreichen.

Literatur

Allington HV (1977) Cryosurgery. In: Epstein E, Epstein E jr (eds) Skin surgery. C.C. Thomas, Springfield/Ill., 4th ed, pp 635-647

Ayres S (1977) Superficial chemosurgery (chemical cauterant application, including combined technique, using dermabrasion. In: Epstein E, Epstein E (eds) Skin surgery. C.C. Thomas, Springfield, 4th Ed pp 552-612

Belisario JC (1977) Topical cytotoxic therapy of cutaneous cancer and precancer. In: Epstein E, Epstein E jr (eds) Skin surgery. C.C. Thomas, Springfield/Ill., 4th ed pp 472-500

Braun-Falco O, Langner A (1966) Zur Histochemie und Histogenese der Keratosis senilis. Arch klin exp Derm 226: 336-354

Braun-Falco O, Lukacs S (1973) Dermatologische Röntgentherapie. Springer, Berlin Heidelberg New York

Braun-Falco O, Lukacs S, Schoefinius H-H (1975) Zur Behandlung der Melanosis circumscripta praecancerosa Dubreuilh. Hautarzt 26: 207-210

Brehm K, Hundeiker M (1974) Eine Methode zur Behandlung von Praecancerosen der Haut. Z Hautkr 49: 301-308

Breitbart EW, Schaeg G, Jänner M, Rehpenning W, Carstensen A (1985) Kryochirurgie. I. Kryochirurgie, Kryotechnik, Kryonekrose. Ultrastrukturelle Morphologie der Kryoläsion. Zbl Haut- und Geschlechtskrankheiten 151: 1-12

Breitbart EW, Schaeg G, Jänner M, Carstensen A (1985) Kryochirurgie. II. Kontrollmöglichkeiten der Kryochirurgie. Anwendung in der Dermatologie. Zbl Haut- und Geschlechtskrankheiten 151: 59-70

Chapin ME (1977) Cryosurgery of benign oral lesions. J Dermatol Surg oncol 3: 428-431
Chilla R, Evers K (1982) Rezidivierende Hauttumoren nach Strahlenschaden. Eine Indikation zur Kryotherapie. Laryng Rhinol Otol 61: 618-621
Crumay HM (1978) Alternating current: Electrosurgery. In: Goldschmidt W (ed) Physical modalities in dermatologic Therapy. Springer, New York Heidelberg Berlin, pp 203-227
Ehring F (1984) Dermatologische Strahlentherapie - Heute, gestern, morgen. Z Hautkr 59: 199-247
Franchi R (1984) La dermabrasione nel trattamento delle lesioni precancerose attiniche. Chron Derm 15: 821-824
Gartmann H (1977) Lokalanwendung von Zytostatika bei Praekanzerosen der Haut. Z Hautkr 52: 463-465
Härle F, Ewers R (1981) Operative und kryochirurgische Therapie der oralen Leukoplakien. In: Petres J, Müller R (Hrsg) Präkanzerosen und Papillomatosen der Haut. Springer, Berlin Heidelberg New York, S 67-72
Hauss H, Proppe A, Goldschmidt H (1978) Radiotherapy of Lentigo maligna and Bowen's disease. In: Goldschmidt H (ed) Psysical mordalities in dermatologic therapy. Springer, New York Heidelberg Berlin, pp 127-138
Hundeiker M, Gründer B, Junge KG (1973) Lokalisation und Altersverteilung der Keratomata solaria. Arch Derm Forsch 247: 373-378
Hundeiker M (1977) Entwicklung und Erkennung der Praecancerosen. Z Hautkr 52: 1083-1099
Hundeiker M (1977) Vereinfachte Kryotherapie. Verh.-Dtsch.-Derm.-Ges., 31. Tagung, Köln, 29.3.-2.4. 1977. Hautarzt 28, Suppl 2: 144-146
Hundeiker M (1981) Präkanzerosen und Pseudokanzerosen. In: Korting GW (Hrsg) Dermatologie in Klinik und Praxis. G. Thieme, Stuttgart New York, Bd 4, S 41.49-41.80
Jansen GT (1977) Topical therapy with fluorouracil. In: Epstein E, Epstein E jr (eds) Skin surgery. C. C. Thomas, Springfield/Ill., 4th ed pp 467-471
Korting GW (1982) Praxis der Dermatologie. G. Thieme, Stuttgart New York
Lehmann P (1985) 5-Fluorouracil-Therapie aktinischer Keratosen. Z Hautkr 60: 311-313
Lenz H (1976) Praktische Anwendung der Kryochirurgie an Haut und Schleimhäuten. In: Braun-Falco O, Marghescu S (Hrsg) Fortschritte der praktischen Dermatologie und Venerologie. Springer, Berlin Heidelberg New York, Bd 8, S 49-54
Lewin-Epstein J (1985) Cryosurgery of benign and precancerous disorders of the oral cavity. In: Zacarian SA (ed) Cryosurgery for skin cancer and cutaneous disorders. C. V. Mosby Comp, St. Louis Toronto Princeton, pp 237-258
Lubritz RR (1985) Cryosurgical approach to benign and precancerous tumors of the skin. In: Zacarian SA (ed) Cryosurgery for skin cancer and cutaneous disorders. C. V. Mosby comp, St. Louis Toronto Princeton, pp 41-58
Müller RPA, Petres J (1984) Semimaligne und maligne Tumoren der Haut im Kopf-Hals-Bereich. In: Müller RPA, Friederich HC, Peters J (Hrsg) Operative Dermatologie im Kopf-Hals-Bereich. Springer, Berlin Heidelberg New York Tokio, S 23-68
Petres J, Hundeiker M (1978) Dermatosurgery. Springer, Berlin Heidelberg New York
Pinkus H (1958) Keratosis senilis. A biologic concept of its pathogenesis and diagnosis based on the study of normal epidermis and 1730 seborrheic and senile Keratoses. Amer J clin Path 29: 193-207
Torre D (1985) Cutaneous cryosurgery: Current state of the art. J Derm Surg Oncol 11: 292-293
Röth GJ, Schirner E, Hornstein OP, Simon M (1984) Präkanzerosen und Karzinome der Unterlippe. Dtsch med Wschr 109: 1229-1231
Salfeld K (1981) Wertung der therapeutischen Möglichkeiten bei aktinischen Keratosen. In: Petres J, Müller R (Hrsg) Präkanzerosen und Papillomatosen der Haut. Springer, Berlin Heidelberg New York S 67-72
Zacarian SA (1978) Cryosurgery in dermatologiy. In: Goldschmidt H (ed) Physical Modalitis in dermatologic Therapy. Springer, New York Heidelberg Berlin pp 270-279
Zacarian SA (1985) Cryosurgery of lentigo maligna. In: Zacarian SA (ed) Cryosurgery for skin cancer and cutaneous disorders. C. V. Mosby comp, St. Louis Toronto Princeton, pp 199-214

Probleme und Planung der Basaliomexzision

H. Breuninger

Zusammenfassung

Da die Radikalexzision des Basalioms eine lokale Dauerheilung bedeutet, sollte der Eingriff so geplant werden, daß dies mit möglichst wenig Aufwand erreicht werden kann. Um die Probleme zu prüfen und entsprechende Richtlinien zu erarbeiten wurden bei 1183 Basaliomen die klinische Größe und der bei der Exzision eingehaltene Sicherheitsabstand entlang der Tumorgröße in mm erfaßt. Außerdem wurde im histologischen Präparat die Eindringtiefe festgestellt. Zum Nachweis einer radikalen bzw. nicht radikalen Exzision diente die histologische Schnittrandkontrolle. Aufgrund des Datenmaterials kann gesagt werden, daß bei Basaliomexzisionen der Sicherheitsabstand individuell gestaltet werden kann, wenn eine suffiziente histologische Totalkontrolle des Exzisates durchgeführt wird. Er sollte jedoch 2 mm nicht unterschreiten. Günstig im Hinblick auf eine primär radikale Exzision erscheint ein Sicherheitsabstand um 3 mm bei Tumoren bis 6 mm Größe, von 4 mm bei Tumoren bis 15 mm Größe und von 5 mm bei Tumoren die größer sind. Die Exzisionstiefe sollte immer unterhalb der Subkutis liegen. Ist die Basaliomausdehnung unklar (szirrhöses Basaliom, Rezidivbasaliom) oder muß bei speziellen Gesichtsbasaliomen besonders gewebeschonend operiert werden, empfehlen wir einen kleinen Sicherheitsabstand, und gezielte Nachexzision bei zweizeitigem Vorgehen. Nach diesem Verfahren liegt die Rezidivquote bei derzeit 2 Promille.

Einleitung

Die für das Basaliom typische, klinisch nicht erkennbare subklinische Wachstumsart stellt den Operateur immer vor die Frage, ob die Tumorexzision radikal war oder nicht. Bei einer großzügigen Exzision mit viel Sicherheitsabstand nimmt zwar die Radikalität zu, doch gleichzeitig oft unter Opferung von viel gesundem Gewebe, was besonders in schwierigen Lokalisationen nachteilige Folgen hat. Ein zu kleiner Sicherheitsabstand birgt die Gefahr einer häufigen nicht radikalen Tumorentfernung.

Daher sind für den Therapeuten Kenntnisse über das durchschnittliche Wachstumsverhalten von Basaliomen von Bedeutung. Es läßt sich dann die Frage, welcher Sicherheitsabstand im Hinblick auf eine radikale Exzision zu wählen ist oder in welcher Schichttiefe ein Basaliom entfernt werden muß, rational beantworten. Die folgende Untersuchung versucht, entsprechende Richtlinien zu erstellen, wobei gleichzeitig auf eine Methode der histologischen Kontrolle hingewiesen wird, die mit einfachen Mitteln und mit wenig Aufwand in der Lage ist, Stellen einer nicht radikalen Exzision nachzuweisen.

Material und Methode

Es handelt sich um 1183 Tumoren, die folgendermaßen verteilt waren: 1032 Primärbasaliome, davon 511 rein solide und 87 rein szirrhöse Typen, ohne Berücksichtigung von Mischtypen. Die 151 Rezidivbasaliome, die mit anderen Methoden vorbehandelt waren, hatten einen Anteil von 13%.

Bei allen Tumoren wurde die klinische Größe durch die 2 senkrecht aufeinanderstehenden größten Durchmesser in Millimeter und der bei der Exzision eingehaltene Sicherheitsabstand entlang der Tumorgrenze in Millimeter erfaßt. Außerdem wurde im histologischen Präparat die Eindringtiefe festgestellt. Zum Nachweis einer radikalen bzw. nicht radikalen Exzision diente die histologische Schnittrandkontrolle (Abb. 1).

Hierzu wurden vom fixierten Exzisat im histologischen Labor die Basis und schmale Randstücke entfernt und so weiterverarbeitet, daß am Schluß HE-gefärbte Paraffinschnitte von der gesamten Zirkumferenz und der Unterseite vorlagen. Stellen einer nicht radikalen Exzision konnten so lückenlos festgestellt werden.

Weiterhin wurde festgehalten, ob die Defektdeckung primär in der ersten Sitzung erfolgte oder verzögert, d.h. ob der Defekt bis zum Vorliegen der histologischen Ergebnisse offengelassen wurde. Das letztere war immer dann der Fall, wenn der Tumor in seiner klinischen Ausdehnung schlecht abgrenzbar war, wenn bei großen Tumoren oder bei solchen in ungünstiger Lokalisation möglichst nur tumortragende Haut entfernt werden sollte, d.h. immer dann, wenn gesunde Haut geschont werden sollte, auch um den Preis mehrfacher Nachoperationen.

Dies bedeutete, daß der Tumor zunächst mit relativ kleinem Sicherheitsabstand exzidiert und das Exzisat für mehrere Stunden in heiße Formalinlösung gelegt.

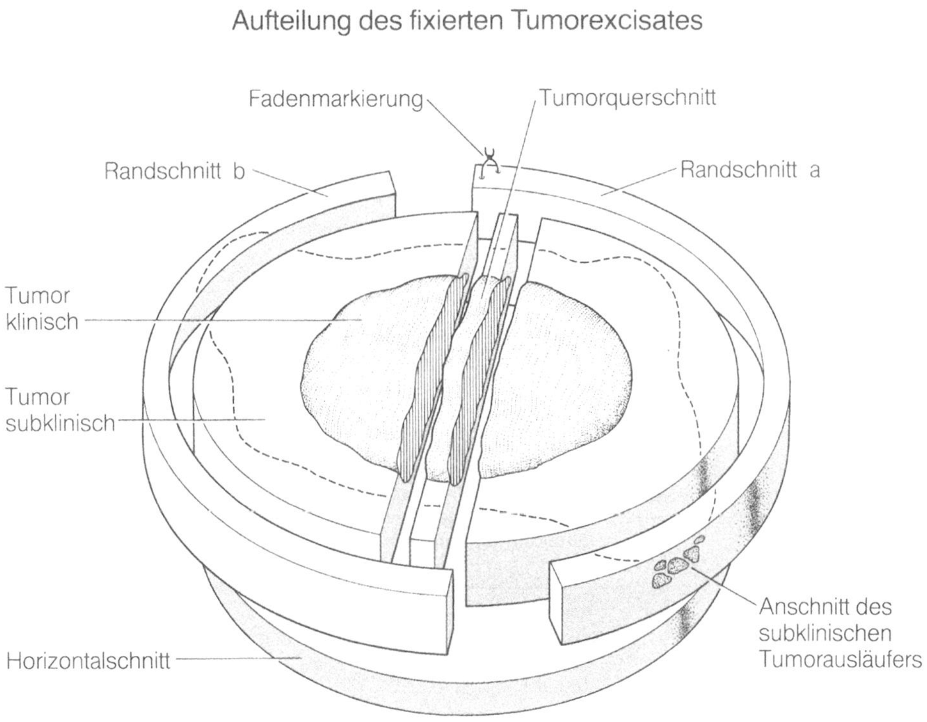

Abb. 1. Schema der histologischen Schnittrandkontrolle

Nach dieser Schnellfixierung konnte es am selben Tag noch routinemäßig weiterverarbeitet werden, so daß am 1. postoperativen Tag die fertigen HE-gefärbten Paraffinpräparate vorlagen. Je nach Ergebnis erfolgte am 2. postoperativen Tag der Defektverschluß oder eine entsprechende Nachoperation, wobei bei minimalen Tumorresten auch der Defektverschluß gleich angeschlossen werden konnte. Bei schon geschlossenem Defekt erfolgten die Nachoperationen nach ca. 4-6 Wochen.

Die Nachuntersuchungen erstreckten sich auf minimal 1 Jahr maximal 5½ Jahre im jährlichen Abstand in Zusammenarbeit mit den niedergelassenen Kollegen.

Ergebnisse

Tabelle 1 zeigt den Anteil der am vertikalen Schnittrand nicht im Gesunden exzidierten Basaliome getrennt nach primärem und verzögertem Defektverschluß. Man erkennt eine etwas höhere Rate bei den szirrhösen und eine noch höhere Rate bei den Rezidiven gegenüber den soliden Basaliomen. Bei verzögertem Defektverschluß erhöht sich wegen des reduzierten Sicherheitsabstandes der Anteil der nicht radikal entfernten Tumore deutlich.

Den Einfluß des Sicherheitsabstandes auf die Rate von nicht im Gesunden exzidierter Basaliome zeigt Tabelle 2. Mit größer werdendem Sicherheitsabstand (SHA) sinkt diese Rate von 48% bei 2 mm SHA bis auf 14% bei mehr als 8 mm SHA. Zur

Tabelle 1. Prozentsätze von Basaliomen, welche am vertikalen Schnittrand *nicht im Gesunden* vorlagen bei primärem und verzögertem Defektverschluß

	Defektverschluß			
	Primär		Verzögert	
	n	%	n	%
Primärbasaliome gesamt	780	23	152	45
Primärbasaliome *rein* solid	436	22	75	42
Primärbasaliome *rein* szirrhös	56	25	31	48
Rezidivbasaliome gesamt	85	35	66	50

Tabelle 2. Prozentsatz der Primärbasaliome, welche am vertikalen Schnittrand nicht im Gesunden vorlagen in Abhängigkeit vom Sicherheitsabstand

Sicherheitsabstand [mm]	Nicht im Gesunden [%]
2	48
3	24
4	20
5	19
6-8	22
>8	14

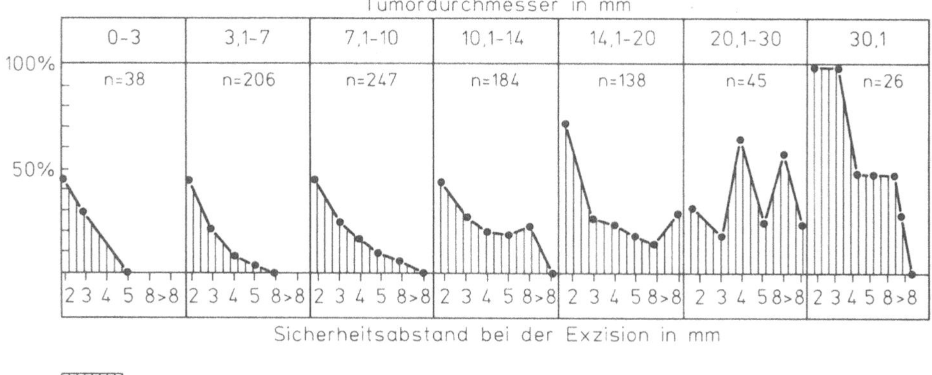

Abb. 2. Prozentsätze der Primärbasaliome, welche am vertikalen Schnittrand nicht im Gesunden vorlagen in Abhängigkeit vom Tumordurchmesser und Sicherheitsabstand

Tabelle 3. Prozentsätze von Basaliomen, welche *in der Tiefe nicht im Gesunden* vorlagen

	n	%
Primärbasaliome gesamt	1032	5,0
Primärbasaliome rein solid	511	4,6
Primärbasaliome rein szirrhös	87	11,0
Rezidivbasaliome gesamt	151	13,0

Frage ob auch die Tumorgröße einen Einfluß hat, wurden Tumordurchmesserklassen in steigender Größe gebildet und diese wiederum in die entsprechenden Sicherheitsabstandsklassen unterteilt (s. Abb. 2). Man erkennt einen steigenden Anteil nicht radikal entfernter Basaliome mit zunehmendem Tumordurchmesser. Man sieht weiterhin, daß lediglich bei den kleinen Tumoren erst sehr große Sicherheitsabstände eine Exzision im Gesunden ermöglichen. Dagegen liegen andererseits bei relativ kleinen Sicherheitsabständen immerhin 50% der großen Tumoren im Gesunden vor.

Die Untersuchungen zur Eindringtiefe ergaben, daß 93% aller Basaliome nicht über die Subkutis hinaus wachsen. Die Verteilung der Basaliome, welche in der Tiefe primär nicht im Gesunden exzidiert wurden, zeigt Tabelle 3.

Deutlich häufiger primär nicht radikal exzidiert wurden die szirrhösen Basaliome und die Rezidivbasaliome.

Diskussion

An dem untersuchten Krankengut mit 1183 Basaliomen zeigt sich, daß auch bei großen Sicherheitsabständen eine sichere Radikalität nicht erreicht werden kann.

Jedoch läßt sich der Sicherheitsabstand individuell gestalten, wenn die Methode der histologischen Schnittrandkontrolle besonders im Gesichtsbereich routinemäßig durchgeführt wird. Der Sicherheitsabstand sollte jedoch 2 mm nicht unterschreiten. Um unnötige Nachoperationen zu vermeiden, sind für Tumoren bis 6 mm Größe 3 mm Sicherheitsabstand, für Tumoren bis 15 mm Größe 4 mm und für noch größere 5 mm Sicherheitsabstand günstig. Aber auch hier muß in ca. 20% aller Fälle mit einer subtotalen Exzision gerechnet werden.

Da wo die Lokalisation oder die Tumorausdehnung Grenzen setzt, ist es nützlich, mit kleineren Sicherheitsabständen zu exzidieren und dabei bewußt die höhere Wahrscheinlichkeit von erforderlichen Nachoperationen in Kauf zu nehmen. In solchen Fällen ist es ratsam, den Defekt bis zum Vorliegen des histologischen Ergebnisses offen zu lassen. Die Exzisionstiefe sollte immer unterhalb der Subkutis liegen und bei klinischem Verdacht auf Tiefenwachstum tiefer.

Durch die hier empfohlene Kombination von individuell bestimmten Sicherheitsabstand (abhängig von Tumorgröße und Lokalisation), routinemäßiger histologischer Schnittrandkontrolle und entsprechend dieser histologischen Kontrolle durchgeführter Nachexzisionen läßt sich mit einer begrenzten Anzahl von Eingriffen unter geringer Opferung gesunder Haut eine sehr gute Radikalität erzielen.

Die Rezidivquote liegt bei diesem Vorgehen bisher bei 2 Promille.

Literatur

1. Breuninger H (1984) Histologic Control of Excised Tissue Edges in the operative Treatment of Basal-Cell Carcinomas. J Dermatol Surg Oncol 10 (9) p 724
2. Breuninger H (1984) Erfassung des Wachstumsverhaltens von Basaliomen mittels klinischer und histologischer Prüfparameter und deren Analyse durch die EDV. In: Müller RPA, Friederich HC, Petres J (Hrsg) Operative Dermatologie im Kopf-Hals-Bereich. Springer Verlag, S 72
3. Breuninger H, Rassner G, Undeutsch W (1984) Operative Behandlung von Basaliomen mit errechnetem Sicherheitsabstand und histologischer Randkontrolle. Erfahrungen bei 355 Tumoren. Der Hautarzt 35: 303-307
4. Burg G et al. (1977) Mikroskopisch kontrollierte (histographische) Chirurgie der Basaliome. In: Konz B, Burg G (Hrsg) Dermatochirurgie in Klinik und Praxis. Springer Verlag
5. Freeman RG (1982) Handling of Patholocic Specimens for Gross and Microscopic Examination in Dermatologic Surgery. J Dermatol Surg Oncol 8: 8
6. Hirsch RD (1978) Das Basaliom. Minerva München
7. Konz B (1981) Die operative Therapie der Basaliome aus der Sicht des Dermatologen. In: Eichmann F, Schnyder UW (Hrsg) Das Basaliom. Springer Verlag
8. Mohs FE (1974) Prevention and Treatment of Skin Cancer. Wisconsin Medical Journal 73: 85-92
9. Weissmann J, Konz B, Burg G, Bönninger, Beckers F (1981) Mikroskopisch kontrollierte (histographische) Chirurgie der Basaliome: Operatives Vorgehen und Behandlungsergebnisse. In: Eichmann F, Schnyder U (Hrsg) Das Basaliom. Springer, Berlin Heidelberg New York

Untersuchungen zur Anwendung der histologischen Schnittrandkontrolle bei der operativen Therapie verschiedener Präkanzerosen und Neoplasien der Haut

H. Breuninger

Zusammenfassung

Bei den Präkanzerosen Lentigo maligna und Morbus Bowen sowie bei Hautmalignomen wie spinozellulärem Karzinom, Dermatofibrosarkoma protuberans und malignem Histiozytom sind auch nach einer Exzision, welche durch histologische Querschnittsuntersuchung bestätigt im Gesunden erfolgte, Rezidivierungen in loco bekannt. Ursache hierfür sind klinisch nicht erkennbare Anteile des Tumors im Randbereich, welche meist asymmetrisch und nicht an der ganzen Zirkumferenz vorhanden sind. Um solche Ausläufer festzustellen, bedarf es einer histologischen Kontrolle des gesamten Schnittrandes.

Ein weiterer Vorteil der Schnittrandkontrolle liegt darin, daß man nicht mehr blindlings gesunde Haut zu opfern braucht, sondern die Veränderungen mit reduziertem Sicherheitsabstand exzidieren kann und nur, falls nötig, gezielt nachoperieren muß.

Bei den Präkanzerosen Lentigo maligna und Morbus Bowen sowie bei vielen Hautmalignomen wie dem Basaliom, dem spinozellulären Karzinom, dem Dermatofibrosarkoma protuberans, dem malignen Histiozytom und beim Melanom sind lokale Rezidive bekannt. Diese treten auch dann auf, wenn der Tumor klinisch scheinbar weit im Gesunden exzidiert wurde und eine histologische Querschnittsuntersuchung dies bestätigte. Ursache für Rezidive sind in der Regel am Exzisionsort zurückbleibende subklinische Anteile des Tumors, die kontinuierlich mit dem sichtbaren Anteil zusammenhängen. Bei den metastasierenden Tumoren sind Rezidive allerdings auch durch lymphogene Absiedlungen in der Tumorperipherie möglich. Die vorliegende Arbeit beschäftigt sich mit der Ausdehnung subklinischer Anteile die kontinuierlich mit dem Tumor zusammenhängen und mit der Möglichkeit diese aufzudecken, um eine lokal radikale Exzision zu ermöglichen. Der Nachweis einer lokal radikalen Exzision gelingt durch die histologisch kontrollierte Chirurgie, die bereits in der Form der Mohstechnik bzw. der fresh tissue Technik breite Anwendung gefunden hat. Das Hauptanwendungsgebiet ist das Basaliom. Erfahrungsberichte liegen jedoch auch vor für das spinozelluläre Karzinom, das Dermatofibrosarcoma protuberans und die Lentigo maligna. Hier sollen nun die Ergebnisse der technisch leichter durchführbaren histologischen Schnittrandkontrolle, wie sie bereits für das Basaliom erarbeitet und publiziert wurden, in ihrer Anwendung bei der Lentigo maligna, beim Morbus Bowen, beim spinozellulären Karzinom, beim Dermatofibrosarkoma protuberans und beim malignen Histiozytom dargestellt werden.

Dabei werden auch Fragen des Sicherheitsabstandes bei der Exzision um den klinisch sichtbaren Anteil herum diskutiert. Keine Berücksichtigung finden hier lymphogene Absiedlungen in der Tumorperipherie, welche besonders beim Melanom aber auch unter Umständen beim spinozellulären Karzinom zur Remanifestation führen.

Methode

Bei allen Hautveränderungen wurde unter der OP-Leuchte der größte klinisch feststellbare Durchmesser sowie der größte senkrecht darauf stehende Durchmesser in Millimetern erfaßt, sowie der bei der Exzision eingehaltene Sicherheitsabstand. Exzidiert wurde nach Anbringung einer Fadenmarkierung mit senkrecht geschnittenen Rändern en block. Die Kontrolle auf Radikalität erfolgte durch die bereits publizierte histologische Schnittrandkontrolle [2-4], mit der die gesamte Exzisatzirkumferenz sowie die Exzisatbasis in HE-gefärbten Paraffinschnitten dargestellt werden kann. Bei den Präkanzerosen wurde naturgemäß auf den horizontalen Basisschnitt verzichtet. Diese Methode wurde ab August 1983 für die genannten Indikationen angewandt.

Der Wundverschluß erfolgte in allen Fällen nach der Erstexzision. Nachexzisionen wurden jeweils zwischen einer und vier Wochen postoperativ an entsprechender Stelle durchgeführt.

Material

1. Lentigo maligna: Es handelte sich um 21 Hautveränderungen, die allesamt im Gesicht lokalisiert waren. Der durchschnittliche Durchmesser betrug 17 mm mit einem Maximum von 40 mm und einem Minimum von 5 mm. Der durchschnittlich genommene Sicherheitsabstand betrug 2,1 mm bei einem Maximum von 5 und einem Minimum von 1 mm.

2. Morbus Bowen: Es handelte sich um 13 Hautveränderungen überwiegend am Kopf lokalisiert, allerdings waren auch der obere Thorax, der Handrücken und Oberschenkel vertreten. Der durchschnittliche Durchmesser der Hautveränderungen betrug 24 mm mit einem Maximum von 40 und einem Minimum von 13 mm. Durchschnittlich wurde ein Sicherheitsabstand von 3,8 mm eingehalten mit einem Maximum von 5 und einem Minimum von 2 mm.

3. Spinozelluläres Karzinom: Es handelt sich um 147 Tumoren, die fast alle im Kopfbereich lokalisiert waren. Unterlippenkarzinome sind in diesem Kollektiv inbegriffen. Der durchschnittliche Durchmesser der Tumoren betrug 15 mm mit einem Minimum von 3 und einem Maximum von 95 mm. Der durchschnittliche Sicherheitsabstand bei der Exzision betrug 5 mm mit einem Minimum von 1 und einem Maximum von 20 mm.

4. Dermatofibrosarcoma protuberans: Es handelt sich um 5 Tumoren. 4 davon waren im Rumpfbereich lokalisiert und 1 am Oberschenkel. Der mittlere Tumordurchmesser betrug 35 mm mit einem Minimum von 16 und einem Maximum von 72 mm. Der bei der Exzision eingehaltene mittlere Sicherheitsabstand betrug 15 mm mit einem Minimum von 2 und einem Maximum von 50 mm.

5. Malignes Histiozytom: In dieser Gruppe waren lediglich 4 Tumoren mit einer durchschnittlichen Größe von 14 mm vertreten, welche mit einem durchschnittlichen Sicherheitsabstand von 7 mm exzidiert wurden. Lokalisationen: medialer Augenwinkel, Thorax, Unterschenkel, Glans penis.

Ergebnisse

1. Lentigo maligna: 11 der 21 Hautveränderungen lagen nach der primären Exzision am Schnittrand nicht im Gesunden vor. Dabei ist es wichtig festzustellen, daß die subklinischen Anteile nicht an der gesamten Zirkumferenz, sondern lediglich abschnittsweise oder teils nur punktuell zu finden waren, was eine asymmetrische Ausbreitung unterstreicht. Diese Tatsache gilt auch für die im folgenden abzuhandelnden Hautveränderungen. Schnittrandpräparate mit Lentigo maligna Anteilen fanden sich fast ausschließlich in der Gruppe, bei der die Hautveränderung lediglich mit 1 oder 2 mm Sicherheitsabstand exzidiert wurde. Sicherheitsabstände zwischen 3 und 5 mm führten bis auf eine Ausnahme immer zu einer Exzision im Gesunden. Im Fall dieser Ausnahme waren 3 Nachoperationen mit insgesamt 17 mm Sicherheitsabstand notwendig, um eine Exzision im Gesunden zu erreichen. Bei 3 Patienten wurde trotz positiver Randschnitte keine Nachexzision durchgeführt. Danach kam es bei 2 Patienten zu einem lokalen Rezidiv.

2. Morbus Bowen: Bei 6 von 13 Hautveränderungen fanden sich in den Schnittrandpräparaten noch Veränderungen im Sinne eines Morbus Bowen, wobei die bei der Exzision eingehaltenen Sicherheitsabstände zwischen 2 und 5 mm variierten. Bei 4 der 6 Patienten wurde jeweils eine Nachoperation durchgeführt und dabei erscheinungsfreie Schnittränder erzielt. Bei einem der nicht nachexzidierten Patienten trat ein Rezidiv in loco auf.

3. Spinozelluläres Karzinom: Von den 147 Tumoren wurden 34 (23%) am vertikalen Schnittrand, also zur Seite hin und 10 (6,8%) am horizontalen Schnittrand, also zur Tiefe hin, primär nicht im Gesunden exzidiert. Da die Größe der Tumoren und der bei der Exzision eingehaltene Sicherheitsabstand die Rate von nicht im Gesunden exzidierten Tumoren beeinflußt, wurden diese beiden Größen berücksichtigt. Die Ergebnisse zeigt Abb. 1. Mit größer werdendem Sicherheitsabstand nimmt die Rate von nicht im Gesunden entfernter Tumoren ab, wobei die größeren Tumoren häufiger nicht im Gesunden exzidiert werden. Alle nicht im Gesunden vorliegenden Tumoren wurden bis zur Tumorfreiheit nachexzidiert, wobei nur in einem Fall zwei Nachexzisionen notwendig waren. Lokalrezidive traten auf in einem Fall einer nicht radikalen Exzision am Rand bei subepidermalen Tumorausläufern und in einem anderen Fall, obwohl die histologische Schnittrandkontrolle einer durchgeführten Nachoperation Tumorfreiheit nachgewiesen hatte.

4. Dermatofibrosarkom: Hier lagen von 5 Tumoren 3 am vertikalen Schnittrand, also zur Seite hin, nicht im Gesunden vor. Alle Tumoren wurden in der Tiefe primär im Gesunden entfernt. Die Größenverhältnisse und die zur totalen Exzision notwendigen Sicherheitsabstände der Erstexzision und Nachexzision zeigt die Tabelle 1. Man sieht, daß sich das Dermatofibrosarcoma protuberans z.T. erheblich subklinisch ausbreiten kann. Bisher ist kein lokales Rezidiv aufgetreten.

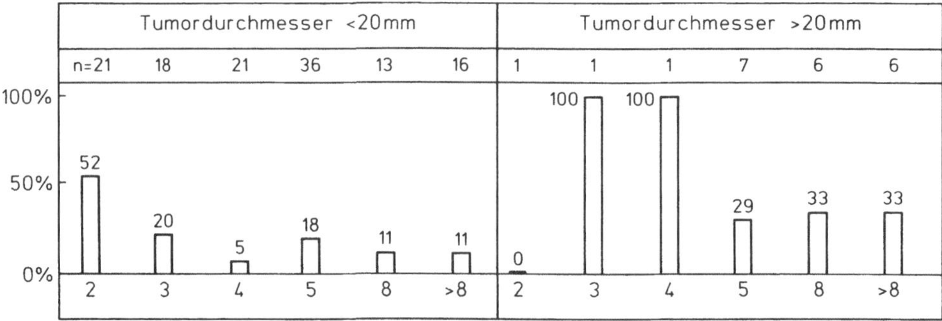

Abb. 1. Rate der am vertikalen Schnittrand nicht im Gesunden exzidierten spinozellulärer Karzinome in Abhängigkeit vom Sicherheitsabstand bei der Erstexzision und der Tumorgröße

Tabelle 1. Ergebnisse der Behandlung des Dermatofibrosarcoma protuberans

Tumorgröße [mm]	Sicherheitsabstand bei der Erstexzision [mm]	Schnittrandkontrolle im Gesunden bzw. nicht im Gesunden	Sicherheitsabstand der Nachexzision bis zur Tumorfreiheit [mm]
100 × 45	10	Im Gesunden	–
40 × 30	50	Nicht im Gesunden	20
38 × 28	2	Nicht im Gesunden	5
25 × 15	10	Nicht im Gesunden	20
18 × 15	5	Im Gesunden	–

Tabelle 2. Ergebnisse der Behandlung des malignen Histiozytoms

Tumorgröße [mm]	Sicherheitsabstand bei der Erstexzision [mm]	Schnittrandkontrolle im Gesunden bzw. nicht im Gesunden	Sicherheitsabstand der Nachexzision bis zur Tumorfreiheit [mm]
15 × 12	3	Im Gesunden	
12 × 12	10	Im Gesunden	
13 × 10	10	Im Gesunden	
10 × 10	5	Nicht im Gesunden	5

5. Malignes Histiozytom: Wegen der geringen Fallzahl werden die Ergebnisse in der Tabelle 2 dargestellt. Bei keinem der Patienten kam es bisher zu einem Lokalrezidiv. Bei einem Patienten mußten im Verlauf zwei Intransitmetasen lokal exzidiert werden.

Diskussion

1. Lentigo maligna: Lokale Rezidivierungen nach operativer Therapie, Kryotherapie und nach Strahlenbehandlung sind bekannt und liegen, auch wenn man bei der Therapie einen ca. 5 mm breiten Saum scheinbar gesunder Haut miteinbezieht, um

10% [7, 17, 20]. Ursache dieser Rezidive ist eine klinisch nicht erkennbare Ausbreitung maligner Melanozyten, welche in aller Regel kontinuierlich asymmetrisch von der zentralen Läsion ausgeht. Insofern sind diese subklinischen Anteile durch entsprechende histologische Kontrollmethoden zu entdecken. Erfahrungsberichte liegen in Bezug auf die Mohstechnik vor. Das gleiche leistet mit erheblich geringerem Aufwand jedoch auch die histologische Schnittrandkontrolle, die routinemäßig angewandt werden kann. Der Vorteil einer routinemäßigen Anwendung besteht darin, daß die Hautveränderungen mit einem erheblich kleineren Sicherheitsabstand exzidiert werden können, was den Defektverschluß erleichtert und in aller Regel zu besseren kosmetischen Resultaten führt. Die Ergebnisse zeigen, daß schon mit 3 mm Sicherheitsabstand von wenigen Ausnahmen abgesehen eine Lentigo maligna im Gesunden exzidiert werden kann. Die Nachoperationen können nach Abheilung der Wunde an entsprechender Lokalisation je nach Befund mit 2 bis 4 mm durchgeführt werden. In aller Regel genügte 1 Nachoperation zur Exzision im Gesunden, wobei technische Schwierigkeiten bezüglich der Defektdeckung nie auftraten.

2. Morbus Bowen: Hier gilt prinzipiell das oben Gesagte. Die Ergebnisse unterscheiden sich lediglich darin, daß hier häufiger auch bei 5 mm Sicherheitsabstand eine subtotale Exzision vorlag. Allerdings mußte in keinem Fall mehr als ein Mal nachexzidiert werden.

3. Spinozelluläres Karzinom: Den Nutzen einer histologisch kontrollierten Exzision des spinozellulären Karzinoms hat Mohs anhand großer Kollektive nachgewiesen. Die lokale Rezidivquote liegt danach bei nur 1,5% [12, 13], während sonst die Rate der Lokalrezidive in der Literatur zwischen 7 und 30% angegeben wird [6, 9, 14]. Die Zahlen belegen eindeutig den Vorteil einer histologisch kontrollierten Exzision. Diese kann mit der histologischen Schnittrandkontrolle ohne großen Aufwand routinemäßig durchgeführt werden.

Ein weiterer Vorteil dieser Anwendung liegt darin, daß die Tumoren mit einem kleineren Sicherheitsabstand als üblicherweise empfohlen exzidiert werden können. In der Literatur schwanken die Angaben zwischen 2 und 3 mm bei kleinen Tumoren, bei größeren zwischen 10 und 20 mm [1, 8, 16, 18]. Im vorliegenden Material liegt der durchschnittliche Sicherheitsabstand bei 5 mm, wobei ergänzend gesagt werden muß, daß die Sicherheitsabstände im Verlauf der Untersuchung immer weiter reduziert wurden. Auffallend ist der relativ hohe Anteil von nicht im Gesunden vorliegenden spinozellulären Karzinomen, wenn lediglich mit 2 mm Sicherheitsabstand exzidiert wird.

In der Tiefe nicht im Gesunden lag nur ein geringer Anteil der Karzinome (6,8%). Dabei handelte es sich um solche Tumoren, die in die tieferen Strukturen infiltrierten.

Alle nicht im Gesunden vorliegenden Karzinome wurden an entsprechender Stelle nachexzidiert, wobei bis auf 1 Fall eine Nachexzision bis zur Tumorfreiheit ausreichend war. Die bisherige Rezidivquote (1 Rezidiv auf 146 histologisch im Gesunden exzidierter Tumore) spricht für eine Suffizienz der angegebenen Methode.

4. Dermatofibrosarcoma protuberans: Die Hauptproblematik dieses Tumors liegt wiederum in der lokalen Rezidivfreudigkeit, wobei diese durch zurückgelassene subklinische Anteile bedingt ist [11, 19]. Auch nach unseren Ergebnissen können sehr weitläufige subklinische Anteile vorliegen. Da die Fallzahlen gering sind, können keine allgemeinen Behandlungsrichtlinien aufgestellt werden. Prinzipiell gilt jedoch auch hier, daß mit der Möglichkeit der histologischen Schnittrandkontrolle der Tumor primär mit kleinerem Sicherheitsabstand exzidiert werden kann. In einem Fall wurde noch nach den vorherrschenden Behandlungsrichtlinien mit 5 cm Sicherheitsabstand primär exzidiert, wobei am Rand immer noch ein fingerförmiger Ausläufer zu erkennen war. Bei primär kleiner Exzision hätte man diesen asymmetrischen Ausläufer mit der entsprechenden histologischen Kontrolle sehr viel hautsparender entfernen können. Im vorliegenden kleinen Kollektiv ist es bisher zu keiner lokalen Rezidivierung gekommen.

5. Malignes Histiozytom: Neben der Möglichkeit einer Metastasierung gibt es auch hier das Problem der lokalen Rezidivierung [5, 10]. Das vorliegende kleine Kollektiv ist wenig repräsentativ, zeigt aber, daß bei relativ geringem Sicherheitsabstand subklinische Anteile im Schnittrandbereich nachgewiesen werden können.

Auch hier ist bisher kein lokales Rezidiv aufgetreten.

Zusammenfassend läßt sich feststellen, daß bei allen untersuchten Präkanzerosen und Neoplasien der Haut mit subklinischem, asymmetrischem Wachstum zu rechnen ist.

Die vorliegende Untersuchung zeigt die Vorteile und vielfältigen Anwendungsmöglichkeiten einer routinemäßigen histologischen Schnittrandkontrolle des Exzisates. Durch die Überprüfung auf tumorfreie Schnittränder kann der Sicherheitsabstand bei der Primärexzision klein gehalten werden. Nur im Falle subklinischer Anteile hat eine entsprechende Nachexzision zu erfolgen, die dann aber gezielt und hautsparend durchgeführt werden kann.

Literatur

1. Bauer M, Loosli RM, Anderl H, Wilfingseder P (1977) Operative Behandlung maligner Epitheliome der Haut. Chirurg 48: 170-179
2. Breuninger H (1984) Histologic Control of Excised Tissue Edges in the operative Treatment of Basal-Cell Carcinomas. J Dermatol Surg Oncol 10 (9): 724
3. Breuninger H (1984) Erfassung des Wachstumsverhaltens von Basaliomen mittels klinischer und histologischer Prüfparameter und deren Analyse durch die EDV. In: Müller RPA, Friedrich HC, Petres J (Hrsg) Operative Dermatologie im Kopf-Hals-Bereich. Springer Verlag, S 72
4. Breuninger H, Rassner G, Undeutsch W (1984) Operative Behandlung von Basaliomen mit errechnetem Sicherheitsabstand und histologischer Randkontrolle. Erfahrungen bei 355 Tumoren. Der Hautarzt 35: 303-307
5. Enzinger FM, Weiss SW (1983) Soft Tissne Tumors
6. Friedrich HC, Peper ER (1970) Ergebnisse der Therapie der Basaliome und Spinaliome im Lippenbereich (ein Zehnjahresbericht). Z Haut-Geschl Kr 45 (7): 279-292
7. Grande DJ, Koranda FC, Whitaker DC (1982) Surgery of Extensive, Subclinical Lentigo Maligna. J Dermatol Surg Oncol 8 (6): 493-496
8. Grier WRN (1976) Squamous Cell Carcinoma of the Body and Extremities. In: Andrade, Gumport, Popkin, Rees (Hrsg) Cancer of the Skin. Vol 2, 916-939

9. Kreysel HW, Schulte Herrmann N (1977) Die Tumoren der Haut. Medizin Welt Forschung u Praxis 28 (5)
10. Lever W, Schaumburg Lever G (1983) Histopathology of the Skin
11. McPeak CJ, Crus T, Nicastri AD (1967) Dermatofibrosarcoma protuberans: An Analysis of 86 cases, five with Metastasis. Ann Surg 166: 803-807
12. Mohs FE, Snow SN (1985) Microscopically Controlled Surgical Treatment for Squamous Cell Carcinoma of the Lip. Gynecology and Obstetrics 160: 37-41
13. Mohs FE (1978) Chemosurgery: Microscopically Controlled Surgery for Skin Cancer. Charles C. Thomas, Springfield Ill, 249-250
14. Nagel A (1955) Hautkarzinomstatistik. Diss Tübingen
15. Paletta FX (1980) Squamous-Cell-Carcinoma of the Skin. Clin in Plastic Surgery 7 (3): 312-336
16. Petres J, Müller R, Hagedorn M (1980) Klinische Dermatochirurgie. Z Hautkr 55: 1193-1208
17. Pitman GH, Kopf AW, Bart RS, Casson PR (1979) Treatment of Lentigo Maligna and Lentigo Maligna Melanoma. J Dermatol Surg Oncol (5): 727-737
18. Sage HH, Casson PR (1976) Squamous Cell Carcinoma of the Scalp, Face and Neck. In: Andrada, Gumport, Popkin, Rees (Hrsg) Cancer of the Skin. Vol 2, 899-915
19. Wade Peters C, Hanke CW, Pasarell HA, Bennett JE (1982) Chemosurgical Reports. Dermatofibrosarcoma Protuberans of the Face. I Dermatol Surg Oncol 8 (10): 823-826
20. Zacarian SA (1982) Cryosurgical Treatment of Lentigo Maligna. Arch Dermatol 118: 89-92

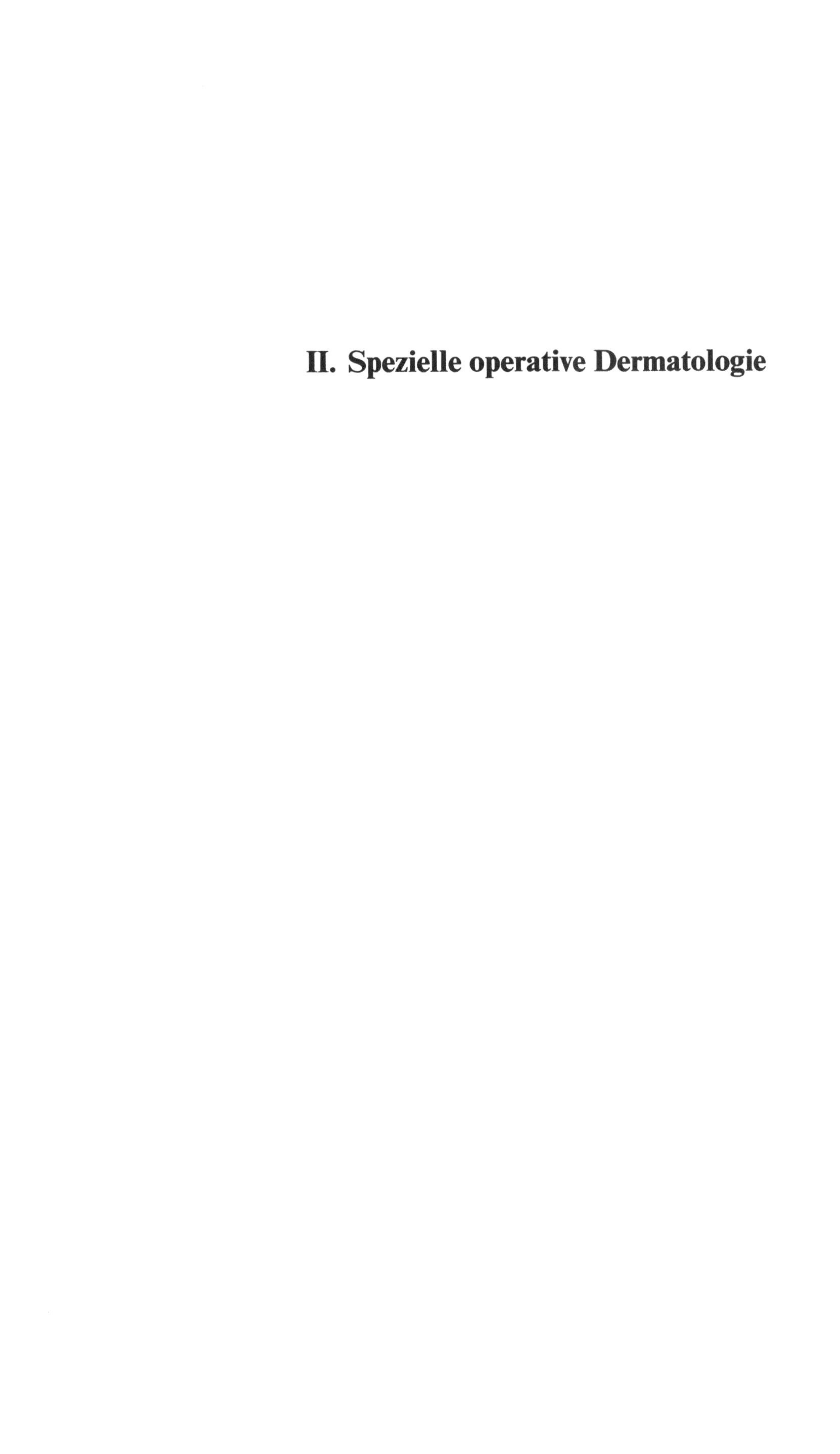

II. Spezielle operative Dermatologie

Freie Transplantate

W. Groth

Freie Hauttransplantate besitzen eine über 100jährige Geschichte. Die Diskussion um Indikation, Präparations-, Transplantationstechniken und die Vor- und Nachteile von Spalthaut- oder Vollhauttransplantaten hinsichtlich der kosmetischen und funktionellen Resultate ist geklärt, so daß eindeutige Behandlungsrichtlinien abgeleitet werden können.

Definition und Geschichte

Freie Hauttransplantation bedeutet den „Transfer von Haut einer Körperstelle zu einer anderen mit vollständiger Durchtrennung der versorgenden Blutgefäße" [6].

Die Möglichkeit zur freien Hautverpflanzung soll von einer Zigeunerin entdeckt worden sein; sie schnitt sich kleine Stücke aus der Haut, die dann zur Verwunderung des Publikums unter Verwendung einer von ihr gepriesenen Wundsalbe wieder einheilten. Das Prinzip der freien Hauttransplantation wurde 1806 von Baranio experimentell bestätigt, aber erst 1870 von Thiersch und Reverdin in die Klinik eingeführt [1].

Transplantatarten

Heterologe Transplantate werden nur temporär eingesetzt. Die früher übliche Schweinehaut ist heute durch Hautersatz auf Kunststoffbasis abgelöst worden. Dauerhafter Hautersatz kann nur mit autologem Gewebsmaterial durchgeführt werden.

Je nach Größe des Weichteildefektes und Vaskularisationsgrad des Wundgrundes werden Spalthaut- oder Vollhauttransplantate eingesetzt (Tabelle 1).

Die Meshgraft-Technik hat die kosmetisch und funktionell ungünstigeren Reverdin-Läppchen verdrängt, deren Verwendung außerdem einen größeren Zeitaufwand erfordert. Das anspruchvollste freie Hauttransplantat stellt das soge-

Tabelle 1. Freie Hauttransplantate

	Spalthaut	Vollhaut
Vorteil	Geringe Ansprüche an die ernährende Unterlage;	Gute kosmetische und funktionelle Ergebnisse;
Nachteil	Schlechte kosmetische und funktionelle Ergebnisse.	Hohe Ansprüche an die ernährende Unterlage.

nannte „compsite graft“ dar, das aus einem in voller Dicke exzidierten Stück der Ohrmuschel besteht und zur Rekonstruktion der Nasenspitze eingesetzt wird [2]. In Zukunft werden auch zunehmend autologe Epidermiszellen eingesetzt, um ausgedehnte Weichteildefekte, z. B. nach Verbrennungen zu decken. Aus 1–2 cm^2 großen Epidermisstücken können mit Hilfe der Keratinozytenkultur-Technik innerhalb von 2–3 Wochen großflächige Mono-/Multilayer von reinen Epidermiszellen gezüchtet werden [4].

Indikation zur freien Hauttransplantation in der Dermatochirurgie

Freie Hauttransplantate haben sich in der Dermatochirurgie zur Versorgung großer Weichteildefekte bewährt. Sie werden stets dann eingesetzt, wenn ein primärer Wundverschluß nicht gelingt oder Nahplastiken nicht möglich sind, da entsprechende Hautareale zur Entnahme nicht zur Verfügung stehen oder komplizierte Rotations-/Verschiebe- bzw. Schwenklappen hohen technischen oder zeitlichen Aufwand erfordern. Ungünstige kosmetische Resultate können auftreten, wenn die Exzisionslinien für die Lappenbildung nicht im Verlauf der Hautentspannungslinien gewählt werden können.

Vollhauttransplantate werden wegen der besseren funktionellen und kosmetischen Resultate stets bevorzugt (Tabelle 2).

Im Gegensatz zur Unfallchirurgie können in der Dermatochirurgie fast generell Vollhauttransplantate eingesetzt werden, da die Weichteildefekte meist nach radikaler Tumorentfernung entstehen und somit in der Regel ausgezeichnet vaskularisierte Transplantat-Empfängerorte zur Verfügung stehen, die ein komplikationsloses Einheilen der anspruchsvolleren Vollhauttransplantate gewährleisten.

Die in der Tumorchirurgie erforderliche Tiefenausdehnung des Weichteildefektes wird am besten durch die Dicke eines Vollhauttransplantates nivelliert.

Kombination mit Nahlappenplastik ist möglich, um Restdefekte zu verschließen; diese können entstehen, wenn eine Lappenplastik nicht ausreicht, den Defekt komplett zu verschließen, oder wenn infolge der Tiefenausdehnung der Wunde in einer Region mit dicker Kutis/Subkutis eine kosmetisch störende Stufenbildung am Transplantatrand entsteht (Abb. 1).

Vorteile der freien Vollhauttransplantation

Bei geeigneter Wahl des Entnahmeortes der Spenderhaut sind die kosmetischen Ergebnisse ähnlich denen der Nahplastiken. Farbe und Oberflächentextur der Transplantat-Haut kann der Umgebung des Empfängerortes angepaßt werden. Wird das Transplantat genügend groß gewählt und im Extremitätenbereich während der Einheilungsphase in Funktionsstellung ruhiggestellt, sind keine Kontrakturen zu befürchten (Tabelle 3).

Die Entnahmestelle sollte stets so ausgewählt werden, daß ein primärer Wundverschluß möglich ist und die Narbe leicht zu verbergen ist.

Für die meist kleineren Vollhauttransplantate der Gesichtsregion eignen sich Prä- oder Retroaurikularhaut. Größere Defekte können mit Haut der Zervikal-

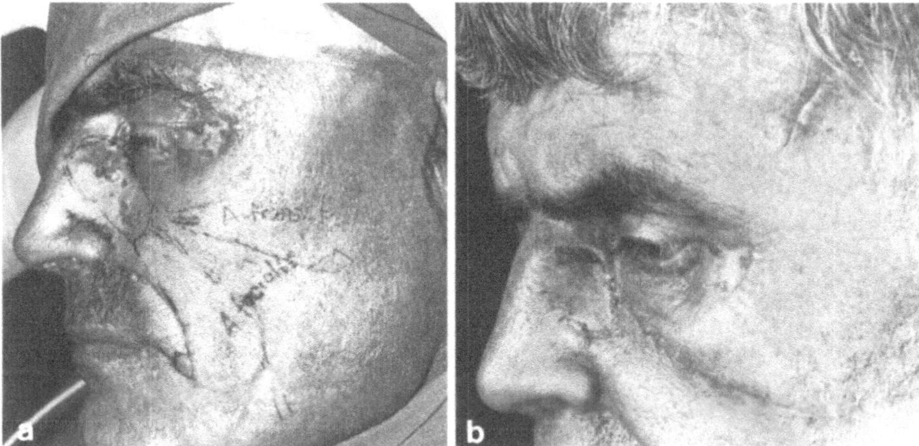

Abb. 1a, b. Kombination von freier Vollhauttransplantation am Nasenrücken und Verschiebelappenplastik an der Wange. Ein Basaliom des Nasenrückens hatte sich bis auf die Wange ausgedehnt. Die Defektdeckung am Nasenrücken wurde durch ein Vollhauttransplantat der homolateralen Präaurikularregion durchgeführt. Um an der Wange eine Stufenbildung wegen der dickeren Kutis/Subkutis zu vermeiden, wurde dieser Restdefekt mittels Verschiebelappenplastik versorgt

Tabelle 2. Indikation zum Einsatz freier Vollhauttransplantate

- Ausgedehnter Weichteildefekt, der nicht primär verschlossen werden kann
- Gut vaskularisierter Grund des Weichteildefektes
- Nahlappenplastiken sind erschwert oder nicht möglich,
  weil entsprechend große Entnahmestellen in Nachbarschaft des Weichteildefektes nicht zur Verfügung stehen,
  weil zur Defektdeckung nur komplizierte Nahplastiken möglich sind, die erheblich größeren technischen und zeitlichen Aufwand erfordern

Tabelle 3. Vorteile der freien Vollhaut-Transplantate

- Entnahmestelle leicht zu verbergen, wenig auffallende Narben
- Keine Kontrakturen, geringer Niveauunterschied
- Passende Oberflächenstruktur bei geeigneter Entnahmestelle
- Operationstechnik entscheidet über erfolgreiches Einwachsen

oder Klavikularregion versorgt werden, im Gesichtsbereich sind die kosmetischen Resultate jedoch nur zufriedenstellend. Zur Deckung großer Weichteildefekte entnehmen wir Haut der Inguinalfalte.

Operative Voraussetzungen für die erfolgreiche Transplantat-Einheilung

Vollhauttransplantate besitzen erhöhte Ernährungsansprüche und erfordern einen optimal gestalteten Wundgrund mit ausreichender Vaskularisation des Wundbettes. Dies setzt schonende Präpariertechnik am Entnahme- und Empfänger-

Tabelle 4. Operative Voraussetzungen für erfolgreichen Einsatz von Vollhaut-Transplantaten

- Schaffen eines gut vaskularisierten Wundgrundes
- Gewebsschonende Präparation des Wundgrundes und Entnahme der Spenderhaut
- Flächendeckende Fixierung des Transplantates im Wundbett
- Ruhigstellung der Extremität durch Gipslongette

ort des Transplantates voraus. Um möglichst wenig Gewebe des Wundbettes zu devitalisieren, sollte der kaltkaustischen Blutstillung die Ligatur vorgezogen werden. Eine sichere Fixierung des Transplantates am Wundgrund verhindert Tangentialbewegungen und ermöglicht das ungestörte Einsprossen von Kapillaren zur endgültigen Ernährung des Transplantates. Im Extremitätenbereich ergänzt die Ruhigstellung im Gips die oben aufgeführten, chirurgischen Maßnahmen (Tabelle 4).

Technik der freien Vollhaut-Transplantation

Anhand einer Bildserie wird die Technik der freien Vollhaut-Transplantation näher erläutert und dargestellt. Auf eine eingehendere Erläuterung der Spalthaut-Transplantattechnik wird verzichtet, da diese seltener Anwendung in der Dermatochirurgie finden.

1. Nach Bestimmung des notwendigen Sicherheitsabstandes in Abhängigkeit vom Wachstumsverhalten und der Malignität des Hauttumors werden die Exzisionslinien eingezeichnet (Abb. 2). Um eine Tumorzellausbreitung über die Lymphgefäße zu verhindern, wird von proximal nach distal präpariert und große Gefäße dargestellt und ligiert. Zur Tiefe hin erfolgt eine vollständige Resektion von Kutis und Subkutis; um ein gut vaskularisiertes Wundbett zu schaffen, werden die gefäßreichen Gewebe Faszie, Periost oder Perichondrium - soweit es die Eindringtiefe des Tumors und die erforderliche Radikalität der Tumorchirurgie erlauben - geschont. Die Blutstillung sollte vornehmlich durch Ligatur mit Catgutfäden der Stärke 4/0 bis 5/0 oder durch Umstechung mit atraumatischem Nahtmaterial erfolgen. Kaltkaustische Blutstillung wird gemieden, um so wenig vitalisiertes Gewebe wie möglich zu schädigen (Abb. 3).
2. Das von einem geeigneten Spenderort entnommene Vollhauttransplantat wird eingepaßt (Abb. 4) und mit Haltefäden am Wundrand fixiert (Abb. 5). Zur Vermeidung von Stufenbildungen ist bei dickem subkutanen Fettgewebe eine Anschrägung des Wundrandes erforderlich.
3. Um großflächige Transplantate auf unebenem Wundgrund oder über Gelenken sicher im Wundbett zu befestigen, hat sich uns folgende Technik bewährt (Abb. 6-9):
   Einzelknopfnähte mit dünnen atraumatischen Vicrylfäden (Stärke 4/0 oder 5/0), die nur das Korium des Vollhauttransplantates und Faszie/Periost/Perichondrium des Wundbettes erfassen, werden an den Stellen angebracht, wo erhöhte Scherkräfte einwirken oder wo Vertiefungen des Wundgrundes vorliegen. Dadurch werden Tangentialbewegungen des Transplantates über dem Wund-

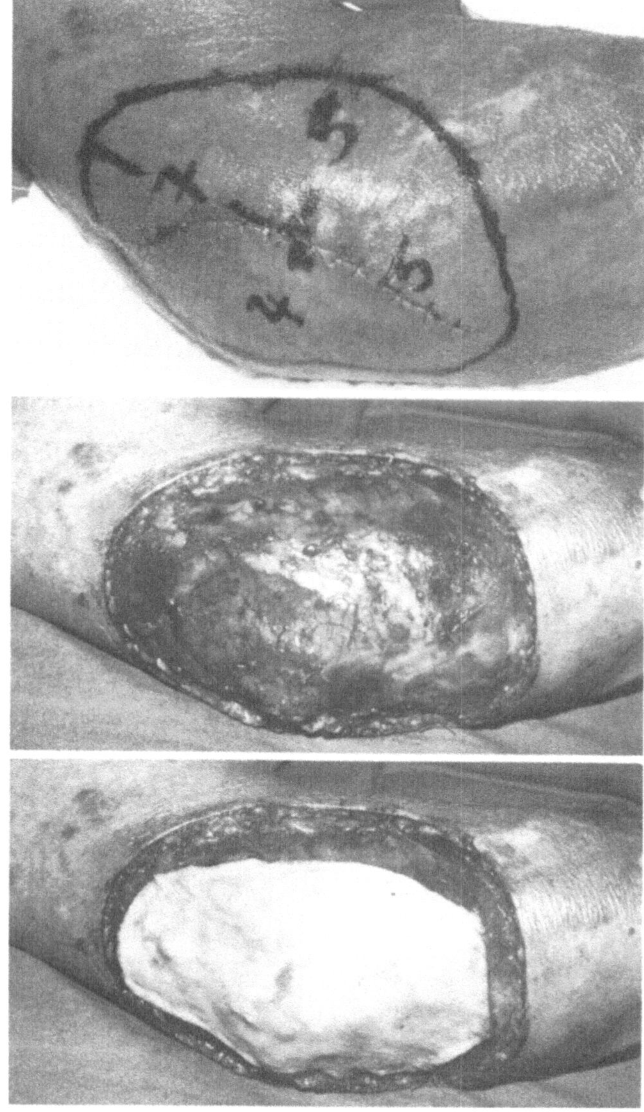

Abb. 2. (oben) Zustand nach Entfernung eines high-risk-Melanoms am rechten Ellbogen. Einzeichnen des Sicherheitsabstandes

Abb. 3. (mitte) Präparation des Wundbetts

Abb. 4. (unten) Einpassen des aus der Leiste entnommenen Vollhauttransplantates

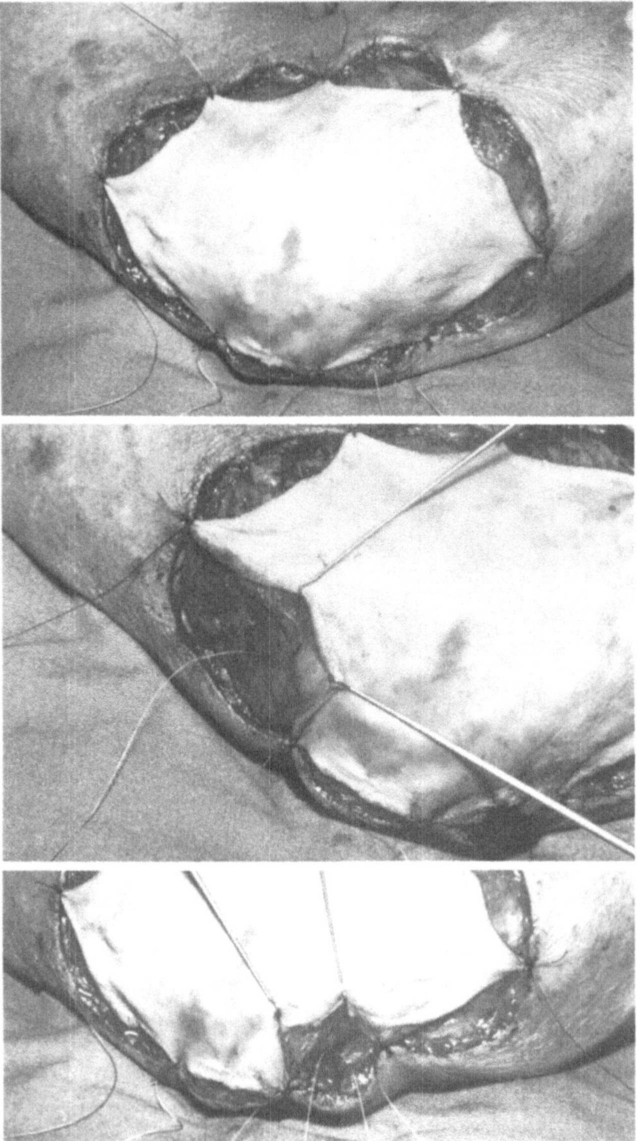

Abb. 5. (oben) Anbringen der Haltefäden

Abb. 6. (mitte) Fixierung des Transplantates am Wundgrund mit Vicrylnaht, die am Wundgrund nur die Faszie erfaßt

Abb. 7. (unten) Fixierungsnaht des Transplantates, die nur das Transplantatkorium erfaßt

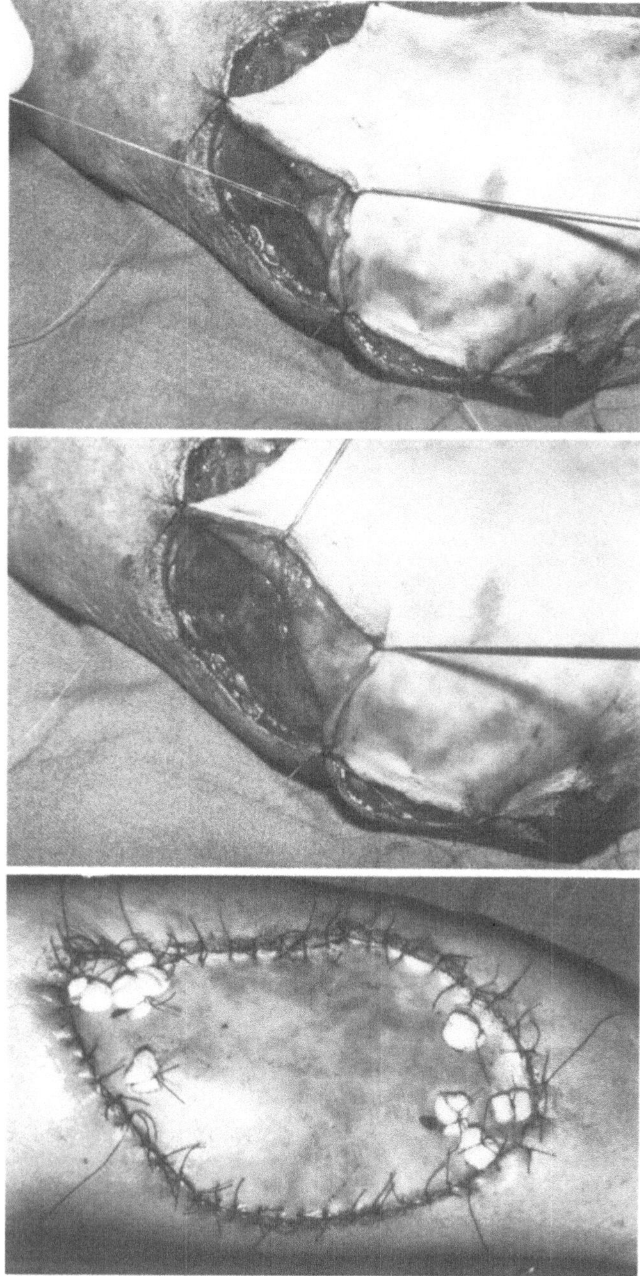

Abb. 8. (oben) Angespannter Fixierungsfaden des Transplantates am Wundgrund

Abb. 9. (mitte) Durch die Fixierungsnaht werden Bewegungen und Abheben des Transplantates vom Wundbett verhindert

Abb. 10. (unten) Fixierung des Transplantates am Wundgrund durch aufgeknüpfte Tupfer

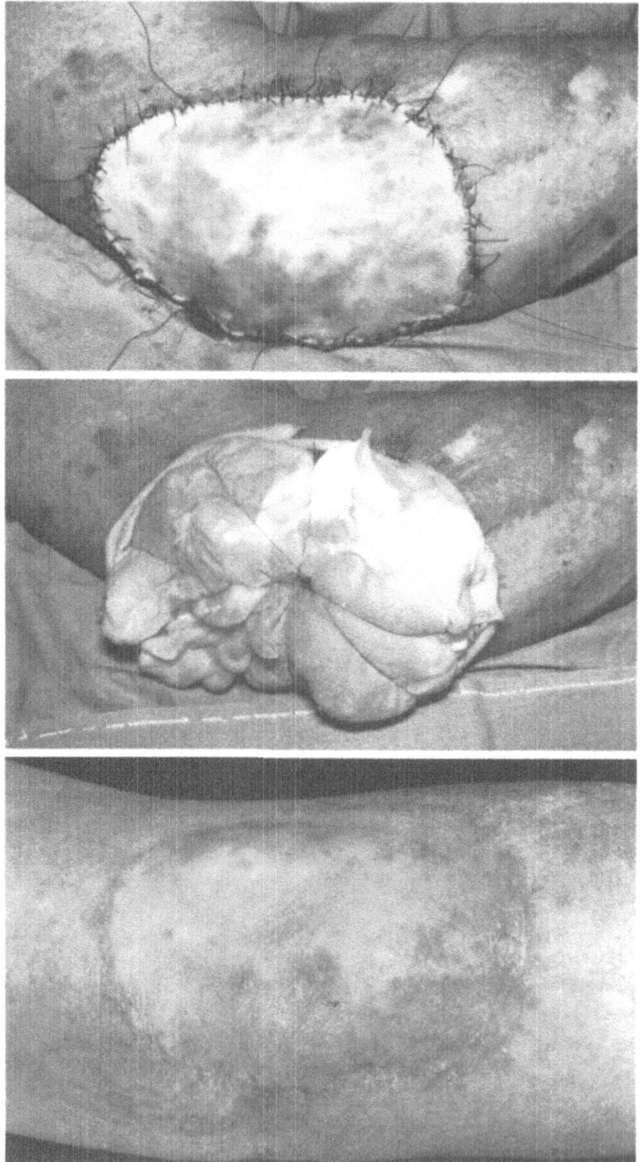

Abb. 11. (oben) Vollständige Wundrand-Adaptation des Transplantates mit Einzelknopfnähten

Abb. 12. (mitte) Mittels der Haltefäden aufgeknüpfter Kompressionsverband

Abb. 13. (unten) Erfolgreich eingeheiltes Vollhauttransplantat mit kosmetisch und funktionell ausgezeichnetem Ergebnis

grund und Höhlen unter dem Transplantat vermieden, die die Einheilung des Transplantates gefährden können.
Diese Nähte können auch mit Umstechung kleiner Wundbettblutungen kombiniert werden.
4. Alternativ können kleine Präpariertupfer aufgeknüpft werden, die jedoch zu Drucknekrosen des Transplantates führen können (Abb. 10).
5. Die vollständige Wundrandadaptation des Vollhauttransplantates zwischen den Haltefäden wird durch Einzelknopfnähte der Fadenstärke 4/0 bis 5/0 abgeschlossen (Abb. 11).
Mit den Haltefäden werden mehrere Lagen aufgeschleuderter Gazekompressen aufgeknüpft, die den Druck über der gesamten Transplantatfläche gleichmäßig verteilen (Abb. 12). Flavin-/Paraffin-getränkte Kompressen unmittelbar über der Transplantatoberfläche verhindern Austrocknung, erhalten die Geschmeidigkeit und polstern zusätzlich die Transplantathaut.
6. Die Beachtung der oben beschriebenen Operationstechniken gewährleistet kosmetisch und funktionell ausgezeichnete Therapieergebnisse (Abb. 13).
7. Ausgedehnte Weichteildefekte können auch mit mehreren Vollhauttransplantaten verschiedener Entnahmeorte problemlos gedeckt werden (Abb. 14).

Die Verwendung von Fibrinklebern kann die Fixierung von Transplantaten erleichtern und den operativen Eingriff verkürzen. Voraussetzung für einwandfreies Gelingen dieser Methode ist Beherrschung der Technik. Die Dicke des Transplantates ist zu berücksichtigen - das Transplantat sollte dünn sein und wenig Korium enthalten [7], so daß dieses Verfahren nur eingeschränkt eingesetzt werden kann.

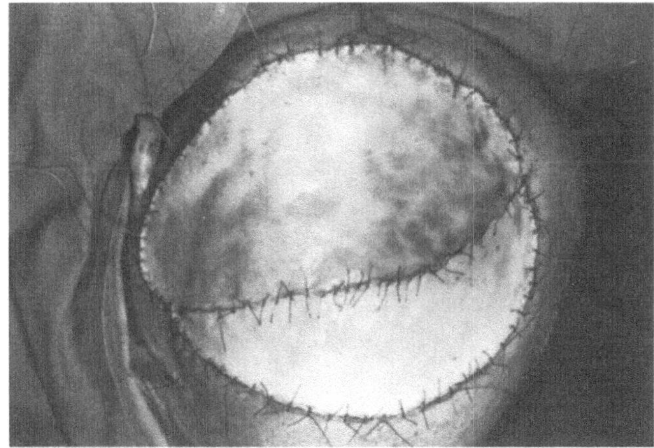

Abb. 14. Verwendung von zwei Vollhauttransplantaten zur Deckung eines großflächigen temporoparietalen Weichteildefektes des Kopfes nach Exzision eines ausgedehnten Lentigo maligna - Melanoms mit Satellitenmetastasen

Diskussion

Freie Transplantate stellen eine Möglichkeit zum Verschluß von Weichteildefekten dar, die nach einiger Übung und etwas Geschick schnell beherrscht wird. Ansprüche an das plastische Vorstellungsvermögen, das bei Planung von Nah- oder Fernlappenplastiken erforderlich ist, sind nicht nötig.

In der Dermatochirurgie werden Vollhauttransplantate gegenüber den Spalthauttransplantaten wegen der kosmetisch und funktionell besseren Resultate bevorzugt. Die operationstechnischen Vorteile der Vollhauttransplantate sollten jedoch stets in einem ausgewogenen Verhältnis zu gewissen kosmetischen Nachteilen stehen, andernfalls ist eine Lappenplastik oder ein gestielter Fernlappen zu bevorzugen [5].

Nach Tumorentfernung im Gesichtsbereich sind meist kleinere Vollhauttransplantate erforderlich. Diese Operationen können ausschließlich in Lokalanästhesie und meist ambulant durchgeführt werden, so daß sich diese Technik gerade für den niedergelassenen, dermatochirurgisch erfahrenen Dermatologen anbietet [3, 8].

Literatur

1. Allgöwer M, Krupp S (1976) Plastische Chirurgie. In: Allgöwer M (Hrsg) Allgemeine und spezielle Chirurgie. Springer, Berlin Heidelberg New York, S 461-468
2. Burton FE (1982) Principles of Nasal Reconstruction. J Dermatol Surg Oncol 8: 7, 568-574
3. Esser B (1984) Operative Therapie von Basaliomen in der Praxis. In: Müller RPA, Friedrich HC, Petres J (Hrsg) Operative Therapie im Kopf-Hals-Bereich. Springer, Berlin Heidelberg New York Tokyo, S 255-258
4. Green M, O'Connor NE, Mulliken JB, Banks-Schlegel S (1981) Grafting of Burns with Cultured Epithelium prepared from Autologous Epidermal Cells. Lancet 1: 75-78
5. Field LM (1980) The preauricular Site for Donor Grafts of Skin: Advantages, Disadvantages, and Caveats. J Dermatol Surg Oncol 6: 1, 40-44
6. Klasen HJ (1981) History of Free Skin Grafting. Springer, Berlin Heidelberg New York
7. Neukam D (1984) Fehler und Komplikationen bei freien Hauttransplantaten unter Anwendung von Fibrinkleber. In: Konz B, Braun-Falco O (Hrsg) Komplikationen in der operativen Dermatologie. Springer, Berlin Heidelberg New York Tokyo, S 87-91
8. Welke S (1979) Defektverschluß im Gesicht durch Vollhauttransplantation aus dem Gesicht. In: Salfeld K (Hrsg) Operative Dermatologie. Springer, Berlin Heidelberg New York, S 73-76

Kombinierte Lappenplastiken und Regionallappenplastiken

R. P. A. Müller und J. Petres*

Zusammenfassung

In der operativen Dermatologie gehören die Methode der kombinierten Lappenplastik und der Typ des zentralgefäßversorgten Regionallappens zu den technisch schwierigsten Operationen. Sind, ästhetische Einheiten übergreifende, Exzisionsdefekte zu decken, dann erbringen oftmals kombinierte Lappenplastiken die besten kosmetischen Resultate. Dabei ist zu berücksichtigen, daß die Teildefektdeckung jeweils aus der dazugehörenden ästhetischen Einheit ausgeführt wird; somit werden die natürlichen Grenzen der ästhetischen Einheiten erhalten.

Die Ultraschall-Doppler-Sonografie wird zum unentbehrlichen Accessoir der Planung zentralgefäßversorgter Regionallappenplastiken sowie deren Kontrolle während der Einheilphase. Durch die Kenntnis der Gefäßverläufe können extrem schmalbasige Lappen geplant und präpariert werden, dies hat zur Folge, daß die Lappenentnahmestellen weitgehend primär geschlossen werden können.

Beide Techniken, sowohl die kombinierte Lappenplastik als auch die gefäßversorgte Regionallappenplastik, erfordern vom Operateur ein besonders hohes Maß an ästhetischem Einfühlungsvermögen. Nur dann ist gewährleistet, daß bei mehreren zur Diskussion stehenden Möglichkeiten der Defektdeckung die optimalste Lösung hinsichtlich des funktionellen und ästhetischen Resultates gefunden wird.

Kombinierte Lappenplastiken

Für die kombinierten Lappenplastiken gelten prinzipiell die gleichen Bedingungen wie für einfach ausgeführte Plastiken - gleichgültig, ob eine Nahlappenplastik mit einer Nahlappenplastik oder eine Nahlappenplastik mit einer regionalen Lappenplastik kombiniert werden.

Kombinierte Lappenplastiken werden oft dort notwendig, wo Exzisionsdefekte zwei oder mehrere ästhetische Einheiten involvieren. Die kombinierten Lappenplastiken werden dann so geplant, daß eine Teildefektdeckung mit einer Lappenplastik aus der jeweils dazugehörigen ästhetischen Einheit erfolgt. Die Berührungskanten der kombinierten Lappenplastiken bilden somit die Grenzen der ästhetischen Einheiten.

Kombinierte Lappenplastiken erfordern vom Operateur ein besonders hohes Maß an ästhetischem Einfühlungsvermögen und setzen die absolute Beherrschung der einzelnen Lappentechniken voraus. Bei der Ausführung dieser Technik ist auf ein äußerst atraumatisches Hantieren besonderer Wert zu legen, da zumeist zwei oder mehrere distal gelegene und damit bradytrophe Lappenränder aneinander stoßen. In dieser Tatsache liegt manchmal eine Wundheilungsverzögerung oder Wundheilungsstörung begründet.

Die beiden von uns demonstrierten Fälle zeigen einerseits eine Kombination einer U-Lappenplastik kombiniert mit einer Verschiebelappenplastik (vgl. Abb. 1a-f) und andererseits die Kombination einer Schwenklappenplastik mit einer Drehlappenplastik (vgl. Abb. 2a-f).

* Herrn C. van Velzen danken wir für die fotografische Dokumentation

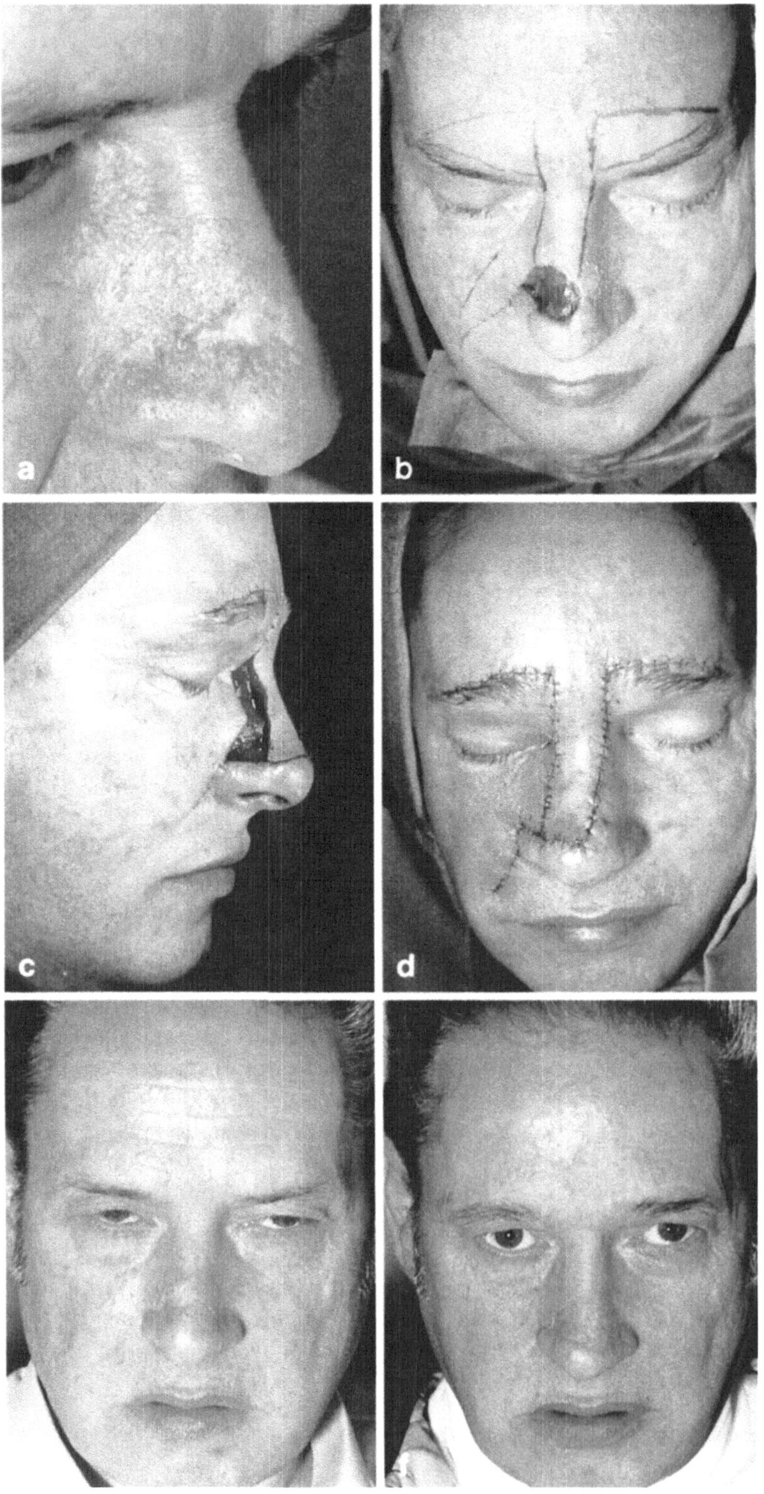

Abb. 1 a–f

Regionallappenplastik

Die Regionallappenplastik nimmt eine Zwischenstellung ein - einerseits erfüllt diese Technik weitgehend Bedingungen der Nahlappenplastiken (wie z. B. hautähnlicher Struktur, Textur und Kolorit) und andererseits können mit dieser Plastik bestimmte Strukturen „überbrückt“ oder „untertunnelt“ werden (vgl. Abb. 3 a-f und Abb. 4 a-f).

Die Regionallappenplastiken werden, wenn immer möglich, mit zentralversorgenden Gefäßen geplant und ausgeführt.

◁ **Abb. 1.** **a** Schwerabgrenzbares, sklerodermieformes Basaliom im Bereich des Nasenrückens und des rechten Nasenflügels. **b** Exzisionsdefekt vom Nasenrücken bis zur rechten Nasolabialfalte reichend. Planung einer kombinierten Lappenplastik zur Defektdeckung. Kombination einer U-Lappenplastik zur Teildefektdeckung im Bereich des Nasenrückens sowie geplante Schwenklappenplastik zur Defektdeckung im Bereich des rechten Nasenflügels. **c** Präparation und Einbringen der U-Lappenplastik im Bereich des Nasenrückens. Intraoperativ zeigte sich, daß der Restdefekt mit einer Verschiebelappenplastik besser zu schließen war als mit der geplanten Schwenklappenplastik. **d** Präparation und Einbringen der Verschiebelappenplastik aus dem Bereich der rechten Nasolabialfalte und der rechten Wange. Zustand bei Operationsende. **e, f** Präoperativer Zustand und postoperatives Ergebnis 6 Monate nach dem Eingriff

Abb. 2 (s. S. 88). **a** Makroskopisch schwer abgrenzbares Basaliom im Bereich des linken Unterlids, der linken Nasenfläche sowie Übergreifen auf die linke Wange im Jochbeinbereich. **b** Nach histologischer in-toto-Exzision des Basalioms resultierte ein Exzisionsdefekt, welcher am Rande von drei ästhetischen Einheiten lokalisiert war. Zur Defektdeckung boten sich verschiedene Techniken an. Einerseits der mediane Stirnlappen und andererseits eine Verschiebelappenplastik von caudal. Die Ausführung des medianen Stirnlappens hätte eine längere Hospitalisierung des Patienten mit sich gebracht. Bei der Wahl der caudalen Verschiebelappenplastik wäre eine technikbedingte Vergrößerung des Exzisionsdefektes im Bereich des linken Jochbeines notwendig geworden. Die dritte und ausgeführte Technik einer kombinierten Lappenplastik, bestehend aus einer Schwenklappenplastik und einer Drehlappenplastik, versprach in ästhetischer Hinsicht das beste Ergebnis. **c** Präparation und Einbringen der Schwenklappenplastik aus dem Bereich der rechten Nasolabialfalte sowie der rechten Wange. **d** Restdefektdeckung mittels einer Drehlappenplastik aus dem Nasenrückenbereich. **e, f** Präoperativer und postoperativer Zustand 8 Monate nach dem Eingriff

Abb. 3 (s. S. 89). **a** Ulceriertes Basaliom im Bereich des Cavum conchae. Planung einer präaurikulären Tunnellappenplastik. **b** Präparation der präaurikulären regionalen Lappenplastik zur Deckung des Exzisionsdefektes im Bereich des Cavum conchae. **c** Nach Präparation des Tunnels Durchzug der Regionallappenplastik. **d** Nachdem die caudalen Teile der Tunnellappenplastik desepithelisiert wurden, erfolgte die Einpassung der Tunnellappenplastik in den Exzisionsdefekt im Bereich des Cavum conchae. Die Entnahmestelle des Tunnellappens im präaurikulären Bereich wurde mittels Dehnungsplastik primär geschlossen. **e, f** Präoperativer und postoperativer Zustand. Das postoperative Ergebnis wurde ein Jahr nach dem Eingriff fotodokumentiert

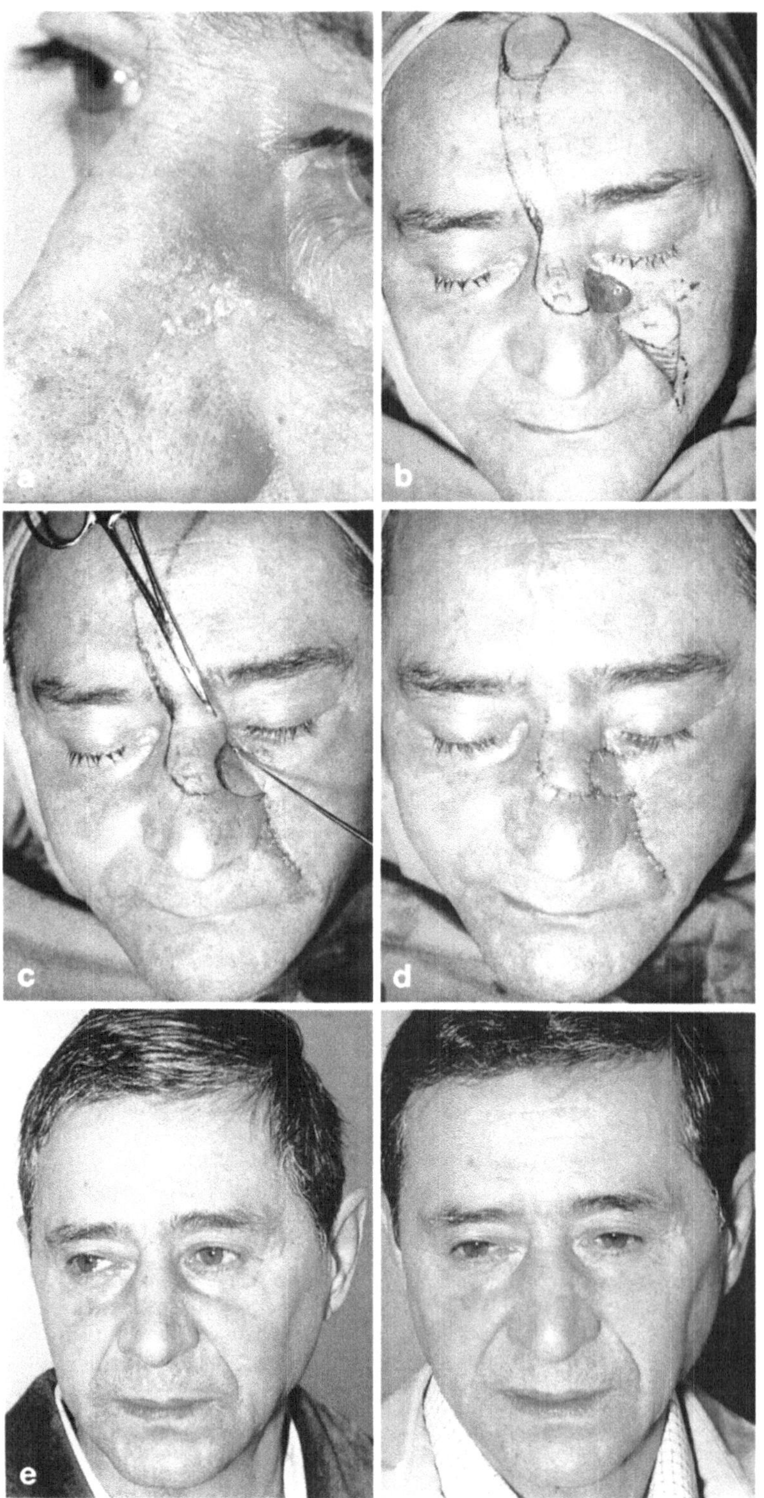

Abb. 2a–f
(Legende s. S. 87)

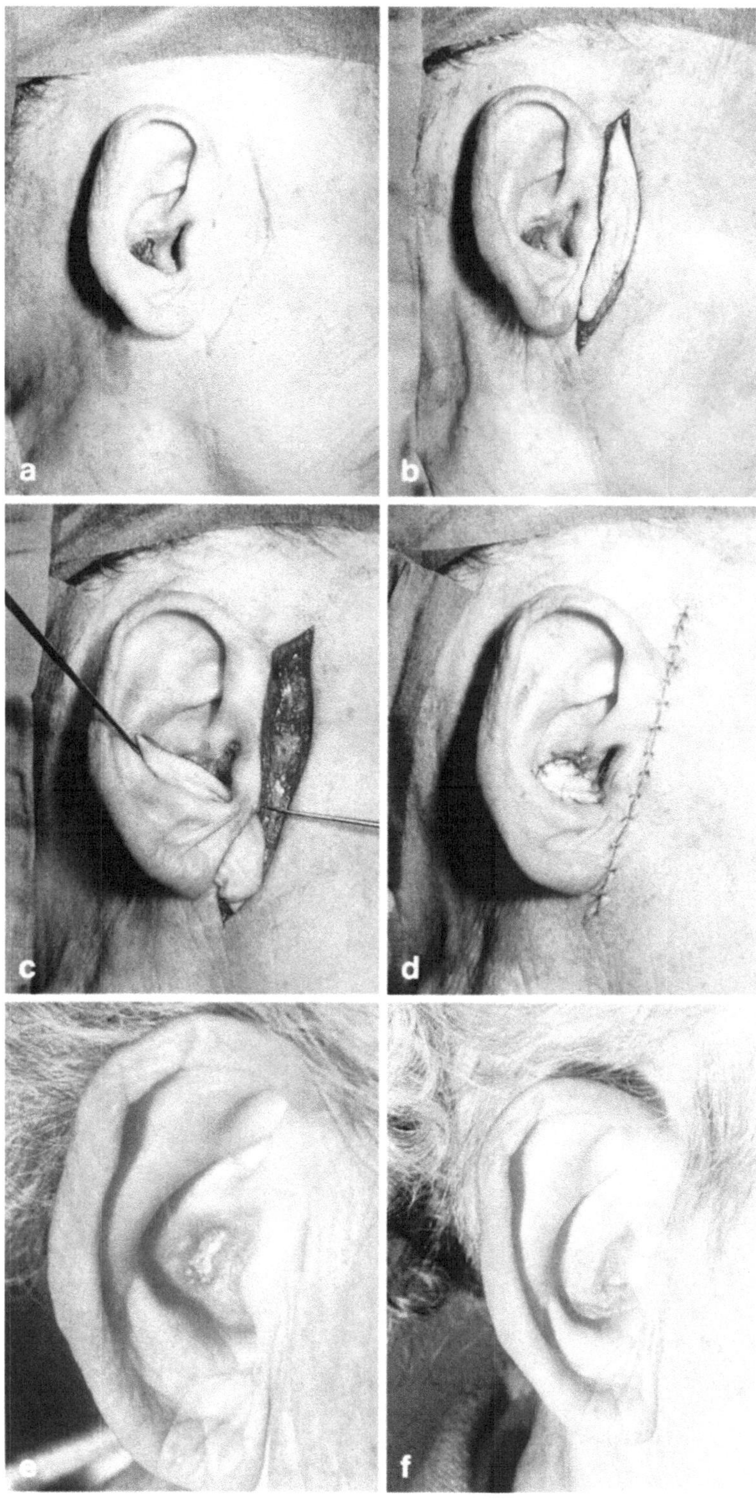

Abb. 3a–f
(Legende s. S. 87)

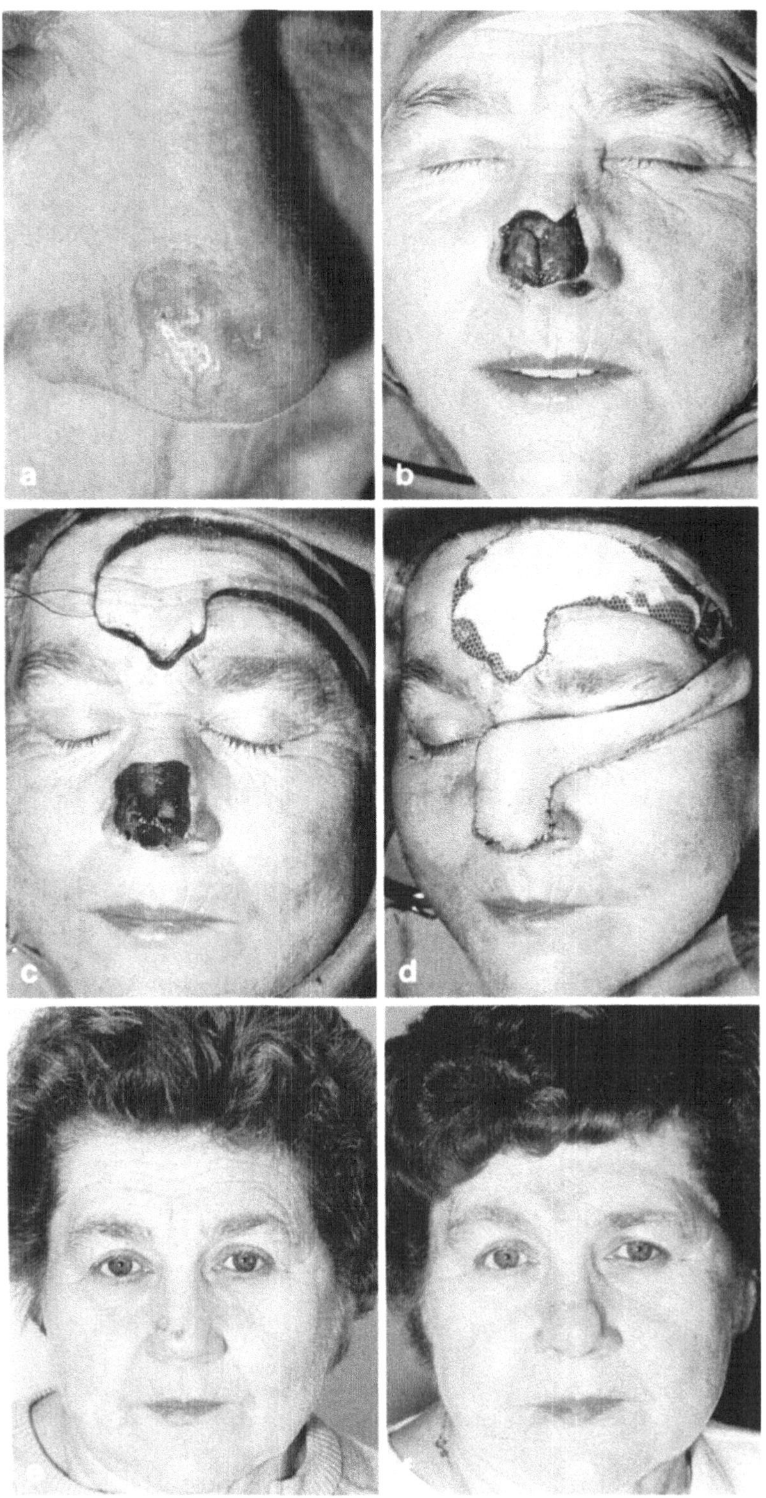

Abb. 4a–f

Die Planung der gefäßversorgten Regionallappen wird bei uns mit Hilfe der Ultraschall-Doppler-Sonografie vorgenommen. Dadurch wird zum einen die Blutversorgung und -entsorgung sichergestellt und zum anderen kann man das Breiten-Längenverhältnis des Lappens zu Gunsten der Lappenlänge verschieben.

Häufigster Typ der gefäßversorgten Regionallappenplastik ist der mediane und laterale Stirnlappen zur Rekonstruktion ausgedehnter Exzisionsdefekte im Bereich der Nase (vgl. Abb. 5a-c und Abb. 6a-h).

Neben den Stirnlappenplastiken können auch die Temporallappenplastik und diverse Visierlappenplastiken als zentralgefäßversorgte Regionallappenplastiken mit Hilfe der Ultraschall-Doppler-Sonografie geplant und ausgeführt werden.

Je nach topografischer Lage und Ausdehnung des Exzisionsdefektes können die Stiele der zentralversorgten Regionallappenplastiken nach dem Einheilen entweder rückverlegt oder direkt abgetrennt werden (vgl. Abb. 5a-c).

Mit Hilfe der Ultraschall-Doppler-Sonografie können die individuellen Gefäßverläufe bei der Lappenplanung so optimal einbezogen werden, daß die Lappenbasis so eng gehalten werden kann, daß ein primärer Verschluß der Lappenentnahmestelle möglich wird. Dadurch entfällt die Rückverlagerung eventuell kombiniert mit einer Hauttransplantation.

Nicht nur zur Planung der zentralversorgten Regionallappenplastik sondern auch zur postoperativen Kontrolle während der Einheilphase des Regionallappens kann die Ultraschall-Doppler-Sonografie herangezogen werden (vgl. Abb. 6d).

Die regionalen Lappenplastiken, und vornehmlich die zentralgefäßversorgten Typen, gehören zu den technisch schwierigsten Operationen in der operativen Dermatologie und sind einerseits zeitlich wie pflegerisch sehr aufwendig, erbringen aber andererseits in ihrer gekonnten Ausführung, sowohl funktionell wie ästhetisch, die besten Resultate.

◁ **Abb. 4. a** Ausgedehntes, makroskopisch schwer abgrenzbares Basaliomrezidiv im Bereich der Nasenspitze und des Nasenrückens. **b** Zustand nach erster Exzision. Histologisch ergaben sich Tumorformationen im cranialen Absetzungsrand. Daher erneute Nachexzision. **c** Zustand nach vollständiger, histologisch gesicherter Tumorentfernung. Es resultierte ein ausgedehnter Exzisionsdefekt im Bereich der Nasenspitze und des Nasenrückens. Präparation eines gefäßversorgten Visierlappens. Die Gefäßversorgung der Plastik erfolgt über Äste der Arteria temporalis, in diesem Falle durch den Ramus frontalis. **d** Einpassen der Visierlappenplastik und passagere Defektdekkung der Entnahmestelle mittels synthetischen Hautersatzmaterials. (Cutinova plus®, Beiersdorf). **e, f** Präoperativer Zustand und postoperatives Ergebnis ein Jahr nach dem Eingriff

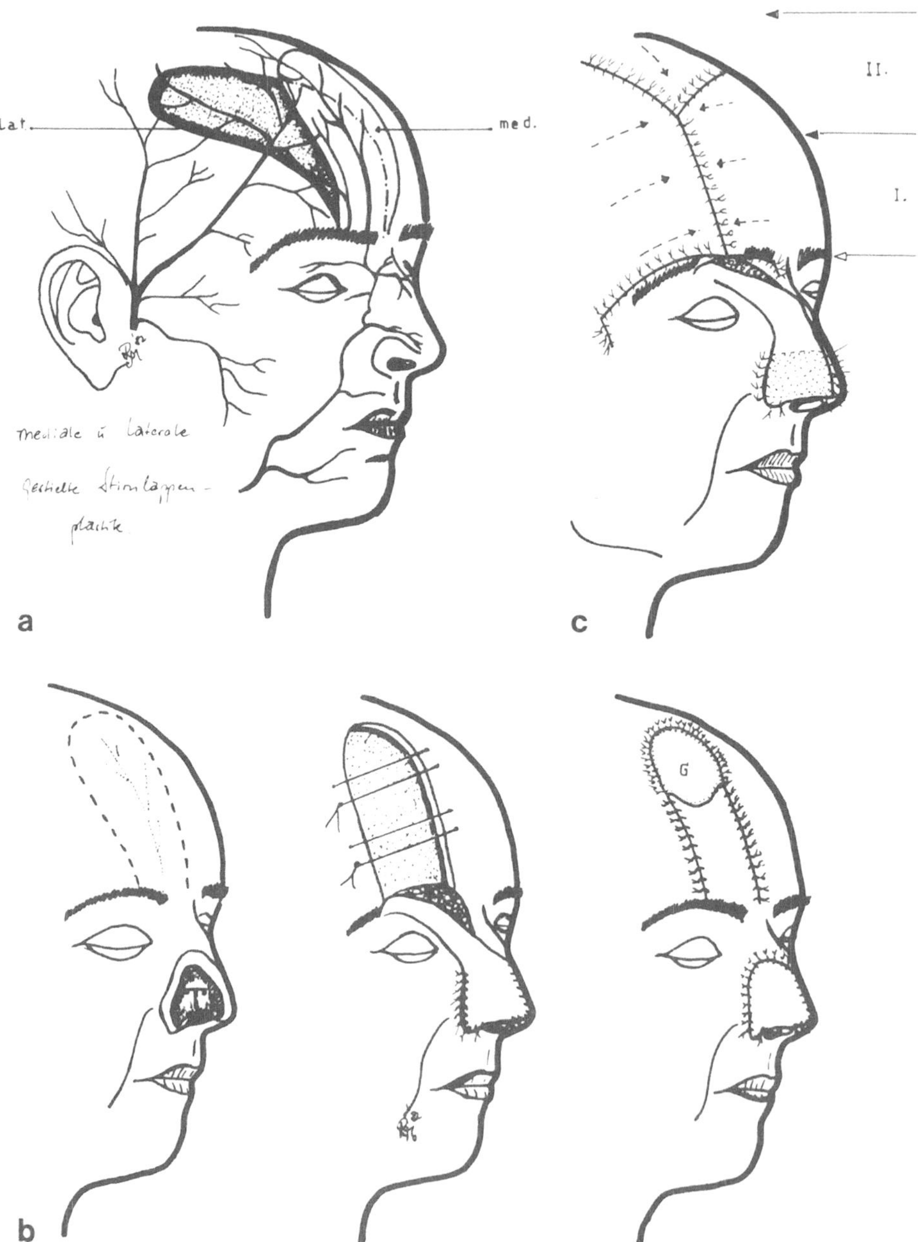

Abb. 5. a Planung der medialen oder lateralen Stirnlappenplastik. Die Versorgung der medialen Stirnlappenplastik erfolgt über die supraorbitalen und -trochlearen Gefäße. Die laterale Stirnlappenplastik wird sowohl aus den supraorbitalen Gefäßen als auch aus Anastomosen der Temporalgefäße mit den Supraorbitalgefäßen versorgt. Der genaue Gefäßverlauf kann präoperativ mit Hilfe der Ultraschall-Doppler-Sonographie dedektiert werden. **b** Schematische Darstellung der Ausführung einer medialen Stirnlappenplastik. Der am Nasenflügel belassene Teil der Plastik wird im Stirnbereich durch ein freies Transplantat „G" ersetzt. **c** Alternativ zum freien Hauttransplantat kann bei schmalen Stirnlappenplastiken die Lappenentnahmestelle durch eine Verschiebung nach ausreichender Mobilisierung primär geschlossen werden. In diesem Falle wird nach Einheilung des distalen Lappenanteiles in den Nasendefekt nur noch der versorgende Teil der Stirnlappenplastik abgetrennt

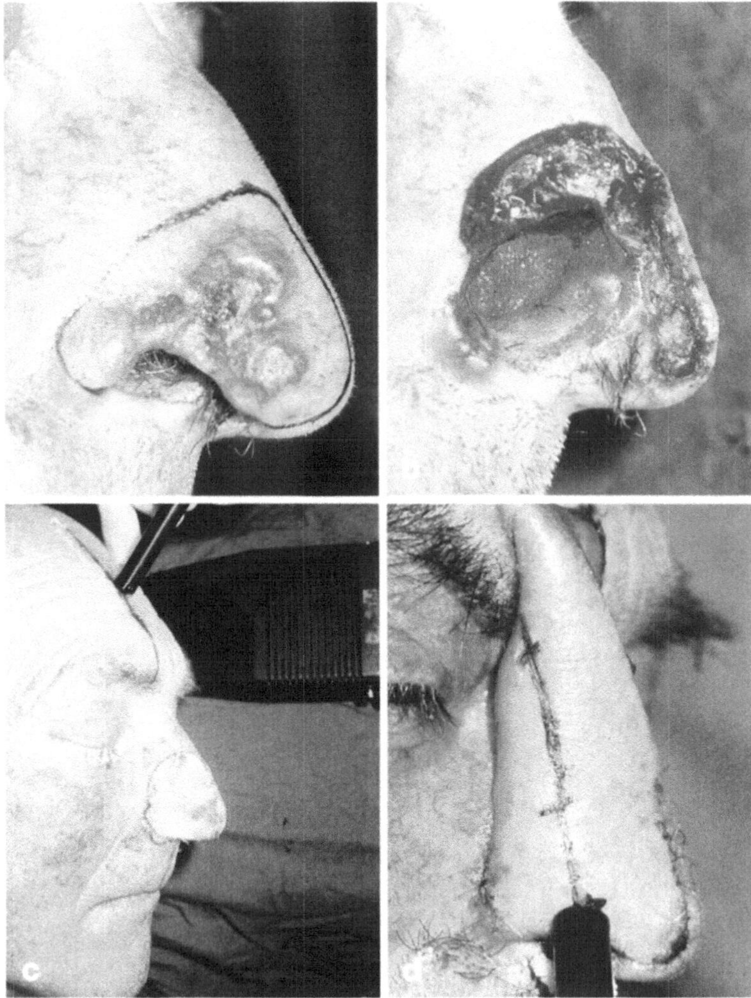

Abb. 6. **a** Ausgedehntes Basaliomrezidiv im Bereich des rechten Nasenflügels. **b** Penetrierender Exzisionsdefekt nach Ablatio des gesamten rechten Nasenflügels. **c** Passagere Defektdeckung mittels synthetischem Hautersatzmaterial bis zur histologischen Sicherung der in-toto-Exzision des Tumors. Präoperative Planung des medianen Stirnlappens mit Hilfe der Ultraschall-Doppler-Sonografie. Zur Innenauskleidung der Nase wurde der mediane Stirnlappen mit einem freien Spalthauttransplantat unterfüttert. **d** Zustand nach Einpassung des medianen Stirnlappens und Kontrolle der zentralen Gefäßversorgung mit Hilfe der Ultraschall-Doppler-Sonde

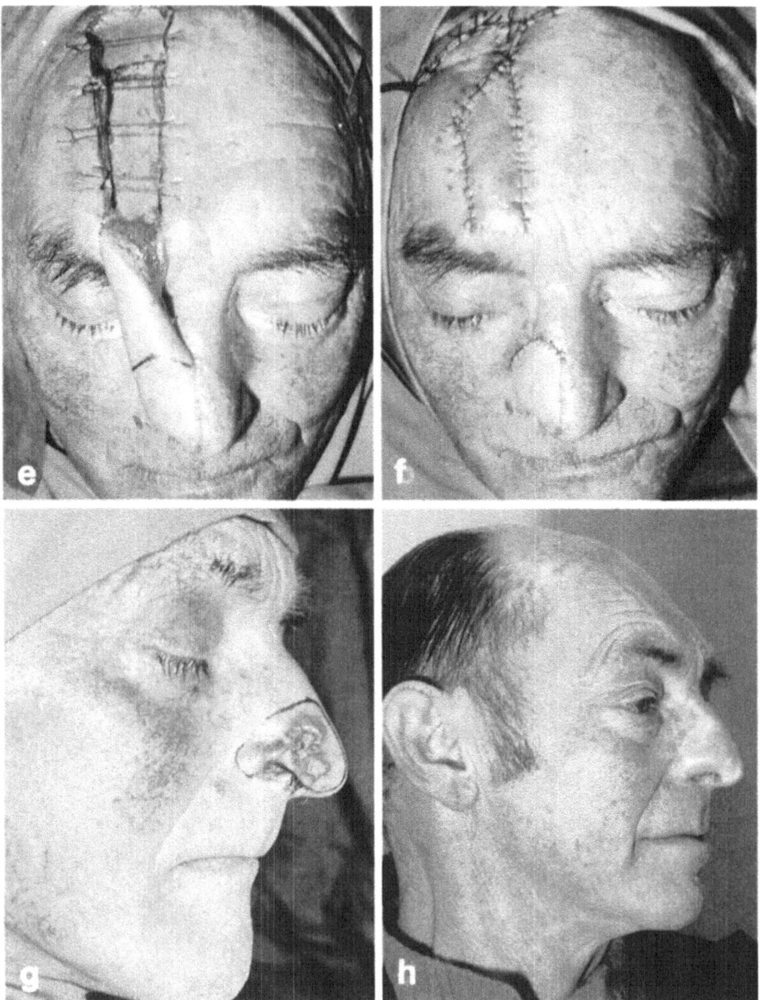

Abb. 6. **e** Nach Einheilung der medianen Stirnlappenplastik Vorbereitung zur Stieldurchtrennung und Rückverlagerung. Die Entnahmestelle des medianen Stirnlappens wurde passager mit synthetischem Hautersatzmaterial abgedeckt. **f** Rückverlagerung des Stieles der medianen Stirnlappenplastik und Modellierung im Nasenbereich. Der Restdefekt im Stirnbereich wurde mittels einer Rotationslappenplastik gedeckt. **g, h** Präoperativer Zustand und postoperative Ergebnisse zwei Jahre nach dem Eingriff. Kein Hinweis auf ein lokales Rezidiv

Literatur

1. Friederich HC, Vogt E, Effendy I, Steinke U (1984) Plastische Eingriffe zur Deckung runder Defekte. In: Müller RPA, Friederich HC, Petres J (Hrsg) Operative Dermatologie im Kopf-Hals-Bereich. Fortschritte der operativen Dermatologie, Band 1. Springer, Berlin Heidelberg New York Tokyo, S 244-251
2. Grabb WC (1979) Basic techniques of plastic surgery. In: Grabb WC, Smith JW (Eds) Plastic surgery, dritte ED. Little Brown and Company, Boston, pp 3-75
3. Jend-Rossmann I, Pfeifer G, Höltje W-J (1982) Die Doppler-Sonographie als Grundlage der Bildung von Gefäßstiellappen für die Deckung von Gesichtsdefekten. In: Pfeifer G, Schwenzer N (Hrsg) Fortschritte der Kiefer- und Gesichts-Chirurgie, Band 27, Maligne Epitheliome der Gesichtshaut. G. Thieme, Stuttgart New York, S 43-47
4. Konz B (1979) Operative Techniken, Wundverschlußmöglichkeiten, Auswahl, Kriterien je nach Art und Lokalisation der Veränderung. In: Salfeld K (Hrsg) Operative Dermatologie. Springer, Berlin Heidelberg New York, S 11-21
5. Konz B (1984) Lappenplastiken: Vermeidbare Fehler und Komplikationen. In: Konz B, Braun-Falco O (Hrsg) Komplikationen in der operativen Dermatologie. Springer, Berlin Heidelberg New York, S 93-102
6. Müller RPA, Petres J (1984) Semimaligne und maligne Tumoren der Haut im Kopf-Hals-Bereich. In: Müller RPA, Friederich HC, Petres J (Hrsg) Operative Dermatologie im Kopf-Hals-Bereich. Fortschritte der operativen Dermatologie, Band 1. Springer, Berlin Heidelberg New York Tokyo, S 23-68
7. Petres J, Hundeiker M (1975) Korrektive Dermatologie - Operationen an der Haut. Springer, Berlin Heidelberg New York
8. Riediger D, Schmelzle R, Schwenzer N (1982) Rekonstruktive Maßnahmen nach Exzision von Basaliomen und Spinaliomen der Nase. In: Pfeifer G, Schwenzer N (Hrsg) Fortschritte der Kiefer- und Gesichts-Chirurgie, Band 27, Maligne Epitheliome der Gesichtshaut. G. Thieme, Stuttgart New York, S 77-81
9. Schwenzer N (1979) Prinzipien der Lappenplastiken im Gesichtsbereich. In: Salfeld K (Hrsg) Operative Dermatologie. Springer, Berlin Heidelberg New York, S 79-86

Operationstaktische Besonderheiten bei der Behandlung von Hauttumoren

H. Winter, N. Sönnichsen und W. Lehnert*

Zusammenfassung

Nach operativer Entfernung maligner und semimaligner Tumoren der Haut wird allgemein der primäre definitive Defektverschluß angestrebt. In ausgewählten Fällen sollte die Möglichkeit eines zweizeitigen operativen Vorgehens mit nachfolgender Sekundärplastik bereits bei der Operationsplanung erwogen werden. In diesem Zusammenhang kann durch Anwendung von Polyurethan-Weichschaumpräparaten als temporärer Hautersatz zur Interimsdeckung sowie zur Wundreinigung und Granulationsanregung das Spektrum der therapeutischen Möglichkeiten auch auf dem Gebiet der Hauttumorchirurgie erweitert werden. Ein derartiges operationstaktisches Vorgehen hat sich besonders bei Patienten mit eingeschränkter Belastbarkeit und im Rahmen der mikroskopisch kontrollierten Chirurgie bewährt. Selbst bei Problemfällen mit ungünstigen Vorbedingungen für primäre plastisch-rekonstruktive Eingriffe (z. B. Infektionsgefährdung, Gewebsschädigung) kann durch entsprechende Vorbehandlung (Wundkonditionierung) ein transplantationsgerechtes Wundareal erzielt werden. Darüber hinaus sind bei bestimmter Lokalisation der Exzisionsgebiete durch Wundkonditionierung und Sekundärplastik bessere funktionelle und ästhetische Spätergebnisse zu erwarten.

Nach operativer Entfernung maligner und semimaligner Tumoren der Haut wird allgemein der primäre definitive Defektverschluß angestrebt. In ausgewählten Fällen, in denen die primäre Defektdeckung nur schwer möglich oder risikoreich ist, sollte die Möglichkeit eines zweizeitigen operativen Vorgehens mit nachfolgender Sekundärplastik bereits bei der Operationsplanung erwogen werden. Zur Interimsdeckung sowie zur Wundreinigung und Granulationsanregung haben sich aufgrund ihrer guten biologischen und materialtechnischen Eigenschaften temporäre synthetische Hautersatzpräparate aus Polyurethan-Weichschaum bewährt. Durch Einsatz dieser Präparate konnte auf dem Gebiet der Hauttumorchirurgie das Spektrum der therapeutischen Möglichkeiten erweitert werden [2, 4, 5, 9, 10].

Tumorchirurgische Eingriffe bei Patienten mit eingeschränkter Belastbarkeit

Bei Patienten mit eingeschränkter Belastbarkeit - z. B. mit schweren Begleiterkrankungen, besonders aber in der Alterschirurgie - ist es vorteilhaft, einen notwendigen tumorchirurgischen Eingriff in mehrere kleinere, weniger belastende Teileingriffe aufzuteilen (Abb. 1a-d). Die primäre Operationszeit wird verkürzt und das Operationstrauma gemindert. Ein derartiges mehrzeitiges operatives Vorgehen ist dann erforderlichenfalls auch in Lokalanästhesie und evtl. auch unter ambulanten Bedingungen möglich [10].

* *Danksagung*. Frau Renate Rust, Mitarbeiterin der zentralen Fotoabteilung der Charité, danken wir für die Anfertigung der fotografischen Aufnahmen

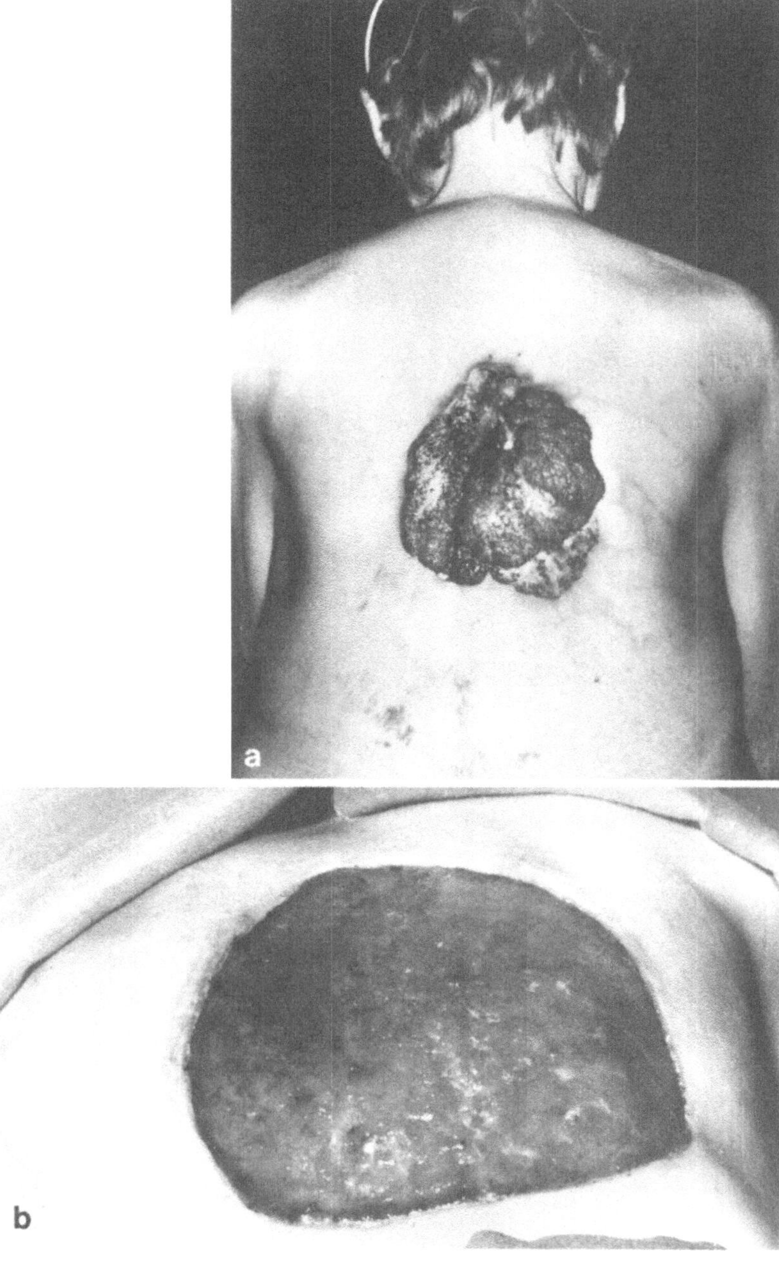

Abb. 1. a 74jährige Patientin mit verwildertem Basaliom am Rücken. Wegen kardialer und pulmonaler Insuffizienz nachfolgende Operationen in Lokalanästhesie. **b** Sauberes und frisches Granulationsgewebe im Hautniveau 3 Wochen nach Tumorexzision und Konditionierung mit SYSpurderm bei täglichem Verbandwechsel. **c** (s. S. 98) Meshgraft-Plastik. **d** Ergebnis 1 Jahr nach der Erstoperation

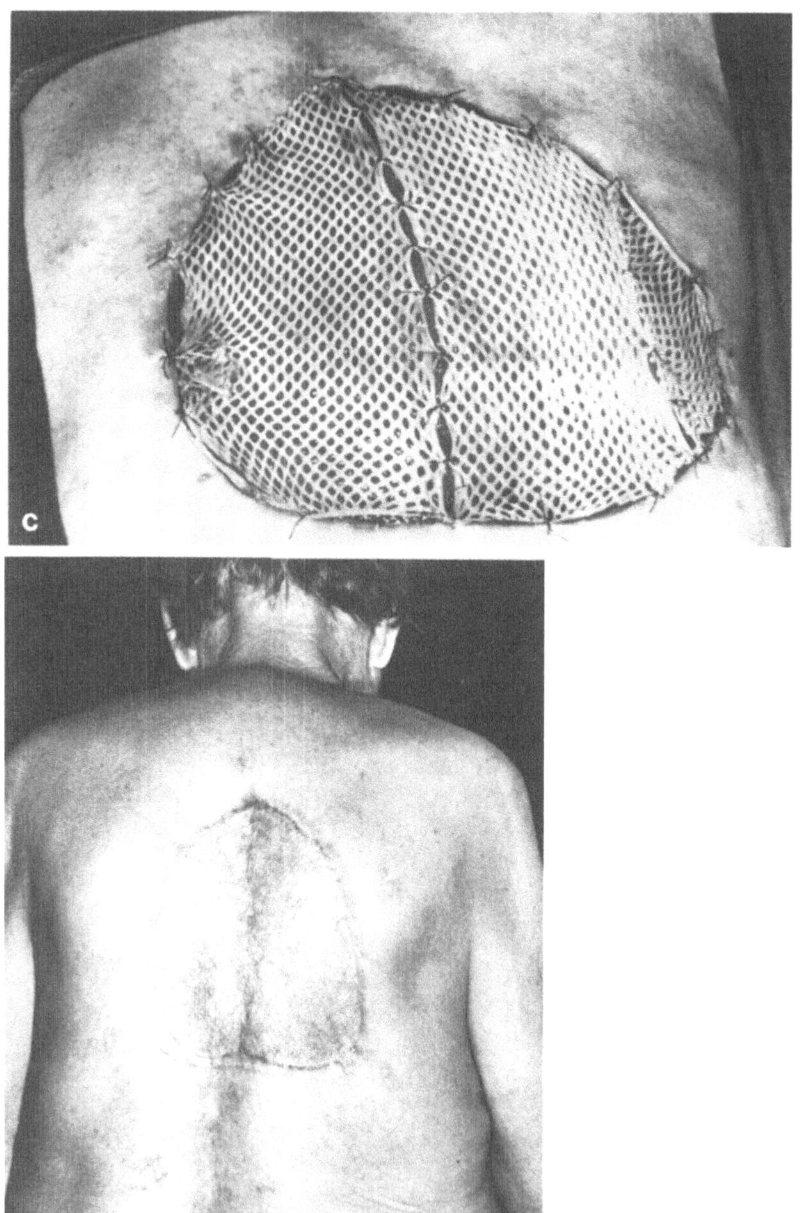

Abb. 1c,d (Legende s. S. 97)

Interimsdeckung im Rahmen der mikroskopisch kontrollierten Chirurgie (MKC)

In der Basaliomchirurgie - bei sklerodermiform wachsenden Basaliomen und Rezidivtumoren - ist die MKC heute die Therapie der Wahl [1, 4, 5, 10]. Aber auch bei anderen malignen und semimalignen Tumorformen der Haut, bei denen makrosko-

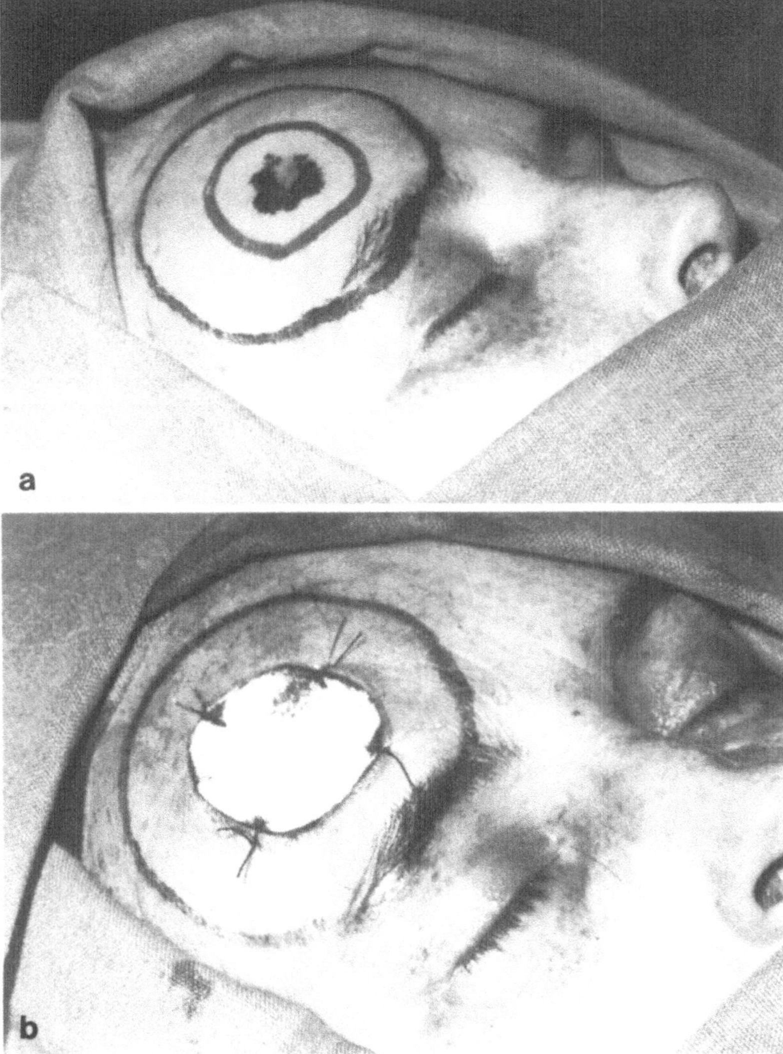

Abb. 2. **a** 49jährige Patientin mit melanomverdächtiger Veränderung an der Stirn rechts. Eingezeichnete Exzisionsgrenzen. **b** Temporäres Abdecken mit SYSpur-derm nach Exzisionsbiopsie, da durch intraoperative Schnellschnittuntersuchung keine sichere Beurteilung möglich. **c** (s. S. 100) Die Paraffinschnittuntersuchung ergab ein oberflächlich spreitendes Melanom (Clark level I-II, Tumordicke 0,3 mm). Deshalb Nachexzision und 2wöchige Konditionierung mit synthetischem Hautersatz. Transplantationsgerechter Granulationsrasen im Hautniveau. **d** Ergebnis ein halbes Jahr nach der Transplantation

pisch die Tumorgrenzen nicht mit Sicherheit bestimmt werden können, und bei ausgedehnten oder multizentrisch auftretenden Neubildungen sowie bei Tumoren unklarer Dignität sollte dieses spezielle operationstaktische Vorgehen häufiger durchgeführt werden. In diesem Zusammenhang muß nach unseren Erfahrungen besonders das Dermatofibrosarkoma protuberans genannt werden [10].

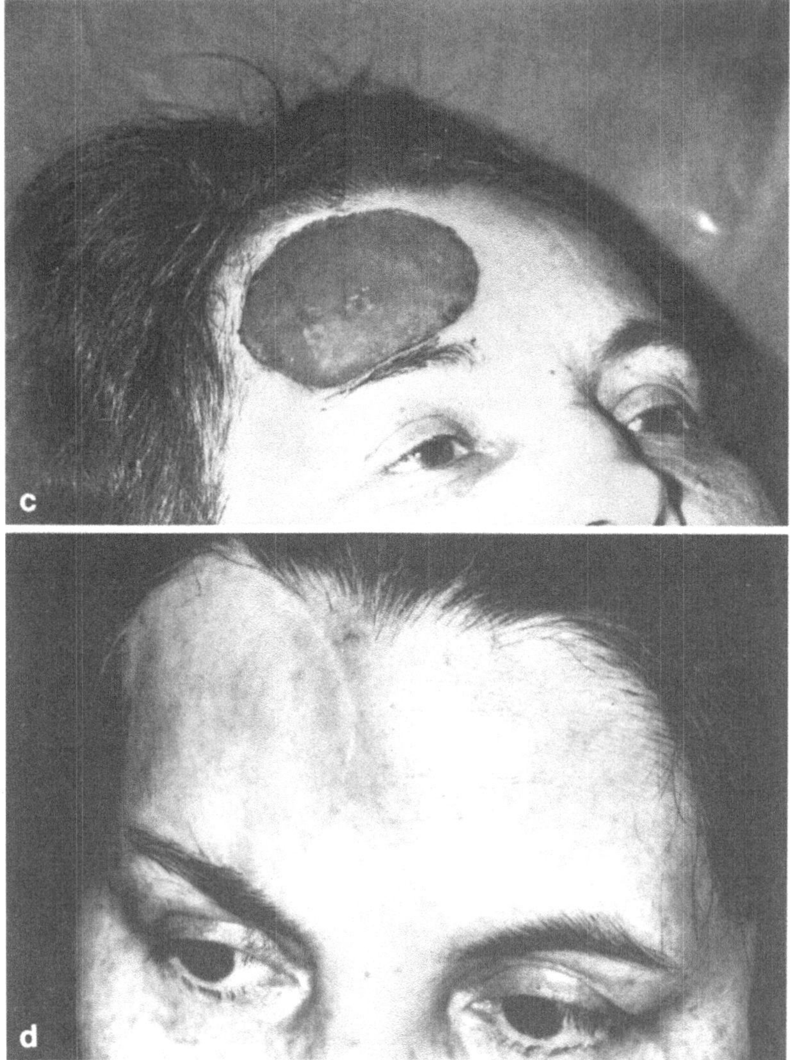

Abb. 2c,d (Legende s. S. 99)

In den letzten 5 Jahren wurden beispielsweise 18 derartige Tumoren - darunter 9 Rezidivtumoren - in unserer Klinik operativ behandelt. Bei 3 dieser Patienten handelte es sich bereits um das 3. Rezidiv. Nach unserem Therapiekonzept wird der Tumor mit einem 2-3 cm Sicherheitsabstand vom Tumorrand bzw. von dem tastbaren Rand der derben kutan-subkutanen Tumorplatte möglichst zusammen mit der Muskelfaszie exzidiert. Ein primärer Defektverschluß sollte nach unseren Erfahrungen nur bei kleineren und gut abgrenzbaren Tumoren erfolgen. Bei größeren Tumorfeldern sowie bei Tumoren mit unklarer Begrenzung und bei allen Rezidivtumoren ist die MKC zu empfehlen. Bis zur endgültigen histologischen Beurteilung wird das Exzisionsgebiet temporär mit dem synthetischen Hautersatzpräparat

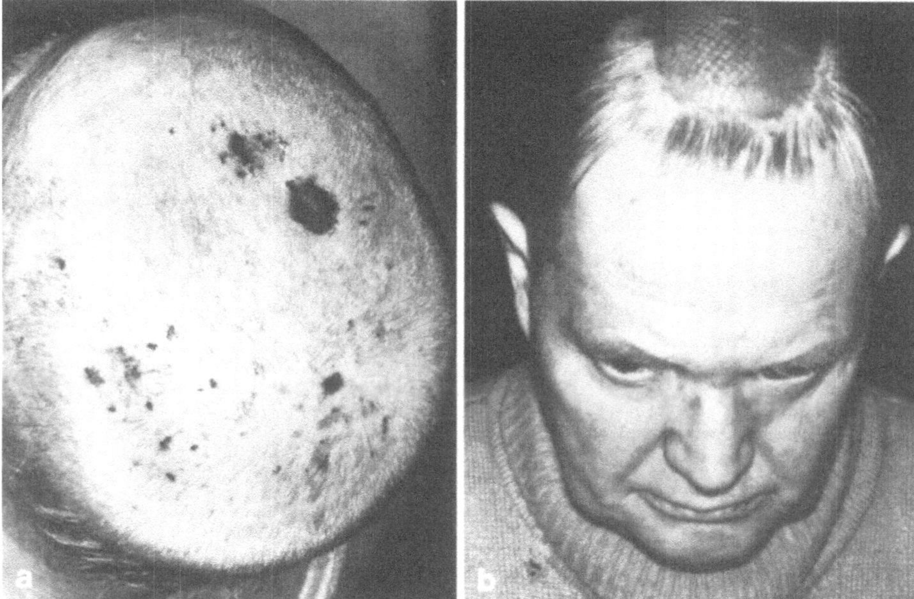

Abb. 3. a 51jähriger Patient mit multiplen spinozellulären Karzinomen am Capillitium. Nach Tumorfeldexzision und 4wöchiger Konditionierung Meshgraft-Plastik. **b** Ergebnis ein halbes Jahr nach Meshgraft-Plastik

SYSpur-derm abgedeckt [10]. Erforderlichenfalls sind mehrfache Nachexzisionen problemlos möglich. So zeigten z. B. 10 der Exzisionspräparate bei dreidimensionaler histologischer Untersuchung an den Grenzzonen noch Tumorgewebsreste. Erst wenn an den Grenzzonen kein Tumorgewebe mehr nachweisbar ist, erfolgt der definitive plastische Defektverschluß durch Eigenhauttransplantation oder Nahlappenplastiken. Durch dieses spezielle operationstaktische Vorgehen wird die Sicherheit der vollständigen Tumorentfernung wesentlich erhöht. Die im Schrifttum angegebene hohe Rezidivquote von 50–80% [3, 6] dürfte in der Mehrzahl der Fälle auf eine unradikale primäre Tumorentfernung mit zu geringem Sicherheitsabstand zurückzuführen sein.

Bei Melanomverdacht wird die diagnostische Exzision mit einem Sicherheitsabstand von 1 cm durchgeführt. Ist durch intraoperative Schnellschnittuntersuchung eine sichere histologische Beurteilung nicht möglich – in unserem Patientengut in weniger als 5% der Fälle! – so wird nach primärem Wundverschluß oder temporärer Defektdeckung mit synthetischem Hautersatz (Abb. 2a–d) der Eingriff zunächst beendet [8]. Das endgültige Ergebnis nach Befundung der Paraffinschnitte bestimmt dann das weitere therapeutische Vorgehen.

Wundgrundkonditionierung bei großflächigen und tiefen Weichteildefekten sowie nach Tumorexzision in vorgeschädigten Gewebsabschnitten

Nach operativer Entfernung ausgedehnter Tumorbildungen, aber auch bei Tumoren, die mit großem Sicherheitsabstand exzidiert werden müssen (z. B. Melanome,

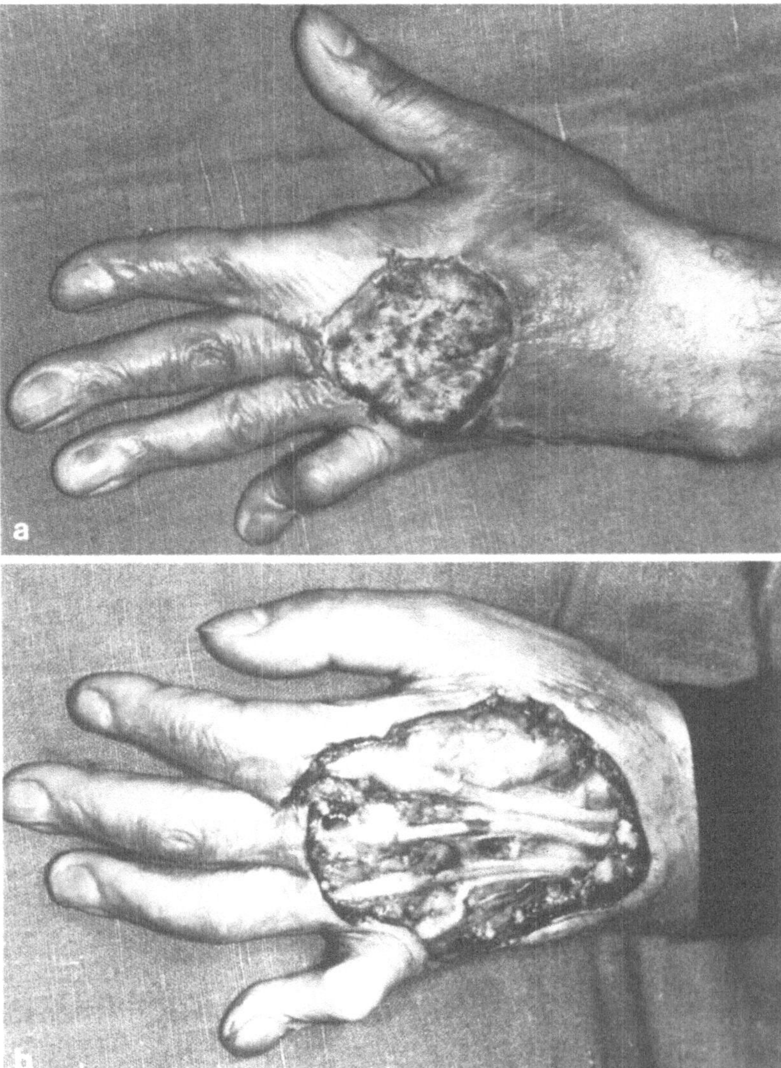

Abb. 4. **a** 39jähriger Patient mit schmierig belegtem und ulzeriertem Spinaliom am linken Handrükken im Bereich einer großflächigen Verbrennungsnarbe. **b** Exzisionsgebiet mit freiliegenden Strecksehnen. **c** (s. S. 103) Transplantationsgerechtes Wundgebiet mit sauberen Granulationen nach 2wöchiger Konditionierung mit SYSpur-derm. **d** Spalthauttransplantation. **e** (s. S. 104) Gutes ästhetisches und funktionelles Ergebnis 1 Jahr nach der Transplantation (zwischenzeitliche Ausräumung der axillären Lymphknoten links bei metastatischem Befall)

Dermatofibrosarkome) entstehen großflächige und tiefreichende Weichteildefekte. Ist aus den unterschiedlichsten Gründen, wie z. B. eingeschränkte Belastbarkeit des Patienten, ungünstige topographische Lage des Defektes, Infektionsgefährdung oder Exzision innerhalb eines vorgeschädigten Operationsgebietes eine primäre Defektdeckung durch Lappenplastiken nicht möglich, so sollte ein zweizeitiges

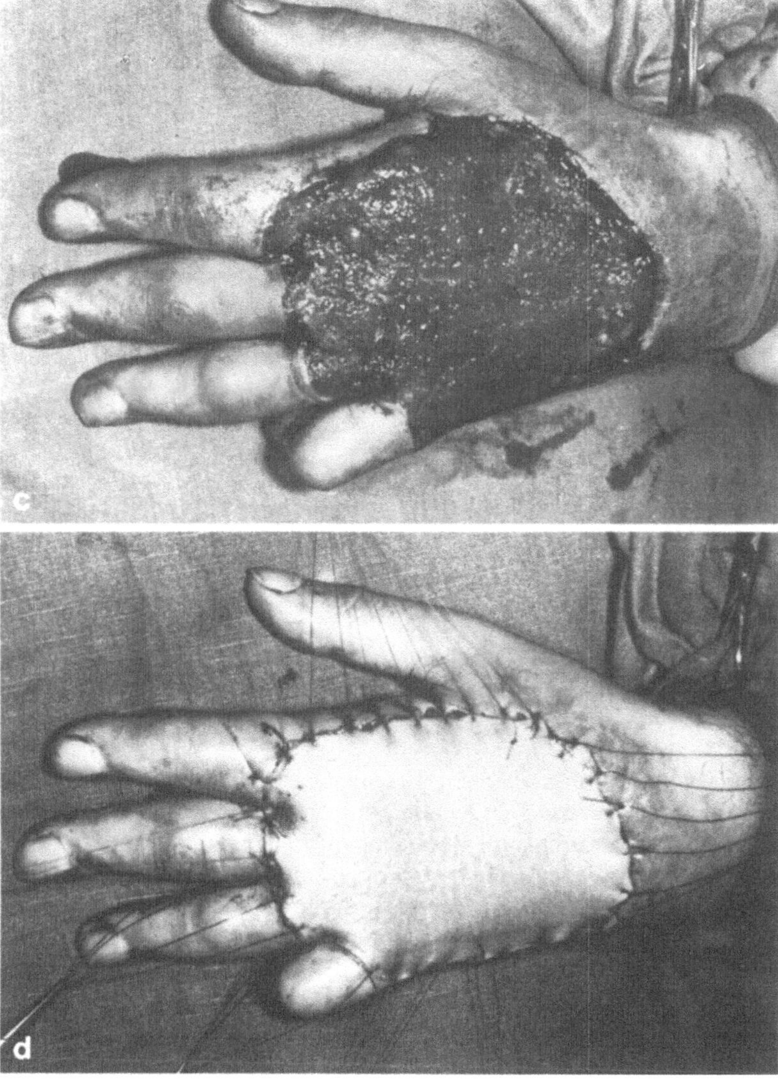

Abb. 4c,d (Legende s. S. 102)

operatives Vorgehen angestrebt werden. Auch die einzeitig durchgeführte primäre Defektdeckung durch Eigenhauttransplantation ist bei derartigen Vorbedingungen wenig erfolgversprechend. Ästhetisch unschöne narbige Veränderungen und funktionelle Störungen sind häufig zu beobachtende Spätfolgen. In diesen Fällen ist es sinnvoll, durch Anregung der Granulationsbildung das Wundniveau anzuheben und dann in einer zweiten Sitzung die definitive Deckung vorzunehmen [2, 4, 5, 9, 10]. Wie auch histologisch nachgewiesen werden konnte, entwickelt sich durch die Vorbehandlung mit synthetischem Hautersatzmaterial in relativ kurzer Zeit ein vitales, gefäßreiches Granulationsgewebe [7]. Zusätzlich läßt sich in bestimmten Gren-

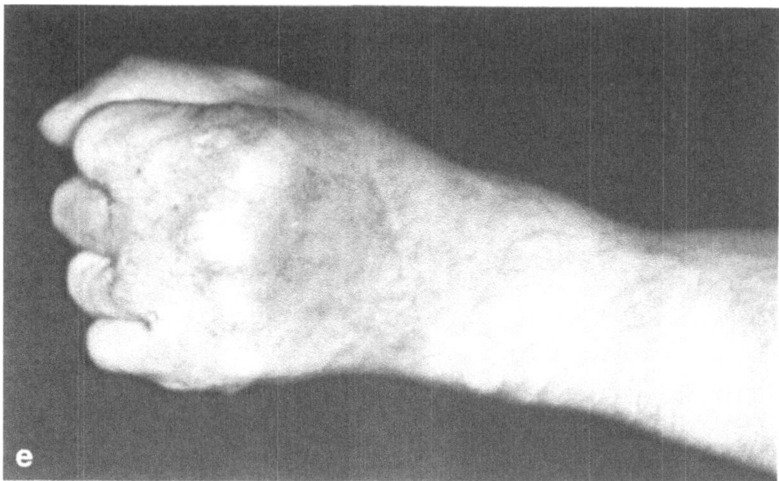

Abb. 4e (Legende s. S. 102)

zen die Ausbildung des Granulationsrasens gezielt steuern. Deshalb ist nach abschließender Eigenhauttransplantation mit besseren funktionellen und ästhetischen Spätergebnissen zu rechnen.

Wie wir bereits mehrfach berichten konnten [9, 10], hat sich dieses operationstaktische Vorgehen besonders bei Tumorentfernungen am Capillitium bewährt (Abb. 3 a, b).

Nach Melanomexzisionen bevorzugen wir im Kopf-Hals-Bereich und am Stamm die primäre Defektdeckung durch Lappenplastiken und an den Extremitäten die einzeitig durchgeführte Eigenhauttransplantation [8]. An der unteren Extremität - z. B. im Wadenbereich bei Frauen, aber auch am Unterarm - führt das zweizeitige operative Vorgehen mit Wundgrundkonditionierung zu besseren ästhetischen Spätergebnissen. Nach Tumorexzision an der Fußsohle mit primärer Defektdeckung durch Eigenhauttransplantation kann das grubenartig eingesunkene, wenig belastbare Transplantationsgebiet erhebliche funktionelle Beschwerden bereiten. Gerade in solchen Fällen ist eine zwischenzeitliche Vorbehandlung mit synthetischen Hautersatzpräparaten besonders zu empfehlen. Die definitive Eigenhauttransplantation sollte möglichst erst dann erfolgen, wenn der Granulationsrasen annähernd Hautniveau erreicht hat.

Bei Problemfällen, z. B. nach Entfernung entzündlich veränderter Tumoren sowie nach Tumorexzisionen in vorgeschädigten Gewebeabschnitten (Störungen der Gewebetrophik, Durchblutungsstörungen, Strahlenschäden u. ä.), ist der primäre definitive Defektverschluß durch Lappenplastiken oder Eigenhauttransplantation nicht ohne Risiko; oft sogar kontraindiziert. Durch Wundkonditionierung mit Hautersatzpräparaten ist es meist möglich, in relativ kurzer Zeit ein transplantationsgerechtes Wundareal zu erzielen (Abb. 4 a-e). Durch gezielte Ausbildung eines optimalen Granulationsrasens, ist darüber hinaus mit besseren funktionellen und ästhetischen Ergebnissen zu rechnen [2, 4, 5, 9, 10].

Literatur

1. Burg G, Perwein C, Konz B (1984) Kritische Bewertung der mikroskopisch kontrollierten Chirurgie. In: Konz B, Braun-Falco O (Hrsg) Komplikationen in der operativen Dermatologie. Springer, Berlin Heidelberg New York Tokyo, S 181-187
2. Müller RPA, Petres J (1982) Die freien Hauttransplantate. Fortschr Med 100: 1851-1860
3. Müller RPA, Petres J (1984) Klinik und Therapie der Sarkome. In: Petres J, Kunze J, Müller RPA (Hrsg) Onkologie der Haut. Grosse, Berlin, S 247-272
4. Petres J, Müller RPA (1984) Operative Therapie bei malignen und semimalignen Neubildungen der Haut. Münch Med Wschr 126: 1381-1388
5. Petres J, Müller RPA (1985) Passagere Defektdeckung in der Tumorchirurgie der Haut. Z Hautkr 60: 1-12
6. Shapiro L, Brownstein MH (1976) Dermatofibrosarcoma protuberans. In: Andrale R, Gumpert SL, Popkin GL, Rees ThD (Hrsg) Cancer of the skin, Vol 2. Saunders WB Comp, Philadelphia London Toronto, pp 1069-1078
7. Thormann T, Lehnert W, Winter H (1981) Das Granulationsgewebe bei Wundbehandlung mit SYSpur-derm. Dermatol Monatsschr 167: 650
8. Winter H, Lehnert W (1981) Die operative Behandlung maligner Melanome der Haut. Dt Gesundh-Wesen 36: 1843-1854
9. Winter H, Sönnichsen N, Lehnert W (1983) Spezielles operationstaktisches Vorgehen bei monströsen Spiegler Tumoren. Hautarzt 34: 225-228
10. Winter H, Lehnert W (1984) Indikationen zur passageren Defektdeckung mit synthetischem Hautersatz nach Tumorentfernung im Kopf-Hals-Bereich. In: Müller RPA, Friedrich HC, Petres J (Hrsg) Fortschritte der operativen Dermatologie, Bd 1. Operative Dermatologie im Kopf-Hals-Bereich. Springer, Berlin Heidelberg New York Tokyo, S 226-232

Strategie der operativen Basaliomtherapie in Abhängigkeit von Klinik und Morphologie des Tumors

J. Petres und R. P. A. Müller*

Zusammenfassung

Ziele jeder operativen Basaliom-Therapie sind die vollständige Ausrottung des Tumors und eine ästhetisch gute Rekonstruktion der exzidierten Strukturen. Um das erste Ziel zu erreichen, den Tumor in-toto zu eliminieren, müssen in die strategischen Überlegungen Faktoren wie Tumortyp, anamnestische Bestandsdauer und lokalisatorische Besonderheiten einfließen.

Sicherheitsabstände und die Entscheidung zu einer ein- oder mehrzeitigen Operation sind damit eng korelliert. Als Problemtumoren per se bedürfen Basaliome, die multilokulär entstanden sind, solche die tiefer gelegene Strukturen involviert haben und Rezidive, vor allem wenn diese von in der Tiefe belassenen Basaliomresten ihren Ausgang nahmen, einer besonders subtile Operationsplanung. Die Strategie der rekonstruktiven Phase in der Basaliom-Therapie wird beherrscht von dem Ziel der minimalen Stigmatisierung des Tumorträgers. Das Zusammenwirken von persönlicher Erfahrung des Operateurs, die Berücksichtigung der proportionalen Integrität lokalisatorischer Gegebenheiten und die Beherrschung plastisch-operativer Methoden gewährleisten eine optimale ästhetische und funktionelle Wiederherstellung. Für primäre Basaliome ist eine Nachbeobachtungszeit von 5 Jahren, für Problemtumoren eine solche von 10 Jahren, anzustreben.

Einleitung

Da es sich bei dem Basaliom um den häufigsten malignen Tumor des Hautorgans handelt, ist das Wissen um seine morphologische Vielfalt, sein häufig nur schwer beurteilbares biologisches Verhalten und seine große Rezidivneigung bei minimaler Metastasierungstendenz von eminenter Bedeutung für eine differenzierte onkologische Therapie. Hinzu kommt, daß es sich bei der Basaliom-Erkrankung um eine typische Altersdermatose handelt und ca. 90% der Basaliome im Kopf-Hals-Bereich lokalisiert sind (vgl. u.a. [2, 17]). Diese Aussage beinhaltet aber auch die Notwendigkeit, die Behandlungsstrategie im Sinne der Gerodermiatrie - schonend - und der ästhetischen Dermatologie - kosmetisch erfolgreich - auszurichten [12].

Klinik und Morphologie der Basaliome

Die Beurteilung der onkologischen Dignität des Basalioms fußt auf statistischen Erfahrungswerten, die aus dem makroskopischen und mikroskopischen Erscheinungsbild des Tumors abgeleitet werden.

Die heute übliche klinische Einteilung der Basaliome geht im wesentlichen auf Ehlers [7] und Holubar [9] zurück:

---

* Herrn C. van Velzen danken wir für die fotografische Dokumentation

1. Knotige, häufiger ulzerierende Basaliome, einschließlich der Typen Ulcus rodens und Ulcus terebrans
2. Plane, seltener ulzerierende Basaliome (pagetoide und morphea-artige Tumortypen), einschließlich der sogenannten Rumpfhautbasaliome
3. Sonderformen des Basalioms (Basalzellnaevus-Syndrom, Epithelioma calcificans Malherbe, Fibroepithelioma Pinkus, intraepidermales Epitheliom)

Neben dieser sicher nicht besonders exakten und auch verbesserungsbedürftigen Klassifikation [21], sind bei der Therapieplanung das biologische Wachstumsverhalten und die lokalisatorischen Gegebenheiten zu berücksichtigen. Darüber hinaus sollte bei der Befunderhebung der Tatsache vermehrt Beachtung geschenkt werden, daß Basaliome nicht nur bei dem Basalzellnaevus-Syndrom und der Arsen-Basaliomatose gehäuft multipel auftreten (Tabellen 1 und 2).

Da die biologische Aggressivität eines Basalioms aus der Vielfalt der histologischen Differenzierungsmöglichkeiten - auch innerhalb eines Tumors - nicht feststellbar, oder auch nur einem bereits klinisch destruierenden Tumorwachstum zuzuordnen ist, ergibt sich die Forderung, bei der Therapieplanung weitere prognostische Parameter mit zu berücksichtigen. Dazu zählen Bestandsdauer, Tumorgröße und Tumorlokalisation (vgl. auch [4, 5, 11]).

Basaliome wachsen in der Regel langsam und kontinuierlich; rasches Wachstum deutet auf eine stärkere Infiltrationstendenz und ist ein prognostisch ungünstiges Symptom. Bestandsdauer und Tumorgröße sind in der Regel korreliert. Große und seit langem bestehende Basaliome geben häufiger therapeutische Probleme auf als kleine Tumoren. Dieses kann aber auch für kleinere Basaliome in bestimmten

Tabelle 1. Anzahl stationär therapierter Basaliome (Hautklinik Kassel 1979-1984)

	Basaliome	Davon Mehrfachbasaliome
1979-1982	933	213
1983-1984	459	96
	1392	309

1392 Basaliome bei 1083 Patienten (= 22% Mehrfachbasaliome)

Tabelle 2. Lokalisation stationär operativ therapierter Basaliome (Hautklinik Kassel 1979-1984)

Lokalisation	n	%
Kopf/Hals	1203	86,4
Stamm	123	8,8
Obere Extremität	38	2,8
Untere Extremität	28	2,0
	1392	100

Lokalisationen gelten, wie z. B. der Nasolabialfalte, dem Lidinnenwinkel und der Retroaurikularregion. Hier findet man bereits frühzeitig ein infiltrierend und in die Tiefe gerichtetes Tumorwachstum.

Daraus ist abzuleiten, daß es bei bestimmten Basaliomen zwingend notwendig ist, der operativen Therapie bei der Erstbehandlung bereits den Vorzug vor anderen möglichen kurativen Behandlungsverfahren zu geben [2, 10, 17]. Denn nur auf diesem Wege ist eine histologische Sicherstellung der vollständigen Tumorentfernung möglich. Ein weiteres Argument für eine gründliche feingewebliche Aufarbeitung aller Basaliomexzidate und damit für die chirurgische Therapie, liegt in dem Wachstumsverhalten bestimmter Tumortypen, bei denen nur ein Teil im Sinne eines „Eisbergs" klinisch an der Hautoberfläche sichtbar ist [6]. Dieses Phänomen kann einerseits durch eine sekundäre Verschmelzung unabhängiger Einzelherde im Sinne der multizentrischen Tumorentstehung, andererseits durch kontinuierliches Vorwachsen im Korium mit Vergrößerung der Tumorzellkomplexe seine Erklärung finden [17].

Verantwortlich für ein Tumorrezidiv sind nicht-eliminierte Tumorreste. Dies bedeutet, daß die sichere Entfernung eines Basalioms erst nach Beseitigung auch der letzten Basaliomzelle sichergestellt ist. Das Erreichen dieses Ziels dürfte bei einem Tumortyp mit kontinuierlich fortschreitendem Wachstumsverhalten erfahrungsgemäß leichter sein als bei jenen Basaliomen, deren Wachstumsmuster diffuser und infiltrierender ist. Diese biologische Aggressivität zu erkennen, ist die wichtigste und schwierigste Aufgabe des Therapeuten, da von ihr die Behandlungsstrategie im wesentlichen abhängt.

Als therapeutische Problembasaliome wären demnach solche Tumoren zu bezeichnen, die infolge einer langen Bestandsdauer, ohne therapeutische Maßnahmen, nicht nur eine große Flächenausdehnung erreichen, sondern auch tiefer gelegene Strukturen, wie Knochen und Knorpel, involviert haben. Ferner sind dazu Basaliome zu zählen, die multilokulär entstanden sind und Rezidivtumoren, vor allem Mehrfachrezidive und Rezidive, die von in der Tiefe belassenen oder in die Tiefe verlagerten Tumorresten nach chirurgischer Entfernung und einzeitiger Defektdeckung ohne definitive histologische Sicherstellung der In-toto-Exzision, ihren Ausgang nahmen.

Rezidive werden im allgemeinen innerhalb von zwei bis fünf Jahren klinisch manifest [24]. Rand-Rezidive sind früher erkennbar und leichter therapierbar als Tiefen-Rezidive, die erst relativ spät an der Hautoberfläche sichtbar werden.

Angeblich rezidivieren Basaliome nach inkompletter Tumorentfernung nur in ca. einem Drittel der Fälle [15, 18, 25]. Da diese sich dann aber zu Problem-Tumoren entwickeln können, ist stets eine Nachexzision anzustreben. In diesem Zusammenhang sollte darauf hingewiesen werden, daß wiederholte und insuffizient durchgeführte operative, kryochirurgische, chemochirurgische und radiologische Behandlungsmaßnahmen einen Wandel der Tumordignität bewirken können [21]. So würde dann ein primär harmloses Basaliom in einen destruierend wachsenden Problem-Tumor mit Metastasierungspotenz transformiert. Mit einer gewissen Zurückhaltung stellen wir deshalb auch die Indikation zur sofortigen Rekonstruktion der Operationsdefekte bei diesen Tumortypen.

Rekonstruktive Basaliomchirurgie

Bei ca. 90-95% der Basaliompatienten ist durch eine primäre adäquate Therapie eine Heilung zu erzielen (vgl. u.a. [1, 2, 16, 19]). Bei einem multifaktoriellen Vergleich der verschiedenen Behandlungsverfahren besitzt die chirurgische Entfernung dabei die meisten Vorteile [23]. Zu diesen zählen neben der kurzen Behandlungsdauer, kosmetisch günstige Narbenverhältnisse und die Möglichkeit zu einer dreidimensionalen feingeweblichen Untersuchung des gesamten Tumorareals.

Da es sich bei dem Basaliom in der Regel um eine „geriatrische" Tumorkrankheit handelt (Tabelle 3), gehen der Entscheidung zur operativen Therapie, neben den tumorbedingten präoperativen Feststellungen, auch spezielle patientenbezogene Überlegungen voraus (Tabelle 4).

Erst, wenn der Allgemeinzustand des Basaliomträgers dieses erlaubt, kann die chirurgische Tumorentfernung geplant und durchgeführt werden. Dabei besitzt die Radikalität der Tumorausrottung Priorität vor eventuell einschränkenden Überlegungen die spätere Defektrekonstruktion betreffend. Da aber das Resultat der Basaliomtherapie stets Narben sind und auch Pigmentverschiebungen, Verziehungen und Mißproportionen als häufig bleibende Stigmata für den Tumorträger resul-

Tabelle 3. Altersverteilung der stationär operativ therapierten Basaliomträger (Hautklinik Kassel 1979-1984)

Alter (Jahre)	Anzahl	%
21-30	6	0,55
31-40	12	1,11
41-50	90	8,31
51-60	171	15,79
61-70	314	28,99
71-80	281	25,95
81-90	205	18,93
>90	4	0,37
	1083	100

Tabelle 4. Präoperative Feststellungen

Patient
a) Alter des Patienten
b) Allgemeinzustand
c) Operationsdauer
d) Möglichkeiten des Defektverschlußes
e) Anästhesie-Verfahren (Lokal- oder Allgemein-Anästhesie)

Tumor
a) Größe des Tumors
b) Bestandsdauer des Tumors
c) Lokalisation des Tumors
d) zu wählende Operationstechnik (ein- oder mehrzeitig)

tieren, sind ästhetische Aspekte nach der Basaliomexzision durch den Operateur bei der rekonstruktiven Phase des Eingriffs nicht zu vernachlässigen.

Der Operationsplan wird immer zu einem gewissen Grad von der Ausbildung und der Erfahrung des jeweiligen Therapeuten abhängig sein. Der Operateur sollte jedoch in jedem Einzelfall, ohne die starre Bevorzugung einer Technik, die für den vorliegenden Tumor, dessen Lokalisation und Ausdehnung, den Alters- und den Allgemeinzustand des Patienten am besten geeignete Methode anwenden, um ein optimales Behandlungsergebnis bei Minimierung des Operationsrisikos zu erzielen.

Die operative Basaliomentfernung muß stets so geplant werden, daß ein ausreichend großer Sicherheitsabstand eingehalten wird. Keinesfalls darf dieser aus Furcht, den Defekt nicht wieder schließen zu können, reduziert werden.

Die Exzision kleiner und günstig gelegener Basaliome intoto ist nicht wesentlich aufwendiger als eine Probebiopsie, die jeder anderen Therapieart vorausgehen muß.

Für kleine knotige Basaliome erscheint ein Sicherheitsabstand von 2 bis 4 mm ausreichend zu sein (Abb. 1 a–f), jedoch bei Problembasaliomen, insbesonders bei Mehrfach-Rezidiven sind Sicherheitsabstände > 10 mm vorzusehen. Bestehen Zweifel, daß die Tumorentfernung in einer Sitzung trotz Einhaltung der Sicherheitszone unmöglich ist, führen wir eine passagere Defektdeckung mit synthetischem Hautersatzmaterial durch, bis das Ergebnis der histologischen Untersuchung vorliegt. Damit gelingt einerseits eine gute Wundgrundkonditionierung für eine eventuell später erforderliche Hauttransplantation oder eine optimale Wundgrundvorbereitung für die niveaugleiche Einpassung gestielter Hautlappen, zum anderen erzielen wir damit eine infektionsabschirmende Wunddeckung bis zum nachfolgenden Defektverschluß (vgl. [20, 26]). Als zu diesem Zweck sehr gut geeignet erwies sich, auf Grund unserer neueren Erfahrungen, ein Material mit zweischichtigem Aufbau aus Polyurethan-Schaum und einer Polyvinyl-Gel-Folie (Cutinova plus, BDF Hamburg). Dieses besitzt gegenüber anderen handelsüblichen Polyurethanzubereitungen den Vorteil, daß die Gelfolie ein Mehrfaches ihres Eigengewichts an Flüssigkeit aufzunehmen vermag. Damit wird ein Abschwemmen des Polyurethanschaums ebenso wie der Durchtritt des Sekrets durch die Folie verhindert (vgl. Abb. 1 a–f).

Die Bedeutung der histologischen Verifizierung einer vollständigen Tumorentfernung und der Anstieg der Problem-Basaliome in unserem Patientengut wird durch den relativ hohen Anteil an Mehrfachoperationen verdeutlicht (Tabelle 5). Durch die mikroskopisch kontrollierte topographiegerechte Chirurgie, wird erst die dreidimensionale Sicherstellung der vollständigen Tumorexzision ermöglicht, die wiederum Voraussetzung für den definitiven Defektverschluß ist [3, 5, 6, 14, 16].

Infolge der bevorzugten Lokalisation der Basaliome im Kopf-Hals-Bereich [4, 16, 17], müssen bei der Tumorentfernung nicht selten Strukturen geopfert werden, die für den Gesichtsausdruck und die Mimik von eminenter Bedeutung sind. Des-

Abb. 1 a–f. 62jährige Frau. Basaliom im Bereich des rechten Lidinnenwinkels. **a** Operationsplanung. VY-Plastik. **b** Zustand nach Tumorexzision. **c** Zustand bei Operationsende. **d** Überprüfung der Durchgängigkeit des Tränengangs durch Spülung des Tränenkanals mit physiologischer Kochsalzlösung. **e** Präoperativer Befund. **f** Zustand 4 Monate postoperativ ▷

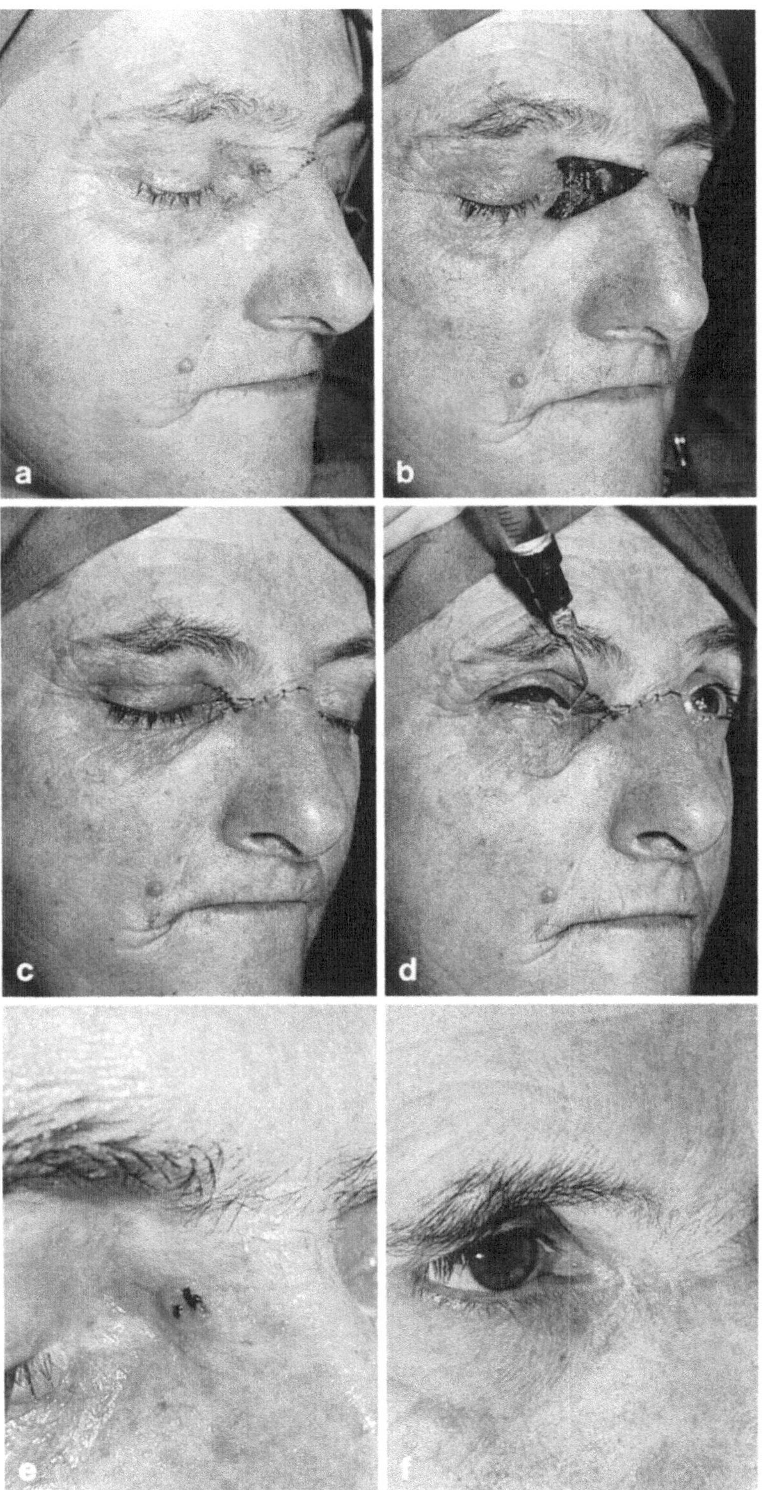

Abb. 1a–f

Tabelle 5. Mehrzeitige Basaliomoperationen (Hautklinik Kassel)

1979-1982	933 Basaliome 14% mehrzeitige Operationen (8% nach 1. Op. nicht in toto)
1983-1984	459 Basaliome 30% mehrzeitige Operationen (9% nach 1. Op. nicht in toto)

halb sollte dem Ziel einer minimalen Stigmatisierung des Tumorträgers durch die möglichst optimale Rekonstruktion der proportionalen Integrität besondere Beachtung geschenkt werden.

Bei kleineren primären Basaliomen ist dieses Ziel durch eine ovaläre bzw. spindelförmige Exzision mit anschließendem primären Wundverschluß nach lateraler Wundrandunterminierung, im Sinne einer Dehnungsplastik, zu erreichen. Die Exzisionslinien sollten den sogenannten relaxed skin tension lines [13] folgen. Zur Deckung größerer Defekte bevorzugen wir lokale und regionale Lappenplastiken, da diese Techniken die Gewähr für ein optimales kosmetisches Ergebnis ergeben (Abb. 2 und 3). Die transponierten Hautpartien entsprechen in der Oberflächenbeschaffenheit weitgehend denen der exzidierten Strukturen. Freie Hauttransplantate wenden wir lediglich dann an, wenn nicht genügend Hautmaterial in der Umgebung zum Defektverschluß zur Verfügung steht oder bei ausgedehnten Mehrfachrezidiven, bei denen Zweifel an der vollständigen Tumorausrottung bestehen [19]. In diesen Fällen kann es generell günstiger sein, den Defekt bis zu einem Jahr mit einem Spalthauttransplantat zu decken und bei Ausbleiben eines Rezidivs erst dann die definitive Defektversorgung vorzunehmen. Zwischenzeitlich ist eine epithetische Versorgung sinnvoll [8, 21, 22].

Bestehen für einen bestimmten Exzisionsdefekt mehrere Möglichkeiten des Defektverschlußes, so ist dem Verfahren der Vorzug zu geben, welches bei gleichem Risiko das ästhetisch befriedigendere Resultat verspricht. Dies setzt einerseits eine große Erfahrung mit diversen Techniken voraus, andererseits erfordert es ein subtiles Einfühlungsvermögen des Therapeuten mit den lokalisatorischen Besonderheiten (Abb. 4a-h).

Voraussetzung für eine günstige Prognose sind neben den speziellen tumorspezifischen Gegebenheiten, wie Differenzierungsgrad und Aggressivität, vor allem die frühzeitige Diagnosestellung und die Wahl des optimalen Behandlungsverfahrens. Schwierige Behandlungssituationen, vor allem bei Problem-Basaliomen erfordern

Abb. 2a-f. 57jähriger Mann. Basaliomrezidiv nach inkompletter Erstoperation vor 4 Jahren. ▷ **a** Zustand nach Tumorexzision und passagerer Defektdeckung mit synthetischem Hautersatz. **b** Operationsplanung nach histologisch sichergestellter In-toto-Exzision des Tumors: „bilobed-flap" (gedoppelter Schwenklappen). **c** Zustand nach Freipräparation des Schwenklappens. **d** Zustand nach Beendigung des operativen Eingriffs. **e** Präoperativer Befund. **f** Zustand 11 Monate postoperativ

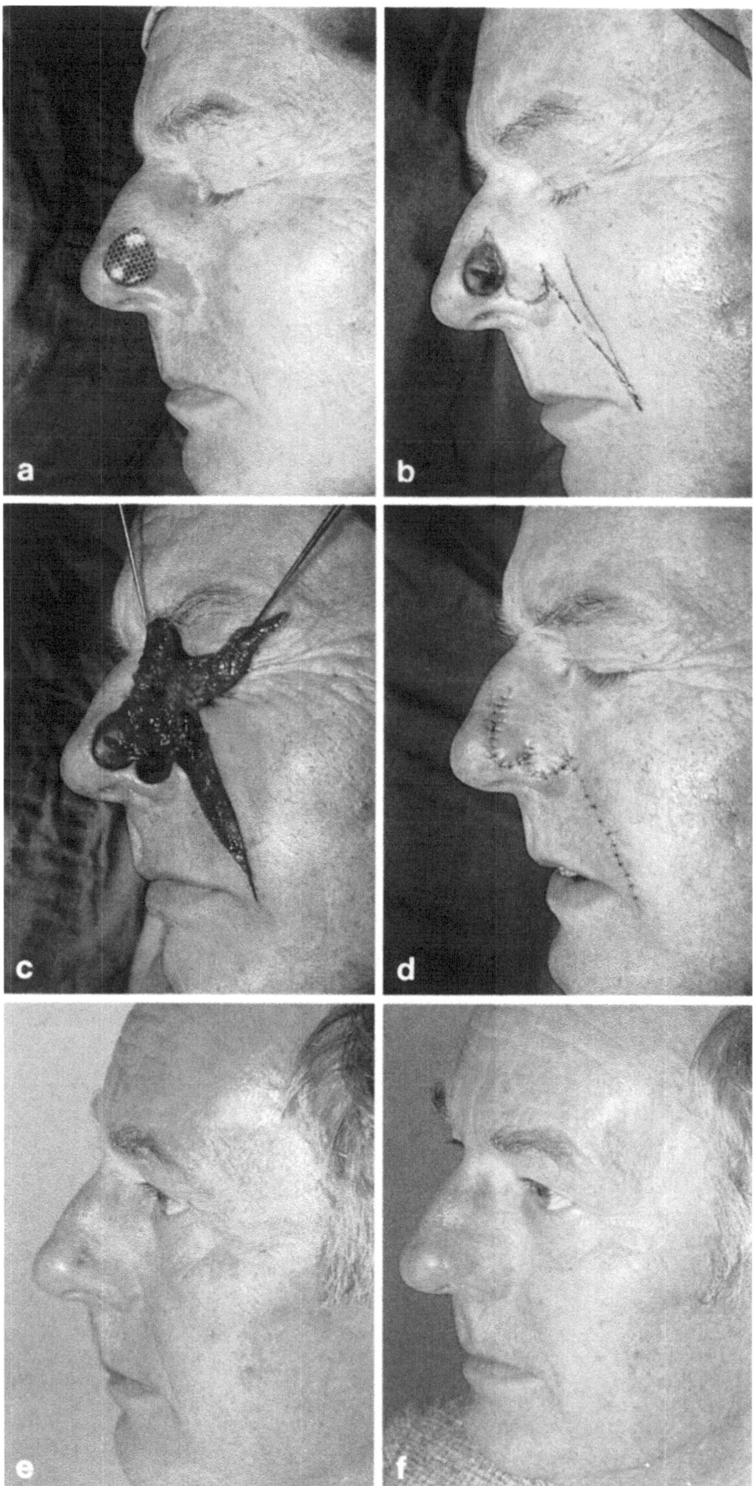

Abb. 2 a–f

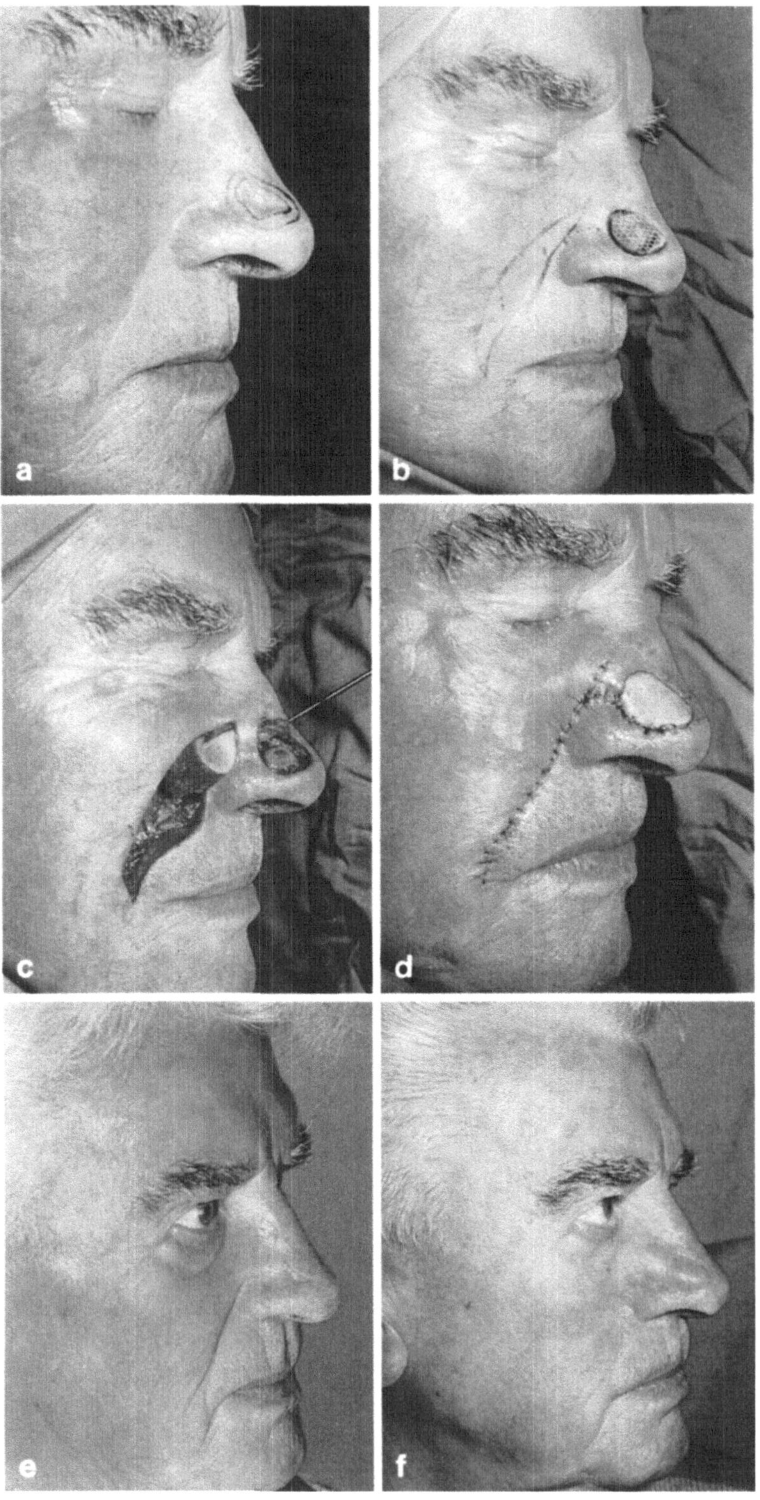

Abb. 3a–f

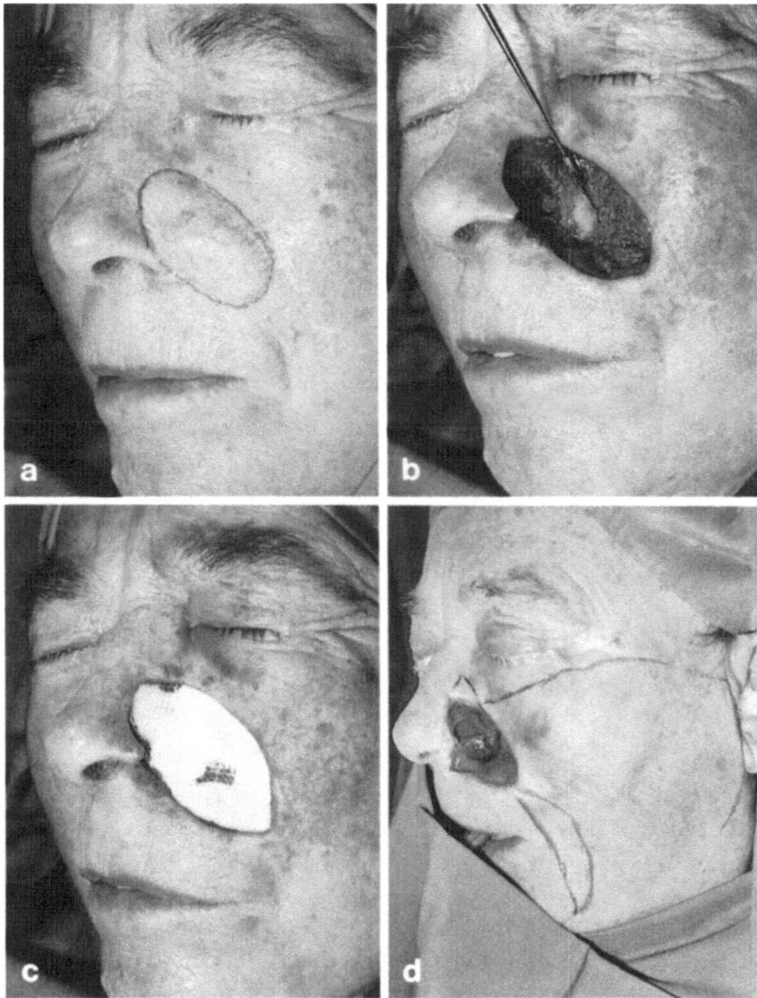

Abb. 4a–h. 69jährige Frau. Großes Basaliomtiefenrezidiv nach bei der Erstoperation vor 8 Jahren zur Tiefe hin nicht gesicherter vollständiger Tumorexzision. Eine Tumornachsorge war bei dieser Patientin nicht erfolgt. **a** Markierung des Basaliomrezidivs. **b** Zustand nach Tumorexzision mit partiellem Verlust des linken Nasenflügels, einschließlich nasaler Schleimhaut und Freilegung des Os zygomaticum. **c** Passagere Defektdeckung mit synthetischem Hautmaterial. **d** Operationsplanung: Ein dreieckiger subcutan gestielter Lappen sollte zur Rekonstruktion der nasalen Innenauskleidung dienen, der sonstige Defekt mittels eines Rotationslappens versorgt werden. **e** (s. S. 116) Einpassen des subcutan gestielten Lappens zum Nasenschleimhautersatz und Präparation des Wangenrotationslappens. **f** Zustand bei Operationsende. **g** Präoperativer Befund. **h** Zustand 7 Monate postoperativ

---

◁ **Abb. 3a–f.** 72jähriger Mann. Basaliomrezidiv nach Röntgentherapie. **a** Operationsplanung mit Markierung der sichtbaren Tumorgrenzen sowie des Sicherheitsabstandes. **b** Zustand nach histologisch gesicherter vollständiger Tumorentfernung. Während dieser Zeit passagere Defektdeckung mit synthetischem Hautmaterial. Eingezeichnet ist der zur Defektdeckung vorgesehene nasolabiale subcutan gestielte Lappen. **c** Einbringen des subcutan gestielten Lappens in den primären Operationsdefekt. **d** Zustand nach Einpassen des subcutan gestielten Lappens im Bereich des rechten Nasenflügels. **e** Präoperativer Befund. **f** Zustand 18 Monate postoperativ

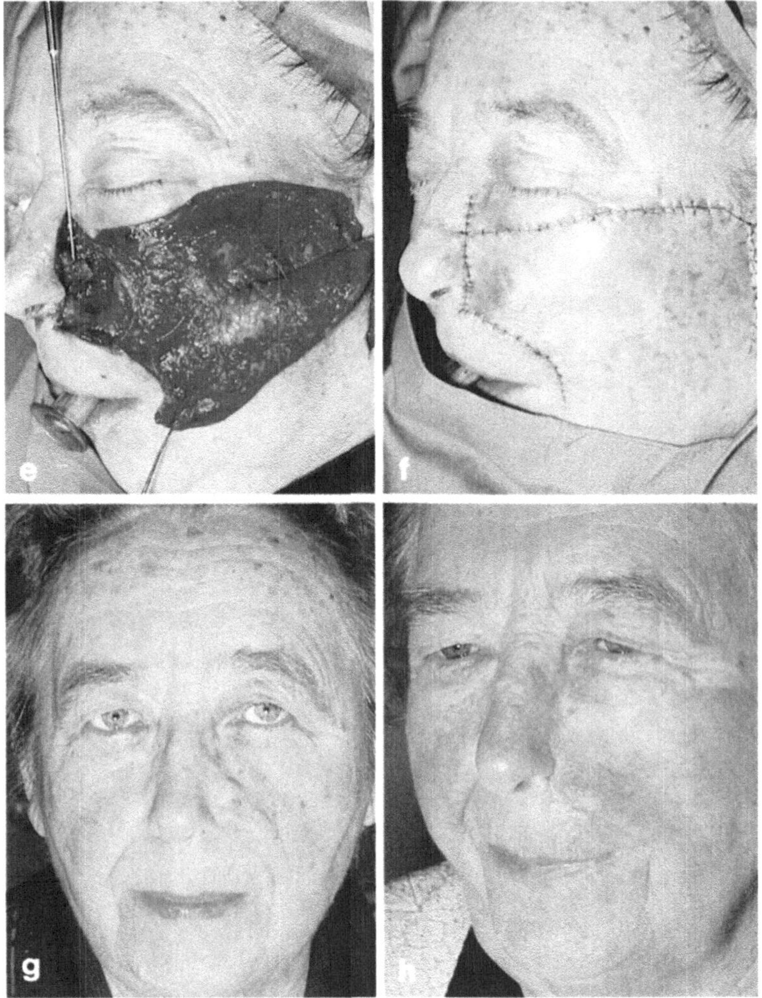

Abb. 4 e–h (Legende s. S. 115)

eine enge Zusammenarbeit mit den Kollegen der Hals-Nasen-Ohren-Heilkunde, der Kiefer-Gesichts-Chirurgie, der plastischen Chirurgie und der Strahlentherapie. Dadurch kann das onkologische Therapiekonzept des Dermatologen optimiert und ungünstige Krankheitsverläufe am ehesten minimiert werden.

Zur möglichst frühzeitigen Erkennung von Rezidiven oder neu entstandenen Basaliomen sollte jeder Tumor-Träger für 5 Jahre einer sorgfältigen Nachsorge unterworfen werden [24]. Die Kontrolluntersuchungen müssen nicht unbedingt durch den Arzt vorgenommen werden, der die Erstbehandlung durchgeführt hat. Sie können auch durch den jeweils überweisenden Haut- oder Hausarzt erfolgen. Dabei sollte aber der Informationsaustausch sichergestellt sein. Da Rezidive am häufigsten während der ersten beiden Jahre nach der Behandlung auftreten, erscheinen Kontrollintervalle von drei bis sechs Monaten in dieser Zeit zwingend notwendig. Bei Problem-Basaliomen sollte eine Nachbeobachtungszeit von 10 Jahren angestrebt werden [14].

Literatur

1. Albom M (1977) The management of recurrent basal cell carcinomas. J Dermatol Surg Onc 3, 382-384
2. Bönninger F, Konz B (1979) Ergebnisse dermatochirurgischer Basaliombehandlung. In: Salfeld K (Hrsg) Operative Dermatologie. Springer, Berlin Heidelberg New York, pp 201-206
3. Bräuninger H (1984) Erfassung des Wachstumsverhaltens von Basaliomen mittels klinischer und histologischer Prüfparameter und deren Analyse durch die EDV. In: Müller RPA, Friederich HC, Petres J (Hrsg) Fortschr Operative Dermatologie Bd 1. Operative Dermatologie im Kopf-Hals-Bereich. Springer, Berlin Heidelberg New York Tokyo
4. Braun-Falco O (1975) Maligne epitheliale Tumoren im Gesichtsbereich. In: Bohmert H (Hrsg) Plastische Chirurgie des Kopf- und Halsbereichs und der weiblichen Brust. Thieme, Stuttgart, pp 2-19
5. Burg G (1977) Mikroskopisch kontrollierte (histographische) Chirurgie. In: Konz B, Burg G (Hrsg) Dermatochirurgie in Klinik und Praxis. Springer, Berlin Heidelberg New York, pp 72-82
6. Burg G, Hirsch RD (1977) Verbesserte Prognose maligner Hauttumoren durch mikroskopisch kontrollierte Chirurgie. Therapiewoche 27, 7364-7376
7. Ehlers G (1965) Zur Klinik, Histopathologie und Cytologie der Basalzellepitheliome unter besonderer Berücksichtigung cytophotometrischer Untersuchungen im Ultraviolettlicht. Arch klin exp Derm 223, 73-79
8. Ehring F, Die epithetische Versorgung von Gesichtsdefekten. In: Müller RPA, Friederich HC, Petres J (Hrsg) Fortschr Operative Dermatologie Bd 1. Operative Dermatologie im Kopf-Hals-Bereich. Springer, Berlin Heidelberg New York Tokyo, pp 264-269
9. Holubar K (1975) Das Basaliom. In: Jodassohn J (Hrsg) Handb Haut- u Geschl Krh Ergänzungswerk III 3 A. Springer, Berlin, pp 235-464
10. Hundeiker M (1975) Indikationen zur chirurgischen Behandlung von Basaliomen und spinozellulären Karzinomen. In: Konz B, Burg G (Hrsg) Dermatochirurgie in Klinik und Praxis. Springer, Berlin Heidelberg New York, pp 65-72
11. Hundeiker M (1981) Die histologische Variabilität der Basaliome. In: Eichmann F, Schnyder UW (Hrsg) Das Basaliom. Springer, Berlin Heidelberg New York, pp 41-54
12. Kleine-Natrop HE, Sebastian G, Scholz A (1972) Basaliomtherapie in der Sichtweise des Dermatologen. Derm Mschr 158, 884-892
13. Konz B (1976) Dermatochirurgie im Gesichtsbereich. In: Braun-Falco O, Marghescu S (Hrsg) Fortschritte der praktischen Dermatologie und Venerologie, Bd 8. Springer, Berlin Heidelberg New York, pp 79-84
14. Konz B (1981) Die operative Therapie der Basaliome aus der Sicht des Dermatologen. In: Eichmann F, Schnyder UW (Hrsg) Das Basaliom. Springer, Berlin Heidelberg New York, pp 73-85
15. Mc Innes GF, Freeman JM, Engler HS (1965) Control of basal cell carcinoma: 10 year review. Am Surgeon 31, 828-830
16. Müller RPA, Basaliome und Karzinome. Operative Therapie. In: Petres J, Kunze J, Müller RPA (Hrsg) Onkologie der Haut. Grosse-Verlag, Berlin, pp 23-33
17. Müller RPA, Petres J (1984) Semimaligne und maligne Tumoren der Haut im Kopf-Hals-Bereich. In: Müller RPA, Friederich HC, Petres J (Hrsg) Fortschr Operative Dermatol, Bd 1, Operative Dermatologie im Kopf-Hals-Bereich. Springer, Berlin Heidelberg New York Tokyo, pp 23-68
18. Pascal RR, Hobby LW, Lattes R, Crikelair GF (1968) Prognosis of „incompletely excised" versus „completely excised" basal cell carcinoma. Plast Reconstr Surg 41, 328-332
19. Petres J, Hundeiker M (1975) Korrektive Dermatologie. Springer, Berlin Heidelberg New York
20. Petres J, Müller RPA (1985) Passagere Defektdeckung in der Tumorchirurgie der Haut. Z Hautkr 60, 185-196

21. Salfeld K (1981) Die klinische Vielfalt der Basaliome. In: Eichmann F, Schnyder UW (Hrsg) Das Basaliom. Springer, Berlin Heidelberg New York, pp 1-15
22. Tilkorn H, Voss W, Drepper H (1980) Die Therapie des ausgedehnten Basalioms im Gesichts- und Kopfbereich. Zbl Haut- u GeschlKrh 143, 1, 8
23. Tritsch H (1977) Häufigste Hautgeschwulst: Das Basaliom. Diagnostik und operative Verfahren. Dtsch Ärzteblatt 74, 573-578
24. Tritsch H (1984) Basaliome und Karzinome. Klinik. In: Petres J, Kunze J, Müller RPA (Hrsg) Onkologie der Haut. Grosse-Verlag, Berlin, pp 11-22
25. Trnka J (1976) Spontaneous healing of histologically incompletely excised basaliomas. Csl Derm 51, 374-377
26. Winter H, Lehnert W (1984) Indikation zur passageren Defektdeckung mit synthetischem Hautersatz. In: Müller RPA, Friederich HC, Petres J (Hrsg) Fortschr Operative Dermatologie, Bd 1. Operative Dermatologie im Kopf-Hals-Bereich. Springer, Berlin Heidelberg New York Tokyo, pp 226-232

Strategie der operativen Therapie des malignen Melanoms

J. Petres und R. P. A. Müller*

Zusammenfassung

Beim Vorliegen eines malignen Melanoms stellt die radikale Tumorexzision eine vitale Indikation dar. Unser operationstaktisches Konzept berücksichtigt die heute allgemein übliche Einteilung in Melanome mit niedrigem und solchem mit hohem Metastasierungsrisiko. Dabei werden sowohl klinische als auch histologische Faktoren für die Therapieplanung herangezogen. Wie die Erfahrungen bei unseren in den Jahren von 1979 bis 1985 operativ behandelten Melanompatienten (N = 477) zeigen, stellt die weite dreidimensionale Tumorexzision bei Tumoren mit geringem Metastasierungsrisiko die optimale Therapie dar. Wegen der zunehmenden Häufigkeit klinisch okkulter Lymphknotenmetastasen, muß mit ansteigender Infiltrationstiefe des malignen Melanoms, bei Tumoren mit hohem Metastasierungsrisiko, jedoch die zusätzliche prophylaktische regionale Lymphadenektomie möglichst als En bloc-Resektion gefordert werden.

Unser chirurgisches Vorgehen wird eingehend geschildert, wobei auch darauf hingewiesen wird, daß die Standard-Techniken bei entsprechenden Tumorlokalisationen und bei En-bloc-Resektionen häufig nicht unerheblich modifiziert werden müssen. Dabei muß aber stets die Radikalität der Lymphknotenentfernung gewährleistet sein.

Einleitung

Die von Handley [21] in die Melanomtherapie eingeführte weite dreidimensionale Exzision des Tumors wird heute allgemein als Standardtherapie anerkannt. Lokale Rezidive und Metastasen werden bei diesem Vorgehen seltener beobachtet, als bei kleinflächiger Tumorentfernung [16, 20, 27, 56].

Neuere Melanomstudien zeigen darüber hinaus, daß die therapeutische Lymphadenektomie als Methode der Wahl zur Behandlung des Stadium-II-Melanoms, also bei palpablen regionalen Lymphknoten unstrittig ist (u. a. [9, 19, 20, 33, 35, 42, 51]). Als prophylaktische Lymphknoten-Dissektion erfüllt diese Vorgehen allerdings auch die chirurgische Forderung nach radikaler Ausrottung evtl. bereits bei der Erstoperation vorhandener Mikrometastasen in den regionalen Lymphknotenstationen. Ist das maligne Melanom in der Nähe der drainierenden Lymphknoten angeordnet, kann von der Vorstellung ausgegangen werden, daß durch eine En-bloc-Resektion bereits bestehende Transit- und Satelliten-Metastasen mit entfernt werden können. Im Prinzip ist der Aussage von Fortner und Mitarbeitern [13, 14] sowie von Gall und Tonak [16] zuzustimmen, daß durch die prophylaktische radikale Lymphknotenentfernung der verhängnisvollen Entwicklung einer Makrometastase sowie multipler lokaler Metastasen und auch von Fernmetastasen aus einer einzigen bei der Erstoperation bereits vorhandenen und in situ belassenen Mikrometastase vorgebeugt wird (vgl. u. a.: [1, 2, 13]).

---

* Herrn C. van Velzen danken wir für die fotografische Dokumentation

Operationsplanung

Unser operationstaktisches Konzept berücksichtigt die heute allgemein übliche Einteilung in Melanome mit niedrigem und solche mit hohem Metastasierungsrisiko. Dabei werden sowohl klinische als auch histologische Faktoren (vgl. [5, 6, 8, 9, 10, 22, 24, 25, 29, 34, 36, 44]) für die Therapieplanung herangezogen (Tabelle 1). Da Eindringtiefe (Level bzw. Mikrostadium) und Tumordicke mit dem Metastasierungsrisiko des malignen Melanoms in die regionalen Lymphknotenstationen korrellieren, leiten wir daraus gezielt die Indikation für eine prophylaktische Lymphknotendissektion ab (Tabelle 2). Bei Low-risk-Melanomen kann auf eine prophylaktische radikale regionale Lymphknotendissektion verzichtet werden. Eine „Grauzone" in der operativen Therapie der malignen Melanome stellen die als „mäßig dicken" Melanome bezeichneten Tumoren mit einer Tumordicke von 0,76-1,50 mm dar [8, 36]. Da sie mit ihrer Metastasierungsbereitschaft über den Low-risk-Melanomen liegen, ist bei diesen Neoplasien ebenfalls eine prophylaktische Lymphadenektomie anzustreben [15, 16, 30, 44].

Beim Vorliegen eines „anbehandelten" Melanoms ordnen wir den Tumor bei nicht in toto erfolgter Exzision den Tumor unabhängig von den Tumorparametern

Tabelle 1. Einteilung der Melanome

Low-risk-Melanome

1. Oberflächlich spreitendes Melanom (SSM) bis Tumordicke 0,75 mm oder Level II nach Clark
2. Noduläres Melanom (NM) bis Tumordicke 0,75 mm oder Level II nach Clark
3. Lentigo-maligna-Melanom (LMM) bis Tumordicke 1,5 mm oder Level III nach Clark im Kopfbereich

High-risk-Melanome

1. Sämtliche Melanom-Typen ab Tumordicke 1,5 mm oder Level III nach Clark
2. Nach falscher Erstbehandlung auch von Melanomen mit niedrigem Metastasierungsrisiko (Probebiopsie, inkomplette Tumorexzision)
3. Bei problematischer Lokalisation: plantar, palmar, genital, subungual, Kopf- und Halsregion (außer LMM bis Level III)
4. Lokale Rezidive, regionale Metastasen

Tabelle 2. Melanomtherapie

Low-risk-Melanome

1. Tumorexzision mit einem Sicherheitsabstand von 3 bis 5 cm nach intraoperativer histologischer Schnellschnittdiagnostik
2. Engmaschige Kontrollen über 5 Jahre

High-risk-Melanome

1. Tumorexzision mit einem Sicherheitsabstand von 5 cm (der Sicherheitsabstand wird durch die lokalisatorischen Gegebenheiten mitbestimmt)
2. Regionale radikale Lymphadenektomie nach Möglichkeit als En-bloc-Dissektion
3. Adjuvante Chemo- und/oder Immunotherapie
4. Hypertherme Zytostatikaperfusion bei Extremitäten-Melanomen Stadium II und III
5. Bei histologischem Metastasennachweis Polychemotherapie und/oder Röntgentherapie
6. Engmaschige Kontrollen über 10 Jahre

als High-risk-Melanom - mit den entsprechenden therapeutischen Konsequenzen - ein. Wurde das Melanom vollständig entfernt, komplettieren wir in einer zweiten Operation den Eingriff im Sinne unseres Therapiekonzeptes [37].

Operative Therapie des Primärtumors

Wird die klinische Diagnose eines malignen Melanoms oder der dringende Verdacht auf das Vorliegen eines solchen Tumors gestellt, erfolgt der operative Eingriff in Allgemeinanästhesie. An der unteren Extremität kann die Operation auch in Regionalanästhesie durchgeführt werden. Zwecks histologischer Schnellschnittuntersuchung wird der Tumor mit einem Sicherheitsabstand von 1 cm unter Mitnahme der Subkutis bis zur Fascie elektrochirurgisch [3] als sog. Exzisionsbiopsie entfernt. Wird die Diagnose feingeweblich nicht bestätigt, kann die Operationswunde in der Regel durch eine Dehnungsplastik oder eine lokale Lappenplastik primär verschlossen werden.

Beim Vorliegen eines malignen Melanoms wird die Exzision bis zu dem geforderten Sicherheitsabstand von 3-5 cm vom makroskopisch sichtbaren Rand erweitert (vgl. auch Abb. 4.). Die Muskelfascie wird von uns belassen, da ihre Mitentfernung keine wesentliche Verbesserung der Prognose verspricht [16, 63]. Läßt sich der Operationsdefekt nicht durch eine lokale Lappenplastik decken, versorgen wir die Operationswunde interimistisch für ein bis zwei Wochen mit synthetischem Hautersatz (Polyurethanschaumfolie), der jeden zweiten, bzw. dritten Tag gewechselt wird [40]. Damit erzielen wir eine Wundgrundkonditionierung durch Auffüllen des wannenförmigen Wundbettes mit frischem gut vaskularisiertem Granulationsgewebe. Anschließend erfolgt der definitive Wundverschluß mit einem dicken Spalthauttransplantat oder einem Gittertransplantat. Beide heilen auf diesem optimierten Wundgrund in der Regel problemlos ein (Abb. 1 a-f).

Erlaubt die intraoperative histologische Kryostat-Schnellschnittuntersuchung [4, 50] eine eindeutige Diagnose nicht, führen wir nach 24-48 h bei Bestätigung der klinischen Verdachtsdiagnose durch den Paraffinschnitt in einem zweiten Eingriff die notwendige erweiterte Melanomoperation durch. Eine Verschlechterung der Prognose ist durch dieses zweizeitige Vorgehen nicht zu erwarten. Auch nach kleinflächiger Entfernung eines klinisch nicht melanomverdächtigen Herdes, bei dem aber der Histologe anschließend ein malignes Melanom diagnostizieren mußte, wird eine umgehende Nachexzision erforderlich. Diese sollte aber innerhalb von zwei Wochen nach der Exzisionsbiopsie erfolgen, um einen negativen Einfluß auf die Krankheitsprognose zu vermeiden [20].

Bei besonderen Melanomlokalisationen, z. B. im Kopf-, Hand- und Fußbereich sowie in der anogenitalen Region, wird die Größe des Exzisionsgebietes aufgrund der speziellen topografischen Gegebenheiten eingeschränkt. Bei Tumoren an den Endphalangen, auch bei subungualer Lokalisation, sollte eine Amputation im Bereich des Grundgelenks vorgenommen werden. Bei Befall der proximalen Zehen- bzw. Fingeranteile ist die Amputation im Tarsometatarsal- bzw. Carpometacarpalgelenk indiziert. Bei interdigitalem Sitz ist das Absetzen beider benachbarter Phalangen über der Basis der Metakarpi bzw. Metatarsi nicht zu umgehen [16, 20, 60].

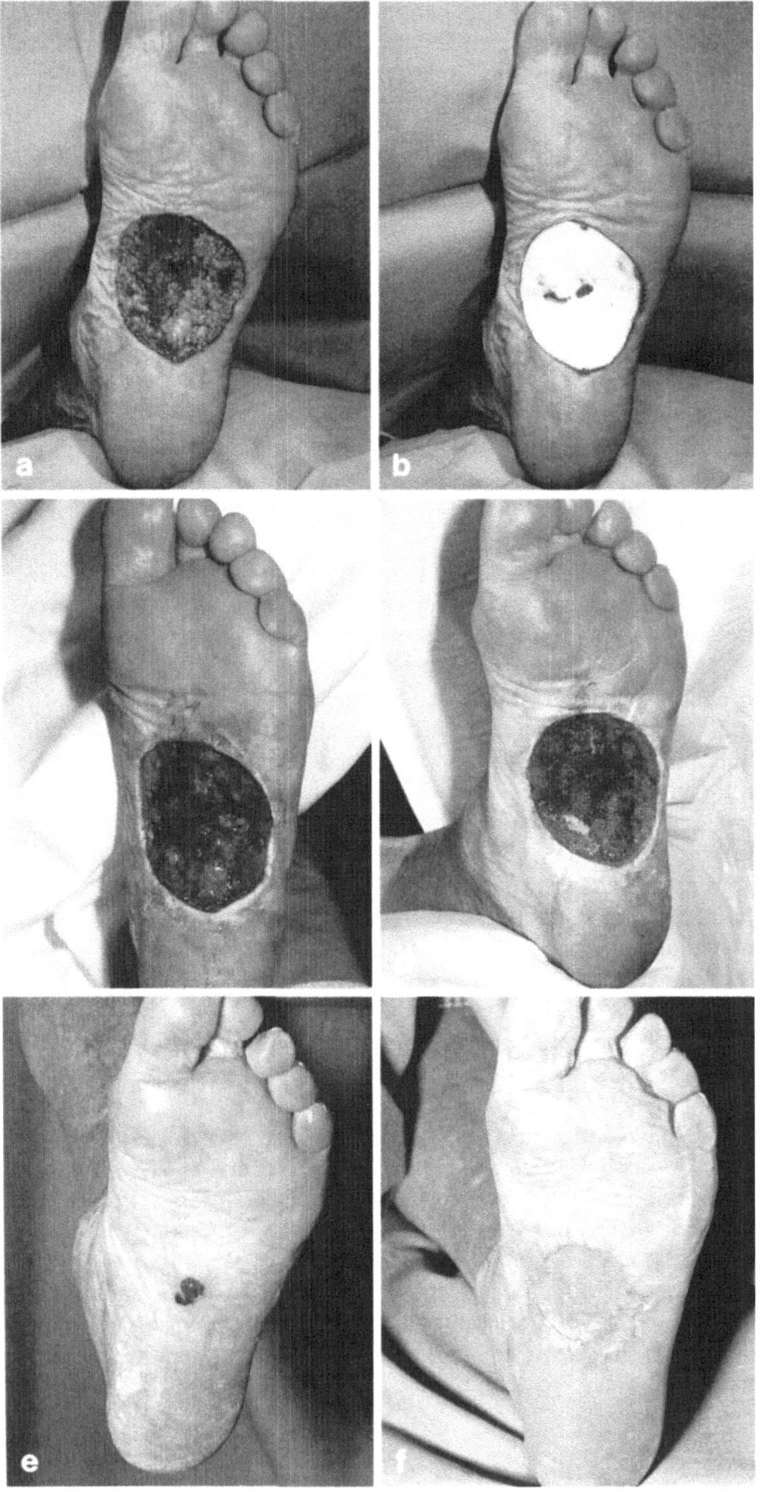

Abb. 1a–f

Bei malignen Melanomen, die in der Nähe der regionalen Lymphknotenstationen lokalisiert sind, ist eine kontinuierliche En-bloc-Dissektion angezeigt. Diese beinhaltet die Exstirpation des Primärtumors, einschließlich der regionalen Lymphknotengruppen unter Mitentfernung eines breiten, dazwischenliegenden Haut-Subkutis-Streifens, der die den Primärtumor drainierenden Lymphbahnen enthält [12, 13, 16, 48, 49, 54, 55, 62, 64].

In den übrigen Fällen erfolgt die Lymphknotenausräumung diskontinuierlich. Ob generell durch eine kontinuierliche En-bloc-Dissektion die Überlebensrate verbessert werden kann, ist umstritten [46, 48].

Für den Operateur ist die genaue Kenntnis der anatomischen Gegebenheit der zu disseziierenden Lymphknoten ebenso unerläßlich, wie die genaue Vorstellung über den Lymphabfluß, um die für eine lymphogene Melanomzellabsiedlung infrage kommenden Lymphknotenstationen gezielt entfernen zu können (Zur Topografie des Lymphabflußes vgl. 41).

Zur genaueren Bestimmung der individuell häufig variierenden Lymphabflußbahnen im Stammbereich, kann die Methode der Lymphoszintigrafie herangezogen werden. Dabei wird, nach subkutaner Injektion von Radiokolloiden (^{99}Tc) in die unmittelbare Umgebung des Tumors, die Radioaktivitätsverteilung der über die Lymphbahnen in die regionalen Lymphknoten abtransportierten markierten Kolloide mit Hilfe eines Scanners bestimmt (vgl. 38). Diese Technik eröffnet auch die Möglichkeit, bei Lymphabflußrichtungen in mehrere Regionen, die Anzahl der prophylaktischen Lymphknotendissektionen gezielt zu limitieren [53].

Von speziellem Interesse für den klinisch operativ-tätigen Dermatologen sind die axillären und inguinalen Lymphknotenstationen, die von ihm chirurgisch therapiert werden. Bei Tumorlokalisation im Kopf-Hals-Bereich wird die operative Behandlung der Nacken-Hals- und präaurikulären Lymphknoten in der Regel durch die entsprechenden Fachvertreter (Oto-Rhino-Laryngologen, Kiefer-Gesichts-Chirurgen) vorgenommen werden.

Operative Therapie der Lymphknotenstationen

Beim malignen Melanom erfolgt in ca. 75% der Fälle die primäre Metastasierung lymphogen zunächst in die regionären Lymphknotenstationen (zervikal-nuchal, inguinal und axillär). Andere superfizielle und tiefe Lymphknotenstationen werden relativ selten befallen und wenn, dann meistens nur in fortgeschrittenem Tumorstadium. Bei akraler Tumorlokalisation ist deshalb auch nach den Untersuchungen

◁ **Abb. 1 a–f.** ALM plantar links bei einer 62jährigen Frau. Operationsverlauf. **a** Zustand nach Resektion des Tumors mit dem durch die lokalisatorischen Gegebenheiten limitierten Sicherheitsabstand von 4 cm. **b** Passagere Defektdeckung mit synthetischem Hautmaterial (Cutinova plus, BDF Hamburg) zur Wundgrundkonditionierung. **c** Zustand 6 Tage postoperativ bei jeweils 2tägigem Wechsel der Polyurethanschaumfolie. **d** Zustand 18 Tage nach Wundgrundkonditionierung mittels Polyurethanschaumfolie. Der Operationsdefekt ist mit frischem Granulationsgewebe aufgefüllt. **e** Präoperativer Befund. **f** 7 Monate nach Defektdeckung mit einem dicken Spalthauttransplantat, das auf dem optimierten Wundboden problemlos einheilte

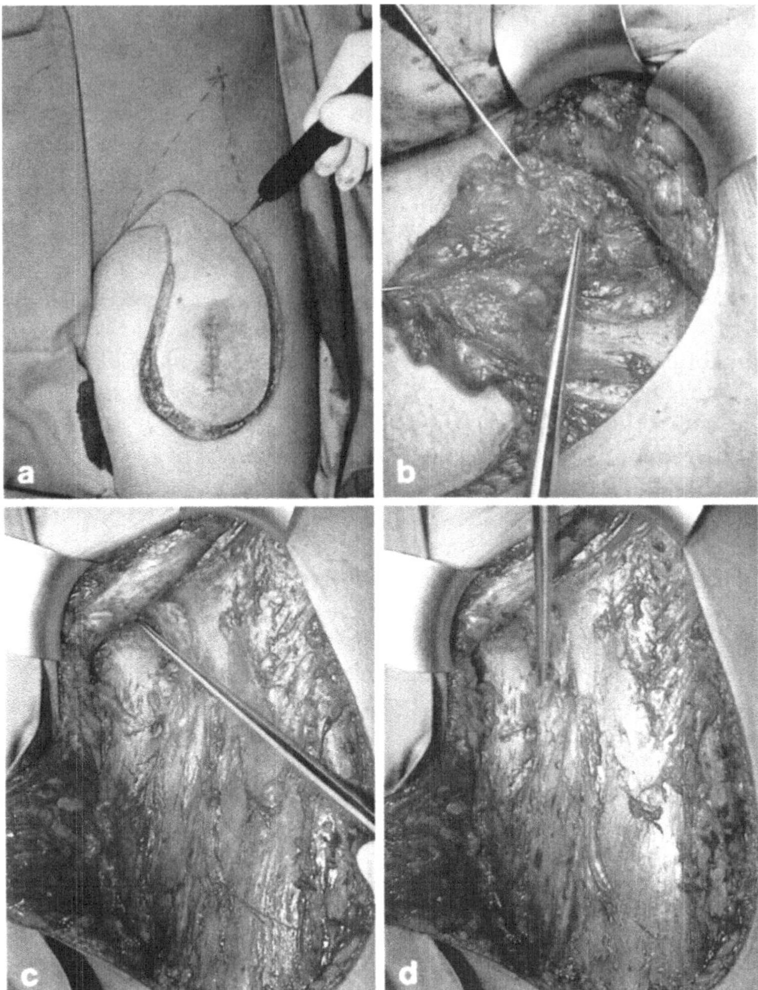

Abb. 2a–h. Zustand nach auswärts durchgeführter Exzision eines NM (Level V, Tumordicke 10 mm) bei einem 62jährigen Mann. **a** Operationsplanung. Elektrochirurgische Nachresektion. **b** Von proximal beginnende Präparation des Inhaltes des Inguinaldreiecks. **c** Rosenmüller LK. **d** Eingang zum Adduktorenkanal. **e** (s. S. 125) Zustand nach radikaler Tumorexzision mit radikaler inguinaler Lymphadenektomie. Die Schnittführung nach Tritsch wurde entsprechend den lokalisatorischen Gegebenheiten modifiziert. **f** Passagere Defektdeckung des Operationsdefektes am Oberschenkel mit synthetischem Hautmaterial (Cutinova plus, BDF Hamburg) zur Wundgrundkonditionierung. **g** Präoperativer Befund. **h** Postoperativer Befund 3 Jahre nach Tumorexzision und definitiver Defektdeckung mit einem dicken Spalthauttransplantat

von Das Guptas und McNeer [11] nur selten ein Befall der Lymphknoten im Kniekehlen- und Ellbogenbereich zu erwarten.

Die im folgenden für die Leisten- und Achselregion beschriebenen Operationstechniken werden bei entsprechender Tumorlokalisation als En-bloc-Resektion häufig nicht unerheblich modifiziert, wobei aber stets die Radikalität der Lymphknotenentfernung gewährleistet sein muß.

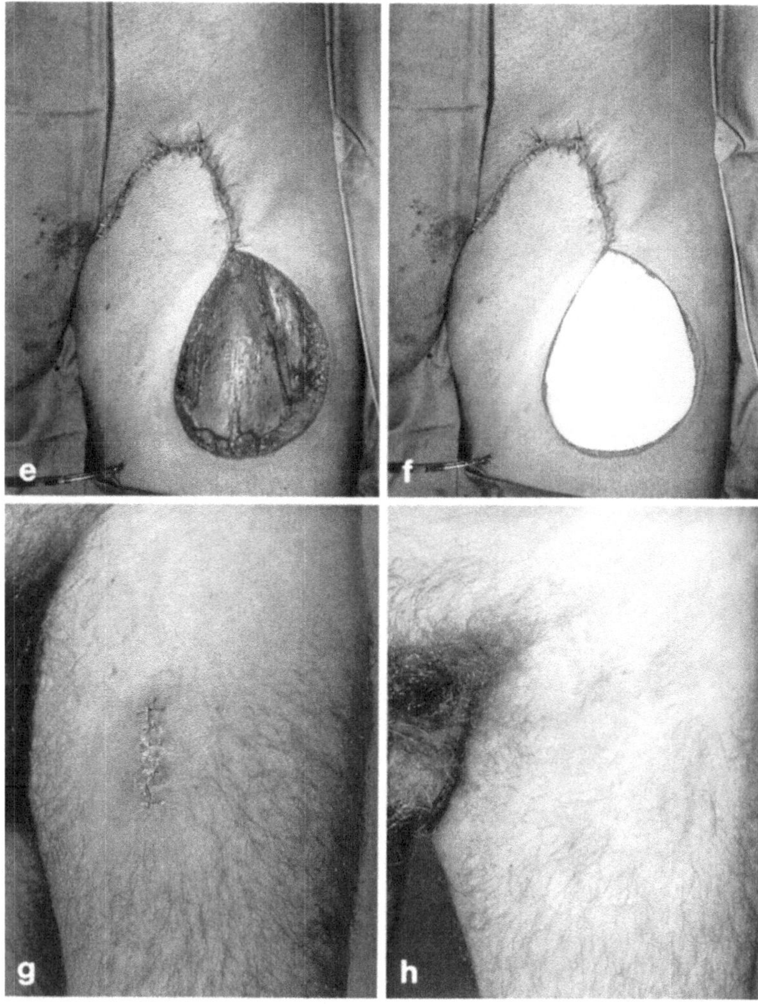

Abb. 2e–h (Legende s. S. 124)

Regio inguinalis

Zur Entfernung der inguinalen Lymphknoten verwenden wir die von Tritsch [54] angegebene Operationstechnik (Abb. 2a–h). Dabei wird unterhalb des Leistenbandes ein S-förmiger Hautschnitt gelegt. Der Schnitt beginnt 2–3 cm medial und unterhalb der Spina iliaca anterior superior, verläuft dann bogenförmig in die Leistenbeuge und reicht distal bis in die Nähe der Regio femoris medialis. Um postoperative Wundheilungsstörungen der Leistenregion zu vermeiden, wird ein spindelförmiger Hautbezirk der Regio inguinalis mit reseziert, der nach der Leistenlymphonodulektomie infolge mangelhafter Vaskularisation in seiner Trophik besonders gefährdet ist. Der Inhalt des Femoraldreiecks wird von kranial beginnend nach kaudal dargestellt. Als laterale Begrenzung kann der M. sartorius, als

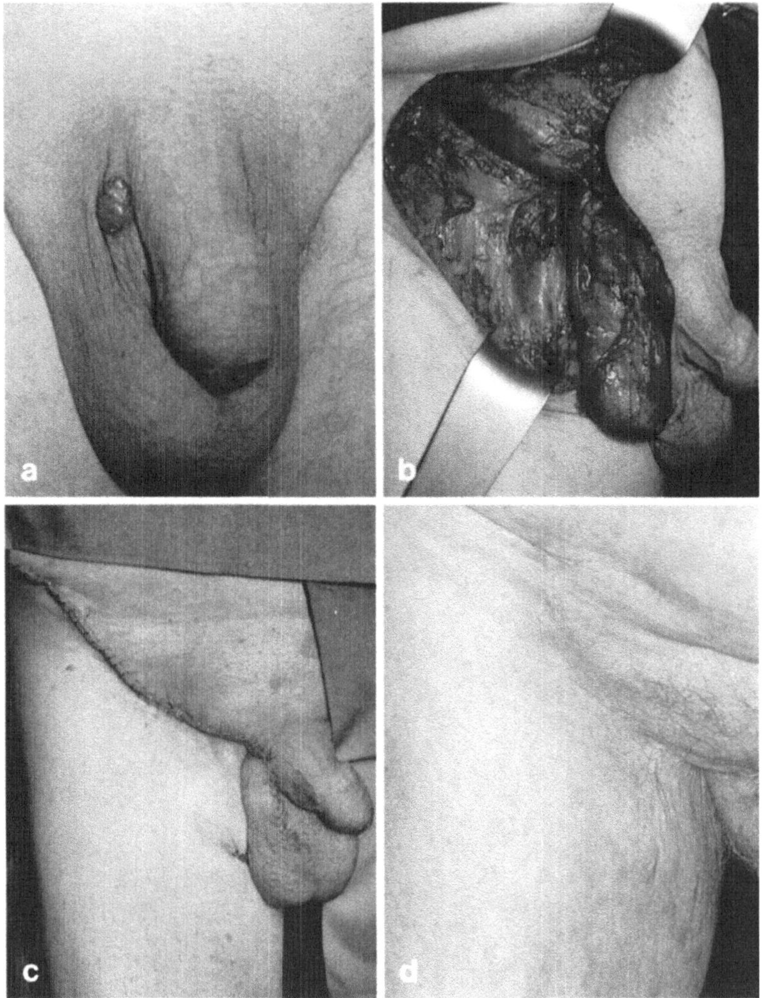

Abb. 3a–d. 71jähriger Mann. SSM der Skrotalhaut (Level V, Tumordicke 3,8 mm). **a** Präoperativer Befund. **b** Zustand nach En-bloc-Resektion des Tumors einschließlich radikaler inguinaler Lymphadenektomie. **c** Zustand nach primärem Wundverschluß (Einzelknopfnähte und Metallklammern). **d** Postoperativer Befund 2 Jahre postoperativ

---

Abb. 4a–f. 66jährige Frau. NM der Oberarm-Schulter-Region (Level V, Tumordicke 10 mm). ▷ **a** Opertionsplanung. Tumorexzision mit einem Sicherheitsabstand von 1 cm zur Schnellschnittuntersuchung. **b** Zustand nach Exzision des Tumors mit einem Sicherheitsabstand von 5 cm und Vorbereitung der En-bloc-Resektion der axillären Lymphknoten. **c** Zustand nach passagerer Deckung des Operationsdefektes mittels synthetischem Hautmaterial. **d** Planung der Schnittführung zur radikalen axillären Lymphknotenausräumung. **e** Deckung des Operationsdefekts durch schichtweisen Wundverschluß. **f** Zustand bei Operationsende

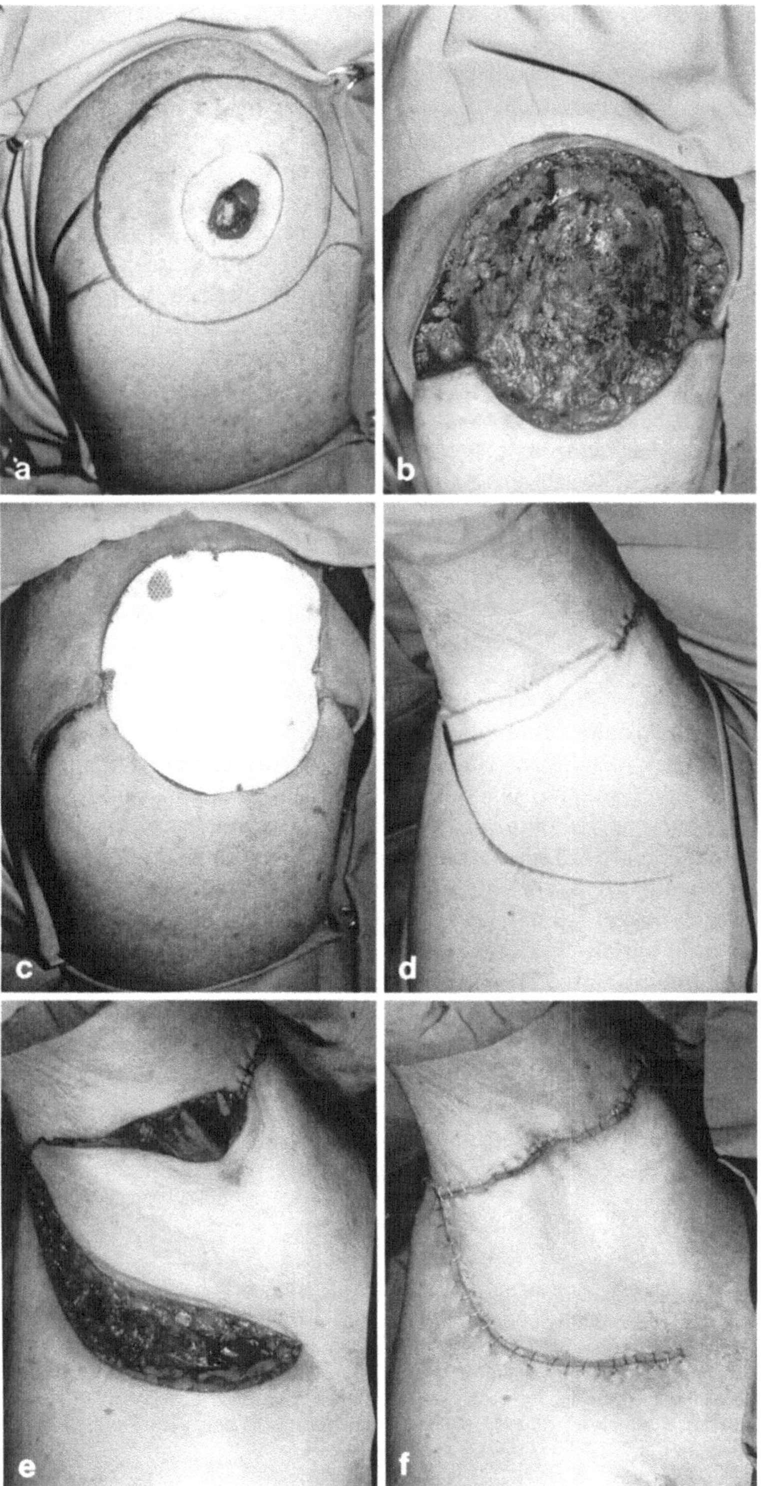

Abb. 4 a–f

mediale Begrenzung der M. adductor magnus angesehen werden. Die V. saphena magna wird im Einmündungsbereich der V. femoralis ligiert und durchtrennt um anschließend mit dem subkutanen Fettgewebe des Femoraldreiecks sowie den unterhalb der Fascia lata gelegenen Lnn. inguinales profundi disseziiert zu werden. Die Adaptation der unterminierten Ränder der Exzisionswunde ist weitgehend spannungsfrei möglich. Nach Einlegen einer Saugdrainage mit distalem Austritt erfolgt der Wundverschluß wiederum schichtweise (vgl. auch Abb. 3 a–d).

Die prophylaktische Mitentfernung der paraaortalen und iliakalen Lymphknoten über die radikale inguinale Lymphknotenentfernung hinaus, erscheint uns beim Stadium-I-Melanom der unteren Extremität nicht unbedingt erforderlich zu sein, da ein Überspringen der inguinalen Lymphknoten in der lymphogenen Metastasierungskette, wie auch unsere Erfahrungen zeigen, äußerst selten ist. Werden aber bei der histologischen Ausarbeitung inguinale Metastasen nachgewiesen, sollte durch den Chirurgen in einem weiteren Eingriff auch die Entfernung der iliakalen bzw. paraaortalen Lymphknoten vorgenommen werden (vgl. auch [63, 64]).

Regio axillaris

Die von Harris und Mitarbeitern [23] beschriebene Operationsmethode wird von uns zur radikalen Dissektion der axillären Lymphknoten modifiziert angewandt (Abb. 4 a–f).

Der Hautschnitt verläuft am supinierten und 90° abduzierten Arm von der hinteren Axillarfalte zum oberen Ansatz des M. pectoralis major und dann bogenförmig entlang der freien Kontur des großen Brustmuskels nach kaudal bis in Höhe des äußeren unteren Quadranten der Brust. Der umschnittene Hautlappen wird dann subkutan freipräpariert bis zum freien Rand des M. latissimus dorsi (Abb. 5 a). Anschließend wird die vordere Fascie M. pectoralis major von oben und der Mitte beginnend scharf durchtrennt und zum Freirand des Muskels hin präpariert. Danach erfolgt stumpfe Präparation zur Tiefe hin. Dabei werden sämtliche Äste der Axillararterien und -venen, die in den Muskel eintreten, dargestellt, ligiert und durchtrennt (Abb. 5 b). Die Dissektion wird bis zum M. pectoralis minor fortgeführt. Auch ohne dessen Durchtrennung gelingt die Darstellung des oberen Bereichs der Achselhöhle bis zur Clavicula [16]. Der seitliche Pectoralnerv wird geschont (Abb. 5 c), da er einer der Hauptinervatoren des M. pectoralis major ist. Die pectoralen Äste der thoracoacromialen Gefäße werden geopfert, so daß ein übersichtlicher Zugang zum oberen Pol der Achselhöhle erzielt wird (Abb. 5 d). Das apikale Gewebe wird sorgfältig abpräpariert. Anschließend wird der gesamten Ach-

Abb. 5 a–f. Axilläre radikale Lymphadenektomie. **a** Freilegung der Axille. Der Achselhöhleninhalte vom freien Rand des M. pectoralis major, bis zum Rand des M. latissimus dorsi, ist dargestellt. **b** Darstellung der in die Mm. pectorales major et minor eintretenden Äste der Axillararterien und -venen. **c** Anheben des seitlichen Pectoralnervs (Hauptinervator des M. pectoralis major). **d** Der Gefäßnervenstrang in der Fossa axillaris. **e** Freipräparation des N. thoracodorsalis, der aus dem hinteren Faszikel des Plexus brachialis entstammt und den M. latissimus dorsi versorgt. **f** Resektionspräparat

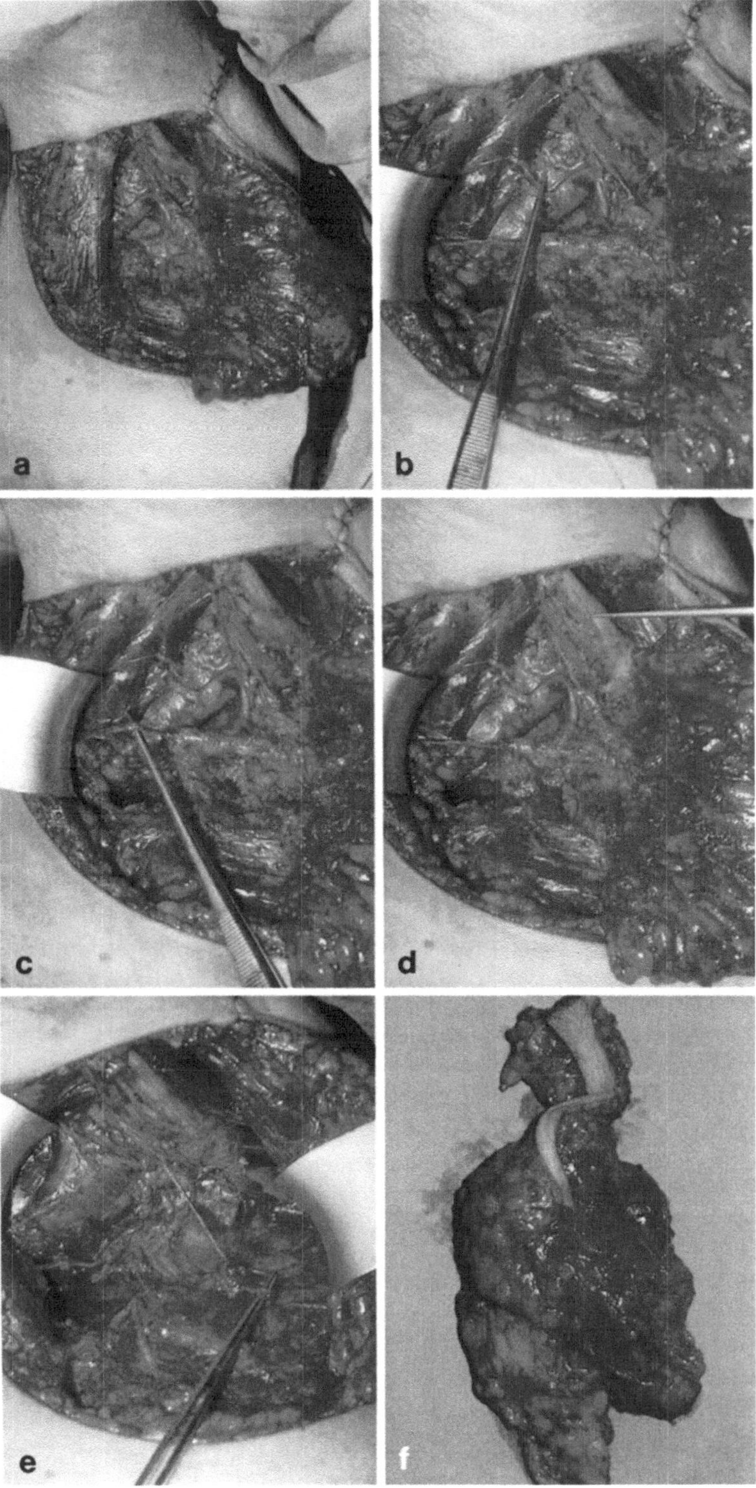

Abb. 5 a–f

selhöhleninhalt von kranial nach kaudal fortschreitend von der Thoraxwand disseziiert. Das dann noch am unteren Pol der Achselhöhle fixierte Präparat wird in toto entfernt (Abb. 5 f). Nach Einlegen einer Saugdrainage mit distalem Austritt erfolgt der Wundverschluß schichtweise.

Operative Therapie lokaler Rezidive und von Metastasen

Tumorrezidive nach inkompletter Exzision maligner Melanome sowie kutane und subkutane Metastasen nach vollständiger Tumorentfernung in der unmittelbaren Umgebung der primären Tumorexzisionsstelle, müssen wie primäre Melanome mit dem entsprechenden Sicherheitsabstand operativ entfernt werden. Diese Forderung gilt auch für multiple Hautmetastasen, die nicht selten, vor allem im Bereich der Extremitäten, ohne klinisch nachweisbare Fernmetastasierung beobachtet werden können. Bei diesen Patienten stellt die isolierte regionale hypertherme Zytostatikaperfusion eine therapeutische Alternative dar [28, 45]. Auch bei ausgedehnter Metastasierung im Stadium III der Melanomerkrankung, kann durch die chirurgische Verringerung der Tumormasse die Chance für eine adjuvante, palliative Chemotherapie verbessert werden [20, 63].

Diskussion

Ein wesentliches Argument, daß für eine selektive Lymphadenektomie beim malignen Melanom spricht, ist die Beobachtung, daß die Überlebensraten nach Dissektion der regionalen Lymphknoten bei klinisch negativem und histologisch positivem Lymphknotenbefund (klinisches Stadium I und pathologisches Stadium II) vergleichsweise besser sind, als bei klinisch und histologisch positivem Befund (klinisches und pathologisches Stadium II). In prophylaktisch disseziierten Lymphknoten können in einem relativ hohen Prozentsatz, abhängig von Invasionstiefe und Tumordicke, okkulte Metastasen (sogenannte Mikrometastasen) nachgewiesen werden [9, 10, 18, 19, 33, 52, 60, 61]. Demzufolge entspricht es nicht den Regeln der Tumorchirurgie, eine Lymphadenektomie solange hinauszuzögern, bis klinisch tastbare Lymphknotenmetastasen vorhanden sind.

Eine von uns durchgeführte retrospektive Studie, unterstreicht den therapeutischen Wert der prophylaktischen radikalen regionalen Lymphadenektomie, bei Patienten mit einem malignen Melanom der Haut im klinischen Stadium I [25, 26]. Unsere Untersuchung zeigte eine tendenzielle Verringerung der Metastasenhäufigkeit nach prophylaktischer Lymphadenektomie bei jenen Tumoren, die einen vertikalen Tumordurchmesser von $>0{,}8$ mm aufwiesen. Daraus ist abzuleiten, daß bei gesicherter Diagnose eines Low-risk-Melanoms eine prophylaktische Lymphadenektomie keinen therapeutischen Vorteil erbringt. Bei einem vertikalen Tumordurchmesser von 0,8 mm bis 1,49 mm schließen wir uns den Empfehlungen von Balch und Mitarbeitern [1, 2] an, die für diese Tumoren ein individuelles Vorgehen vorschlagen, wobei das Alter sowie der Allgemeinzustand des Patienten, ferner die Oberflächenbeschaffenheit des Tumors sowie dessen Lokalisation in die operationstaktischen Überlegungen mit eingehen sollten.

Generell ist aber die radikale regionale Lymphknotendissektion anzustreben. Ein weiteres Argument für eine prophylaktische Lymphadenektomie bei diesen Tumordicken besteht darin, jene Fälle herauszufinden, bei denen die regionalen Lymphknoten bereits befallen sind, eine chirurgische Therapie des Primärtumors folglich unzureichend wäre und zusätzliche therapeutische Maßnahmen erforderlich wären.

Bei High-risk-Melanomen (Tumordicke >1,5 mm) muß die prophylaktische Lymphadenektomie der lokalen Exzision des Primärtumors umgehend angeschlossen werden. Im Gegensatz zu der Studie der Mayo-Klinik [47] und den umstrittenen Untersuchungen von Veronesi und Mitarbeitern (56-59), sind wir in Übereinstimmung mit anderen namhaften Fachvertretern [16, 17, 31, 39, 41, 43, 53, 63] der Überzeugung, daß durch die weite lokale Exzision des primären Melanoms, kombiniert mit einer radikalen regionalen Lymphknotendissektion, eine Verbesserung der Melanomprognose erzielt werden kann. Ob dies allerdings auch für Tumoren mit einer Dicke oberhalb 4,0 mm gilt, bei denen vermehrt bereits Fernmetastasen zu vermuten sind, ist unsicher [7, 25, 32].

Literatur

1. Balch CM, Murad TM, Soong SJ, Ingalls AL, Halpern NB, Maddox WA (1978) A multifactorial analysis of melanoma: prognostic histopathological features comparing Clark's and Breslow's staging methods. Ann Surg 188: 732-2
2. Balch CM, Murad TM, Soong SJ, Ingalls AL, Richards PC, Maddox WA (1979) Tumor thickness as a guide to surgical management of clinical stage I melanoma patients. Cancer 43: 883-888
3. Bertény C (1981) Zur Technik der lokalen Exzision. In: Weidner F, Tonak J (Hrsg) Das maligne Melanom der Haut. Perimed, Erlangen, pp 115-118
4. Braun-Falco O, Konz B (1980) Intraoperative Kryostat-Schnellschnittdiagnostik bei Verdacht auf malignes Melanom. Münch Med Wschr 122: 193-196
5. Breslow A (1975) Tumor thickness, level of invasion and node dissection in stage I cutaneous melanoma. Ann surg 182, 572-575
6. Breslow A, Cascinelli N, van den Esch EP, Morabito A (1978) Stage I melanoma of the limb: Assessement of prognosis by levels of invasion and maximum thickness Tumori 64: 273-284
7. Cascinelli N, Balzarini GP, Fontana V, Morabito A, Orefice S (1976) Long therm results of surgical treatment of melanoma of the limbs. Tumori 62: 233-242
8. Clark WH jr, Fromm L, Bernardino EA, Mihm MC jr (1969) The histogenesis and biologic behavior of primary human malignant melanomas of the skin. Cancer Res 29: 705-727
9. Cohen MH, Ketchman AS, Felix EL (1977) Prognostic factors in patients undergoing lymphadenectomy for malignant melanoma. Ann Surg 186: 635-642
10. Das Gupta T (1977) Results of treatment of 269 patients with primary cutaneous melanoma. A five year prospective study. Ann Surg 186: 201-209
11. Das Gupta T, McNeer G (1964) The incidence of metastasis to accessible lymph nodes from melanoma of the trunk and extremities - its therapeutic significance. Cancer 17: 897-911
12. Drepper H (1977) Chirurgische Behandlung von Melanomen. In: Konz B, Burg G (Hrsg) Dermatochirurgie in Klinik und Praxis. Springer, Berlin Heidelberg New York
13. Fortner JG, Maclean BJ, Rosen PP (1981) Die prophylaktische Lymphknotendissektion. In: Weidner F, Tonak J (Hrsg) Das maligne Melanom der Haut. Perimed, Erlangen, pp 125-132
14. Fortner JG, Schottenfeld D, Maclean BJ (1975) En bloc resection of primary melanoma with regional lymph node dissection. Arch surg 110: 674-676
15. Gall FP (1981) Diskussionsbemerkung zu Tonak J et al: Erlanger Therapieschema. Grundlagen, Ergebnisse und Behandlung von Rezidiven. In: Weidner F, Tonak J (Hrsg) Das maligne Melanom der Haut. Perimed, Erlangen, p 197

16. Gall FP, Tonak J (1981) Die chirurgische Therapie des malignen Melanoms. In: Weidner F, Tonak J (Hrsg) Das maligne Melanom der Haut. Perimed, Erlangen, pp 103-113
17. Gartmann H (1981) Pigmentzellengeschwülste der Haut. In: Korting GW (Hrsg) Dermatologie in Praxis und Klinik. B IV. Stuttgart
18. Goldsmith HS (1979) The debate over immidate lymph node dissection for melanoma. Ann Surg 179: 105-108
19. Gumport SL, Harris MN (1974) Results of reginal lymph node dissection of melanoma. Ann Surg 179: 105-108
20. Gumport SL, Meyer HW (1959) Treatment of 126 cases of malignant melanoma. Long term results. Ann Surg 150: 989-992
21. Handley WS (1907) The pathology of melanotic growths in relation to their operative treatment. Lancet 1: 927-933 and 996-1003
22. Hansen MG, McCarten AB (1974) Tumor thickness and lymphocytic infiltration in malignant melanoma of the head and neck. Aus J Surg 128: 557-561
23. Harris MN, Gumport SL, Maiwandi H (1972) Axillary lymph node dissection for melanoma. Surg Gynecol Obstet 135: 936-940
24. Heite H-J (1972) Prognose anhand der Absterbekurve in Abhängigkeit von Irritation, Wachstum und Oberflächengestalt des Primärherdes. Arch Dermatol Res 244: 200-205
25. Hotz G (1980) Die prophylaktische Lymphadenektomie beim malignen Melanom der Haut in Abhängigkeit von der Tumordicke. Inaug Dissertation Freiburg i. Br.
26. Hotz G, Hagedorn M, Petres J, Wiebelt H (1986) Zur prophylaktischen Lymphadenektomie bei cutanen malignen Melanomen: Eine Merkmalsdoppelgängeruntersuchung. Hautarzt: i. Dr.
27. Illig L (1985) Moderne Mehrstufentherapie des malignen Melanoms der Haut. Schattauer Verlag. medwelt 36: 1024-1080
28. Illig L, Aigner K (1980) Therapie des malignen Melanoms unter besonderer Berücksichtigung der isolierten Extremitätenperfusion. Dtsch Ärzteblatt 77: 2911-2925
29. Kerl H (1976) Zur Diagnose und Therapie des malignen Melanoms der Haut. Wiener klin Wschr 88: 369-379
30. Landes E (1981) Diskussionsbemerkung p 142. In: Weidner F, Tonak J (Hrsg) Das maligne Melanom der Haut. Perimed, Erlangen
31. Lejeune FJ (1980) Efficacy of elective regional lymph-node dissection on primary (stage I) malignant melanoma. In: Tragnon HJ, Stagnet MJ (Eds) Controversies in cancer - design of trial and treatment. Mason, New York
32. Lejeune FJ (1981) Der Wert der prophylaktischen Lymphknotendissektion. In: Weidner F, Tonak J (Hrsg) Das maligne Melanom der Haut. Perimed, Erlangen, pp 133-136
33. McCarthy JG, Haagsen CD, Herter FP (1974) The role of groin dissection in the management of melanoma of the lower extremity. Ann Surg 179: 156-159
34. McGovern VJ (1979) The classification of melanoma and its relationship with prognosis. Pathology 2: 85-89
35. McNeer G, Das Gupta T (1964) Prognosis in malignant melanoma. Surgery 56: 512-518
36. Mihm MC, Clark WH, From L (1971) The clinical diagnosis, classification and histogenetic concepts of the early stages of cutaneous malignant melanoma. N Engl J Med 284: 1078-1082
37. Müller RPA, Petres J (1985) Therapiekonzept beim „anbehandelten primären Melanom der Haut". In: Fehlbildungen, Nävi, Melanome. Fortschr Operat Dermatol Bd 2, Springer, Berlin Heidelberg New York Tokyo, pp 240-253
38. Munz D, Altmeyer P, Hör G, Holzmann H, Chilf G (1984) Identifizierung der Lymphdrainage durch Lymphoszintigraphie. In: Petres J, Kunze J, Müller RPA (Hrsg) Onkologie der Haut. Grosse-Verlag, Berlin, pp 119-123
39. Petres J, Hundeiker M (1978) Dermatosurgery. Springer, New York Heidelberg Berlin
40. Petres J, Müller RPA (1983) Passagere Defektdeckung in der Tumorchirurgie an der Haut. Gemeinschftstag Nord- und Westdeutscher Dermatologen - 18. bis 20.03. 1983, Göttingen
41. Petres J, Müller RPA (1984) Maligne Melanome. Operative Therapie. In: Petres J, Kunze J, Müller RPA (Hrsg) Onkologie der Haut. pp 124-140
42. Roses DF, Harris MN, Ackermann AB (1983) Diagnosis and management of cutaneous malignant melanoma. MPCS, Vol 27. Saunders WB, Philadephia London Toronto
43. Roses FD, Harris MN, Gumport SL (1981) Surgical management for malignant melanoma of the trunk. Arch Surg 116: 315-317

44. Schmöckel C, Braun-Falco O (1978) Prognostic index in malignant melanoma. Arch Dermatol 144: 871-873
45. Schrafford-Koops H, Oldhoff J (1981) Überleben und Lokalrezidiv nach regionaler hyperthermer Perfusion. In: Weidner F, Tonak J (Hrsg) Das maligne Melanom der Haut. Perimed, Erlangen, pp 145-151
46. Shah JP, Goldsmith HS (1970) Incontinuity versus discontinous lymph node dessection for malignant melanoma. Cancer 26: 610-614
47. Sim FH, Taylor WF, Ivins JC, Prichard DJ, Soule EH (1978) A prospective randomized study of the efficiancy of routine elective lymphadenectomy in management of malignant melanoma. Cancer 26: 610-614
48. Southwick HW, Malignant melanoma. Role of node dissection reappraised. Cancer 37: 202-205
49. Southwick HW, Sla Ghter DP, Hinkamp JF, Johnson FE (1962) The role of regional node dissection in the treatment of malignant melanoma. Arch Surg 85: 63-68
50. Steigleder GK, Plümmer F (1980) Kryostat - Schnellschnittuntersuchung (KSU) am malignen Melanom. Z Hautkr 55: 702-708
51. Storck H, Oh F, Schwarz K (1972) Das maligne Melanom. In: Hdb Med Radiol Bd 19. Springer, Berlin Heidelberg New York, pp 161-257
52. Tonak J, Hermanek P, Hornstein OP, Weidner F (1976) Therapie des malignen Melanoms der klinischen Stadien I und II, Ergebnisse bei 195 Patienten. Dtsch und Wschr 191: 435-440
53. Tonak J, Weidner F, Hofrichter S, Altendorf A (1981) Erlanger Therapieschema. Grundlagen, Ergebnisse und Behandlung von Rezidiven. In: Weidner F, Tonak J (Hrsg) Das maligne Melanom der Haut. Perimed, Erlangen
54. Tritsch H (1979) Lymphonodektomie beim malignene Melanom. In: Salfeld K (Hrsg) Operative Dermatologie. Springer, Berlin Heidelberg New York, pp 192-199
55. Tritsch H (1985) Die prophylaktische Lymphknotenentfernung beim Melanom. In: Fehlbildungen, Nävi, Melanome. Fortschr Operat Dermatol Bd 2, Springer, Berlin Heidelberg New York Tokyo, pp 254-257
56. Veronesi U, Adamus J, Bandiera DC, Brennhovd JV, Caceres E, Cascinelli N, Claudiv F, Ikonopisov RL, Javorskj VV, Kirov S, Kulakowski A, Lacour J, Lejeune F, Mechl Z, Morabito A, Rodé J, Sergeev S, van Slooten E, Szczygiel K, Trapeznikov NN, Wagner RJ (1977) Inefficacy of immidiate node dissection in stage I melanoma of the limbs. N Engl J Med 297: 627-630
57. Veronesi U, Adamus J, Bandiera DC, Brennhovd JV, Caceres E, Cascinelli N, Claudiv F, Ikonopisov RL, Javorski VV, Kirov S, Kulakowski A, Lacour J, Lejeune F, Mechl Z, Morabito A, Rodé J, Sergeev S, van Slooten E, Szczygiel K, Trapeznikov NN, Wagner RJ (1980) Stage I melanoma of the limbs. Immidiate versus delayed node dissection. Tumori 66: 373-396
58. Veronesi U, Cascinelli N, Balzarini GP, Preda F (1972) Treatment of regional node metastases. In: McCarthy WH (Ed) Melanoma and skin cancer. Sydney, Proc Internat Cancer Conf VCN Blight Government Printer, pp 417-423
59. Veronesi U, Cascinelli N, Orefice S, Vaglini MM (1977) Surgical treatment of malignant melanoma of the skin. In: Svejda J (Ed) Symposium on recent advances in the diagnosis and treatment of malignant melanoma, pp 28-38
60. Wanebo HJ, Fortner JG, Woodruft J, Maclean B, Binkowski E (1975) Selection of the optimum surgical treatment of stage I melanoma by depth of microinvasion: Use of the combined microstage technique (Clark-Breslow), Ann Surg 182: 302-313
61. Weidner F (1979) Comparative histological studies of regional lymph nodes of 201 melanoma patients. Arch Dermatol Res 266: 161-175
62. Weidner F, Hornstein OP, Hermanek P, Wurtz G (1976) Early metastases in regional lymphnodes and prognosis of malignant melanoma. Arch Dermatol Res 256: 167-177
63. Winter H, Lenhert W (1981) Die operative Behandlung maligner Melanome der Haut. Dt Gesundh-Wesen 36: 1843-1853
64. Winter H, Sönnichsen N, Lehnert W (1985) Kontinuitätsdissektion beim malignen Melanom. In: Fehlbildungen, Nävi, Melanome. Fortschr Operat Dermatol Bd 2, Springer, Berlin Heidelberg New York Tokyo, pp 258-267

Operative Therapie von Nagelkrankheiten

E. Haneke

Zusammenfassung

Die operative Behandlung von Nagelkrankheiten setzt genaue Kenntnisse von Anatomie, Physiologie und Pathologie des Nagelorgans voraus. Nagelextraktionen sind nur selten indiziert. Schonendes Vorgehen ist dringend notwendig, um die Schädigung des Nagelorgans möglichst gering zu halten. Bei der Onychogryposis ist nur die permanente Matrixdestruktion erfolgreich. Zur Behandlung des Unguis incarnatus ist die segmentale Matrixkaustik mit Phenolum liquefactum allen anderen chirurgischen Verfahren überlegen. Der Unguis incurvatus wird am sichersten durch bleibende Nagelverschmälerung und Nagelbettkorrektur behandelt. Der angeborene Nagelschiefstand führt oft zu eingewachsenen Nägeln, Nageldystrophie oder Onychogrypose, die nur durch rechtzeitige Achsenkorrektur des Halluxnagels verhütet werden können. Da melaninbedingte streifenförmige Pigmentierungen im Nagel frühestes Zeichen eines subungualen Melanoms sein können, ist stets ihre diagnostisch-therapeutische Totalexzision anzustreben.

Der Nagel ist das größte Hautanhangsgebilde. Außer seiner Funktion zum Schutz der Finger- und Zehenspitzen ist er von großer Bedeutung für das Tastgefühl und die Fähigkeit, kleine Gegenstände aufzuheben. Seine Form wird ganz wesentlich von der knöchernen Endphalanx bestimmt. Defekte und Mißbildungen in diesem Bereich führen stets auch zu Anomalien der Nägel. Das Nagelwachstum variiert von Finger zu Finger in gewissem Grade. Es nimmt mit dem Alter deutlich ab. Am langsamsten wachsen die Nägel der kleinen Zehen [1, 3, 17].

Bei der Diagnostik und Therapie von Nagelveränderungen sind die besonderen anatomischen Verhältnisse des Nagelorgans zu berücksichtigen. Nur deren genaue Kenntnisse garantieren gute Behandlungsergebnisse. Finger- und Zehennägel sind nicht nur in der Größe und dem Längen-Breiten-Verhältnis unterschiedlich. Der Großzehennagel ist proximal, also in der Tiefe der Nageltasche unter dem proximalen Nagelwall, nach proximal konkav ausgebildet, so daß die lateralen Anteile als Matrixhorn weit nach proximal reichen, während alle anderen Nägel nach proximal konvex sind. Dicke und Wölbung der Nagelplatte sind ebenfalls an Fingern und Zehen unterschiedlich [1, 3].

Die geringen Kenntnisse vieler Ärzte über Nägel und ihre Krankheiten sind die Ursache dafür, daß Nagelextraktionen so häufig und meist überflüssigerweise vorgenommen werden. Sieht man von den Ausnahmen ab, wo die Entfernung der Nagelplatte die Behandlung einer daruntergelegenen Erkrankung erst möglich macht, ist die Nagelextraktion eine unnötige Quälerei. Sie kann keine Nageldeformation korrigieren, sie ist alleine keine Therapie einer Nagelerkrankung, sie läßt einen Nagel nicht gesund, schöner oder schneller herauswachsen.

Überwiegend wird die distale Nagelextraktion durchgeführt. In Leitungsanästhesie wird zunächst mit einem abgerundeten Instrument, z. B. einem Rasparatorium, vorsichtig der proximale Nagelwall vom Nagel abgeschoben und abgelöst, wobei besonders auf die lateralen Anteile zu achten ist. Dann wird das Rasparatorium unter den Nagel geschoben, wobei die Spitze immer zur Nagelplatte gerichtet ist. So wird zunächst eine Seite des Nagelbettes, dann die andere Seite von der Nagelplatte gelöst. Dann wird die Nagelplatte sehr vorsichtig mit einer fächerförmigen Bewegung des Instrumentes von der Matrix getrennt. Die Haftung an der Matrix ist wesentlich geringer als die am Nagelbett. Mit einer Klemme wird der Nagel seitlich gefaßt und unter routierender Bewegung herausgezogen. Die Behandlung des Nagelbettes oder der Matrixregion schließt sich nun an. Bei Onychomykosen ist eine vorsichtige, aber sorgfältige Entfernung der pilzinfizierten subungualen Nagelbettkeratosen erforderlich. Bei einem subungualen Panaritium werden eine Stichinzision, Drainage und Spülung durchgeführt. Ein dicker Salbenverband schließt die Operation ab [5, 14].

Die proximale Nagelextraktion [6] wird seltener durchgeführt. Sie macht sich die Tatsache zunutze, daß Nagelplatte und Matrix nur eine geringe Haftung aufweisen. Sie ist relativ einfach durchzuführen bei Personen, die durch übermäßige Maniküre den proximalen Nagelwall sehr weit nach proximal verschoben haben, so daß die Nageltasche nur sehr flach ist. Zunächst wird wieder der proximale Nagelwall von der Nagelplatte abgelöst. Das Rasparatorium wird dann vorsichtig um das proximale Ende der Nagelplatte herumgeführt, der Nagel von der Matrix abgelöst und über dem proximalen Nagelwall herausgehoben. Durch weiteres Vorschieben des Rasparatoriums läßt sich der Nagel dann vom Nagelbett einfach abstreifen. Diese Methode ist besonders geeignet für Nägel mit sehr dicken, evtl. auch infizierten subungualen Keratosen und für Onychogryposen [5, 6, 14].

Das Nagelwachstum ist abhängig von einer guten Durchblutung. Jede Nagelextraktion stellt eine erhebliche Traumatisierung dar. Sie ist daher bei reizbaren Dermatosen wie der Psoriasis vulgaris oder dem Lichen ruber planus nicht indiziert. Bei bereits gestörtem Nagelwachstum wird dieser Schaden noch verstärkt. Besonders deletär ist die sinnlose Extraktion der Großzehennägel. Jede Extraktion führt zu einer Verstärkung der transversalen Wölbung der Nagelplatte, wodurch eine angedeutete Hypercurvatura unguis erst manifest werden kann [5]. Häufigste Folge am Hallux ist aber eine Verkürzung der Endphalanx, weil der distale Anteil der Zehenspitzenpulpa beim Abrollen des Fußes nach dorsal luxiert wird. Hier bildet er vor dem Nagelbett einen Wulst, über den der Nagel nicht mehr hinüberwachsen kann [8]. Er wächst distal und oft wegen der verstärkten Krümmung auch lateral ein. Dieser Schaden kann nur noch durch eine ausgedehnte, halbkreisförmig um die Zehenspitze geführte transversale Keilexzision korrigiert werden [5, 15].

Die Therapie der Onychogrypose ist unbefriedigend. Sie entsteht im allgemeinen durch chronische Traumatisierung, die zu einer Vergrößerung des Matrixfeldes und Veränderung der Wachstumsrichtung schräg nach oben - vorn führt. Die Haftung mit dem Nagelbett geht verloren, es schrumpft und bildet massive Hyperkeratosen, so daß schließlich ein Krallennagel entsteht. Da die operative Verkleinerung des Matrixfeldes nicht zum Erfolg geführt hat, ist, wenn der Patient konservative Maßnahmen nicht mehr durchzuführen bereit ist, die dauerhafte Nagelausrottung die einzige therapeutische Möglichkeit [5]. Nach Extraktion - hier hat sich die proximale Nagelentfernung nach Cordero [6] bewährt - wird die Matrix in Blutleere mit 90%igem Phenol (Phenolum liquefactum DAB) 3 min kräftig eingerieben [10, 18]. Es kommt zur vollständigen Nekrose des Matrixepithels. Der Nagel wächst nicht mehr nach.

Eine der häufigsten und belästigensten Erkrankungen bei Jugendlichen ist der eingewachsene Großzehennagel. Zahlreiche zum Teil widersprüchliche Ursachen sind genannt worden [5, 8, 10, 13]. Unabhängig vom auslösenden Faktor findet man praktisch immer eine im Verhältnis zur Zehe zu breite Nagelplatte, deren seitliche Anteile oft auch lateral scharf abgeknickt sind und sich tief in die lateralen Nagelsulci einbohren. Das laterale Matrixhorn reicht sehr weit proximal, gelegentlich bis fast an den Gelenkspalt. Wegen der Schmerzen bemühen sich viele Patienten, die vordere Nagelecke soweit wie möglich abzuschneiden. Dadurch entsteht ein regelrechter Dorn, der sich in das Parungualgewebe hineinbohrt und zu einer chronischen granulierenden Entzündung führt. Bakterielle Sekundärinfektion ist häufig [9, 10, 13].

Nach antiseptischen Fußbädern wird in Leitungsanästhesie der laterale eingewachsene Nagelanteil entfernt. Dazu wird der proximale Nagelwall seitlich vom Nagel abgelöst, der Nagel etwa am sichtbaren seitlichen Rand bis zum Matrixende längs eingeschnitten, mit dem Rasparatorium vom lateralen Nagelsulcus und -bett abgelöst und herausgehebelt oder mit einer Klemme herausgezogen. Dabei ist darauf zu achten, daß keine Nagelreste am lateralen Matrixhorn verbleiben. Meist muß der Nagel an seiner inneren und äußeren Seite verschmälert werden. Dann wird eine Blutleere angelegt und die Höhle unter dem seitlichen proximalen Nagelwallanteil völlig trocken getupft. Mit einem in Phenolum liquefactum getauchten Tupfer wird das laterale Matrixhorn kräftig über 2-3 min eingerieben [10, 13].

Als alternative Methode bietet sich die selektive segmentale Matrixexzision an. Dabei muß der seitliche Matrixanteil herauspräpariert werden, was oft sehr schwierig ist, da die Matrix sehr weit nach proximal und plantar-lateral reicht [9, 16]. Die Wundhöhle wird mit Antibiotikakegeln gefüllt und die Blutleere wird gelöst. Ein Salbenverband schließt die Operation ab.

Die Phenolkaustik hat gegenüber der segmentalen Matrixexzision den Vorteil, daß sie einfacher, schneller und sicherer ist und daß so gut wie keine postoperativen Schmerzen auftreten. Nachteilig ist, daß die phenolbehandelten Matrixanteile noch längere Zeit Wundsekret absondern können. Um Sekretstau durch Krustenbildung zu verhindern, sind nach dem ersten Verbandwechsel täglich antiseptische Fußbäder anzuraten [10].

Die Keilexzision nach Emmert [7] ist ein unverhältnismäßig großer Eingriff, der viele wichtige Strukturen des Nagelorgans entfernt, die an der Entstehung des eingewachsenen Zehennagels nicht beteiligt sind. Darüber hinaus wird die Keilexzision meist im proximalen Anteil nicht breit genug und nicht weit genug nach lateroproximal vorgenommen, so daß Rezidive sehr häufig sind.

Eingewachsene Großzehennägel sind gelegentlich schon bei sehr kleinen Kindern zu beobachten. Bei Neugeborenen und Säuglingen ist im allgemeinen noch ein distaler Wall vorhanden, das freie Nagelende ragt noch nicht über die Zehenspitze hinaus. Durch regelmäßiges tägliches vorsichtiges redressierendes Einmassieren einer Fettcreme ist meistens konservativ eine dauerhafte Heilung zu erzielen.

Bei Kindern im Vorschulalter sind eingewachsene Zehennägel am häufigsten durch einen angeborenen Schiefstand des Halluxnagels bedingt. Diese Stellungsanomalie kann auch zu Onychodystrophie oder Onychogrypose führen, die nicht mehr reversibel sind. Eine operative Achsenkorrektur wird deshalb möglichst vor dem Alter von 3 Jahren empfohlen [2, 5]. Dazu wird in Allgemeinnarkose und Blutleere ein Schnitt um den gesamten Nagelapparat ca. 3-4 mm plantar vom Hyponychium gelegt, eine halbmondförmige Keilexzision zur Korrektur des meist auch nach oben gerichteten Nagelbettes durchgeführt, das Nagelbett und die Matrix von der terminalen Phalanx abgelöst und nach Entfernung eines Burowschen Dreiecks an der medialen Seite so rotiert, daß der Nagel gerade nach vorn zeigt. 5-0 monofile Fäden werden zu Einzelknopfnähten verwandt, die nach 10 und 14 Tagen entfernt werden können. Die Heilung ist trotz des für die Zehe sehr großen Eingriffs ausgezeichnet. Postoperative Schmerzen sind offensichtlich gering.

Die Hypercurvatura unguis entsteht durch einen proximal recht breiten Nagel, der sich nach distal röhrenförmig einrollt, das Nagelbett umfaßt und einzwängt (Unguis incurvatus, Unguis constringens, Endonychia constrictiva, pincer nail). Bei jungen Erwachsenen ist diese Nagelanomalie meist symmetrisch und an mehreren Nägeln ausgeprägt, bei älteren Menschen sind überwiegend die Großzehen betroffen. Zu stark transversal gewölbte Nägel an den Fingern beruhen fast stets auf einer Osteoarthritis der Fingerendgelenke [11].

Zahlreiche Behandlungsverfahren wurden angegeben: Orthonyxie mit Spangen aus Stahl, die den Nagel im Laufe von mehreren Monaten allmählich aufbiegen; halbmondförmige Keilexzision um den Nagel herum, um die Weichteile zu reduzieren und damit die Schmerzen durch die sich einpressenden Nagelränder zu lindern; bilaterale longitudinale Keilexzisionen ähnlich der Emmertschen Operation des Unguis incarnatus; plastische Operation des Nagelbetts mit Resektion des dorsalen Knochensporns; totale Nagelausrottung. Abgesehen von der permanenten Matrixdestruktion treten bei allen diesen Methoden bald wieder Rezidive auf. Nach unseren Untersuchungen besteht bei allen Patienten eine bilaterale Verbreiterung der Basis der Endphalangen durch seitliche Osteophyten. Dadurch wird der natürlicherweise gewölbte Nagel proximal aufgedehnt, wodurch sich distal eine entsprechend verstärkte Krümmung ergibt [11]. Da dieser laterale Druck durch die weit nach proximal reichenden Matrixhörner auf die Nagelplatte vermittelt wird, ist deren selektive Verödung mit Phenolum liquefactum die logische Therapie. Anschließend wird nach Entfernung der distalen Nagelhälfte das Nagelbett median inzidiert, von der knöchernen Endphalanx abpräpariert, seitlich ausgebreitet und der dorsale distale Knochensporn entfernt. Das Nagelbett wird mit 6-0 PDS-Fäden vernäht. Durch die lateralen Nagelwälle werden Nähte über die Plantarfläche der Großzehennägel von einer Seite zur anderen gelegt, die das Nagelbett bis zur Heilung auseinanderziehen [12].

Ein besonderes diagnostisch-therapeutisches Problem stellen streifenförmige Nagelpigmentierungen dar. Wichtigste Differentialdiagnose sind subunguales Hämatom und subunguales Melanom/Naevus. Da die Blutung beim subungualen Hämatom meist ein einmaliges Ereignis ist, wächst das Hämatom allmählich heraus, es wird immer mehr zusammengedrückt, so daß es sich schließlich als eher querverlaufende Verfärbung darstellt [14]. Nach Aufbringen eines Tropfens Öl und unter Lupenbetrachtung kann man meist die rötlich-schwarze Farbe der kompakten Blutmasse erkennen [1]. Die oft geäußerte Ansicht, man könne mit einer Berlinerblau-Reaktion Hämosiderin nachweisen, ist falsch. Das Blut gelangt durch ein Trauma zwischen Nagelplatte und Matrix- oder Nagelbettepithel, wo es zusammensintert, aber nicht von Makrophagen erreicht wird, die Hämoglobin zu Hämosiderin abbauen können. Das Blut läßt sich jedoch noch einfacher mit der üblichen

Benzidinprobe nachweisen. Vom pigmentierten Nagelanteil werden Späne in einem Reagenzglas kurz aufgekocht, und mit einem Hämostix läßt sich dann das Blut in Sekundenschnelle nachweisen. Veränderungen in der Matrix, die kontinuierlich Pigment bilden und an den Nagel abgeben, verursachen längs verlaufende Streifen. Eine Melanonychia striata ist bei Hellhäutigen stets verdächtig auf ein subunguales Melanom und sollte daher unbedingt histologisch untersucht werden. Je nach Größe und Lagerung innerhalb des Nagels bieten sich verschiedene Techniken an. Wenn der Streifen unter 3 mm breit ist, wird nach Zurückklappen des proximalen Nagelwalls mit einer 4 mm Stanze der Beginn dieses Streifens herausgenommen. Der unter dem proximalen Nagelwall befindliche Nagelplattenanteil ist sehr weich und läßt sich auch mit einer Einmalstanze leicht durchtrennen. Der Nagel braucht deshalb nicht entfernt zu werden. Der Gewebszylinder wird mit einer kleinen gebogenen Schere vom Knochen abpräpariert. Die Entfernung des Pigmentstreifens in seiner gesamten Länge ist überflüssig. Gewöhnlich sind zur exakten histologischen Diagnose Serienschnitte erforderlich. Bei Pigmentstreifen, die breiter als 3 mm sind, ist eine spindel- oder sichelförmige Exzision des Beginns des Streifens erforderlich. Dabei soll die distale Inzision parallel zum Lunularand verlaufen, um eine bleibende Spaltbildung des Nagels zu verhüten. Nach vorsichtiger Unterminierung nach beiden Seiten entlang dem Knochen ist die Naht mit 6-0 PDS meist spannungsfrei möglich. Breite, weit lateral gelegene Pigmentstreifen werden am besten in Form einer lateralen longitudinalen Nagelbiopsie entnommen [4].

Subunguale Melanome werden oft sehr spät diagnostiziert. Sie haben deshalb eine schlechte Prognose. Ihre Früherkennung ist aber im Grunde genommen einfach, wenn man daran denkt, daß sich unter jeder Melanonychia striata ein subunguales Melanom verbergen kann. Jede auf die Parungualhaut übergehende Pigmentierung, das sog. melanotische Panaritium, muß als Beweis für ein akrolentiginöses Melanom angesehen werden. Bei sehr oberflächlichen Melanomen ist noch die fingererhaltende Therapie durch großzügige Exzision des gesamten Nagelorgans und Defektdeckung mittels Brückenlappen möglich. Etwa ein Viertel der subungualen Melanome sind amelanotisch und können mit einem chronischen Granulationsgewebe oder einer Paronychie verwechselt werden. Da viele Patienten erst nach einem schmerzhaften Trauma den Arzt aufsuchen, ist nicht selten auch die Anamnese irreführend [4, 14].

Literatur

1. Alkiewicz J, Pfister R (1976) Atlas der Nagelkrankheiten. Schattauer, Stuttgart
2. Baran R, Bureau H (1983) Congenital malalignment of the big toe-nail as a cause of ingrowing toe-nail in infancy. Pathology and treatment (a study of thirty cases). Clin exp Dermatol 8: 619-623
3. Baran R, Dawber RPR (1984) Diseases of the Nails and their Management. Blackwell, Oxford
4. Baran R, Haneke E (1984) Diagnostik und Therapie der streifenförmigen Nagelpigmentierung. Hautarzt 35: 359-365
5. Bureau H, Baran R, Haneke E (1984) Nail surgery and traumatic abnormalities. In: Baran R, Dawber RPR (eds) Diseases of the Nails and their Management. Blackwell, Oxford, S 347-402
6. Cordero CFA (1965) Ablacion ungueal: su uso en la onycomicosis. Derm Int 14: 21
7. Emmert C (1884) Zur Operation des eingewachsenen Nagels. Centrbl Chir 39: 641-642

8. Fowler AW (1958) Excision of the germinal matrix: A unified treatment for embedded toe-nail and onychogryphosis. Br J Surg 45: 382-387
9. Haneke E (1979) Chirurgische Behandlung des Unguis incarnatus. In: Salfeld K (Hrsg) Operative Dermatologie. Springer, Berlin Heidelberg New York, S 185-188
10. Haneke E (1984) Segmentale Matrixverschmälerung zu Behandlung des eingewachsenen Zehennagels. Dtsch med Wschr 109: 1451-1453
11. Haneke E (1984) Aetiology and treatment of pincer nails. Vth Int Congr Dermatol Surg, Jerusalem, Book of Abstracts, p 125
12. Haneke E (1985) Treatment of overcurvature of hallux nails. VIth Int Congr Dermatol Surg, Rom, Book of Abstracts, p 145
13. Haneke E (1986) Surgical treatment of ingrowing toenails. Cutis 37: 251-256
14. Haneke E, Baran R, Bureau H (1981) Chirurgie der Nagelregion. Z Hautkr 57: 1107-1116
15. Howard WR (1893) Ingrown toenail: its surgical treatment. NY Med J, p 579
16. Hundeiker M (1981) Operative Therapie von Nagelkrankheiten. Schweiz Rundschau Med (Praxis) 70: 1981-1986
17. Pfister R (1955) Das normale Onychodiagramm. Z Haut- u Geschlkr 18: 132-137
18. Siegle RJ, Harkness J, Swanson NA (1984) Phenol alcohol technique for permanent matricectomy. Arch Dermatol 120: 348-350

Dermatologische Operationen am männlichen Genitale

S. Borowka und J. Petres

Zusammenfassung

Im Bereich des männlichen Genitales wird die Operationstechnik durch die Lokalisation und die Diagnose bestimmt. Die Operation dient auch zur Diagnosefindung an sich, wie zum Beispiel die Hodenbiopsie. Entzündliche oder akut thrombosierte Prozesse können die Incision erfordern, so die Dorsalincision bei der Paraphimose. Tumoren werden entsprechend ihrer Dignität elektrokaustisch, mit dem scharfen Löffel oder durch Excision entfernt. Als spezielle Excisionstechniken für Präputialbereich und distale Penisschafthaut bieten sich die verschiedenen Circumcisionstechniken, wobei der Präputialplastik nach Rebreyoud der Vorzug gegeben wird. An der Glans Penis ist die Verschiebelappenplastik nach Happle zur Versorgung mittelgroßer Defekte geeignet. Bei ausgedehnteren Defekten sind auch freie Haut- und Schleimhauttransplantationen möglich. Kleinere Eingriffe sind die Frenulumplastik, die stumpfe Lösung von Präputialadhäsionen oder die Epilation, beispielsweise als Vorbereitung für die urologische Operation einer Hypospadie.

Bei jeglicher Dermatose am männlichen Genitale fühlt sich der Patient physisch und psychisch sehr beeinträchtigt. Daher sollte der Dermatologe stets um eine optimale Behandlung bemüht sein, und hierzu gehört auch die Beherrschung der operativen Eingriffe.

Für die Diagnostik selbst unterscheidet sich die Probeexcision nicht von der Technik, die am übrigen Integument angewendet wird [3, 5]. Bei der Hodenbiopsie müssen jedoch die speziellen anatomischen Gegebenheiten berücksichtigt werden [7]. Um eine Verletzung des Nebenhodengewebes zu vermeiden, erfolgt die Schnittführung über dem ventralen-caudalen-medialen Hodenanteil. Schichtweise werden Fascia cremasterica, Tunica vaginalis communis, Tunica vaginalis testis präpariert, hierdurch das Cavum serosum testis eröffnet, so daß die weißlich spiegelnde Fläche der Tunica albuginea erscheint. Ein kleiner Einstich mit dem spitzen Skalpell genügt, um wenige Millimeter des gelblichen Hodengewebes herausquellen zu lassen und atraumatisch mit der feinen spitzen Schere zu entnehmen. Zur Fixierung eignen sich Bouin-Lösung, Stieve- oder Zenker-Lösung (nicht Formalin). Die Wunde wird schichtweise mit resorbierbarem Nahtmaterial verschlossen.

Die Hodenbiopsie kann problemlos in Lokalanaesthesie erfolgen und sollte grundsätzlich beidseits durchgeführt werden. Relative Indikationen sind Aspermie, Nekrospermie, Differenzierung des primären vom sekundären Tubulusschaden, Verdacht auf Chromosomenaberration, selten auch forensische Fragestellungen [1, 4].

Eine einfache Incision erfordern bisweilen entzündliche oder akut thrombosierte Prozesse. Bei der Dorsalincision einer Paraphimose sollte man die Schnittführung beachten (Abb. 1 a). Oft kann man aber in diesem Fall die operative Intervention umgehen: Zunächst einmal befreit man den Patienten von seinem Schmerz durch Leitungsanaesthesie der N. pudendus oder durch Infiltrationsanaesthesie der Peniswurzel. Nach Injektion von Kinetin, direkt in die Paraphimose hinein, läßt

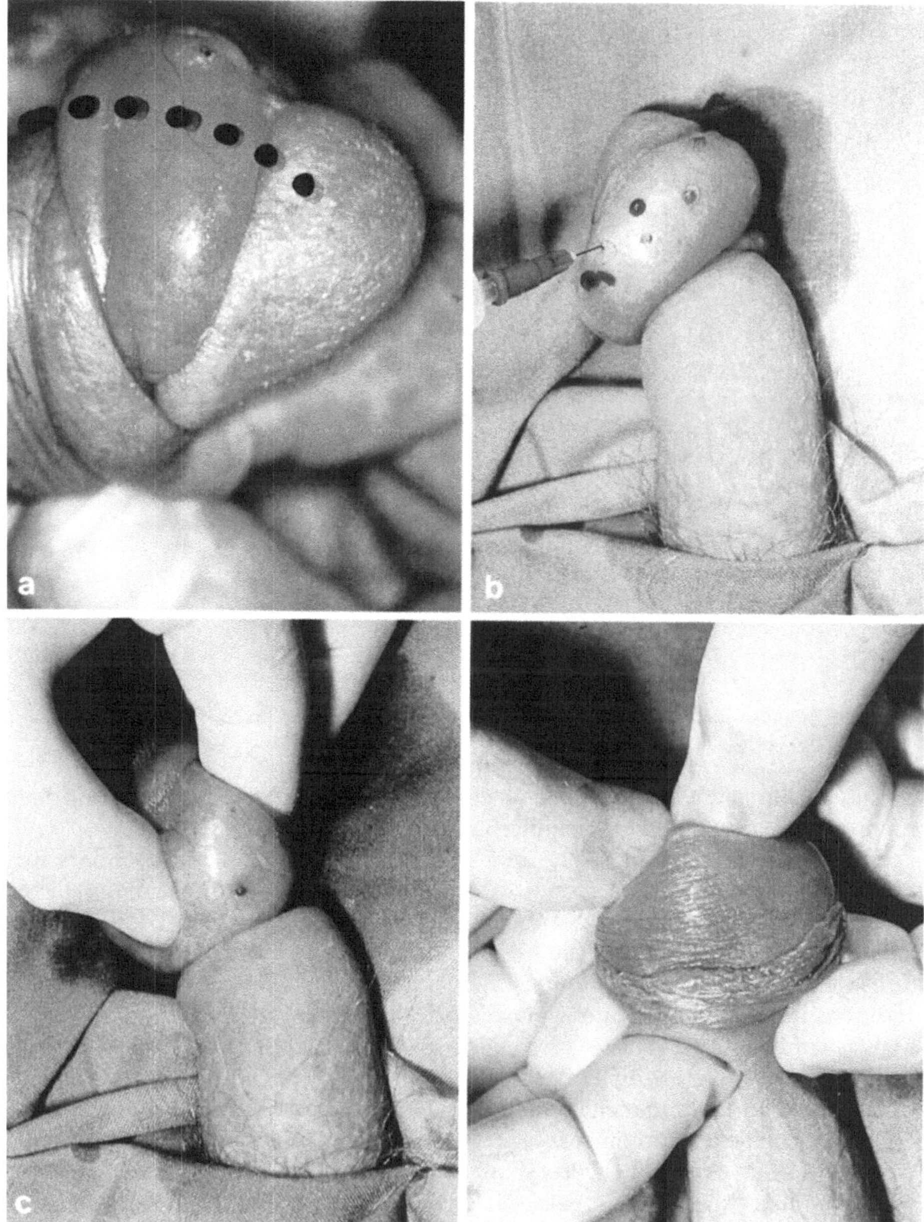

Abb. 1a–d. Paraphimose. **a** Dorsalincision, eingezeichnete Schnittführung. **b** Injektion von Kinetin. **c** Ausdrücken des verflüssigten Oedems. **d** Reponierung des Präputiums

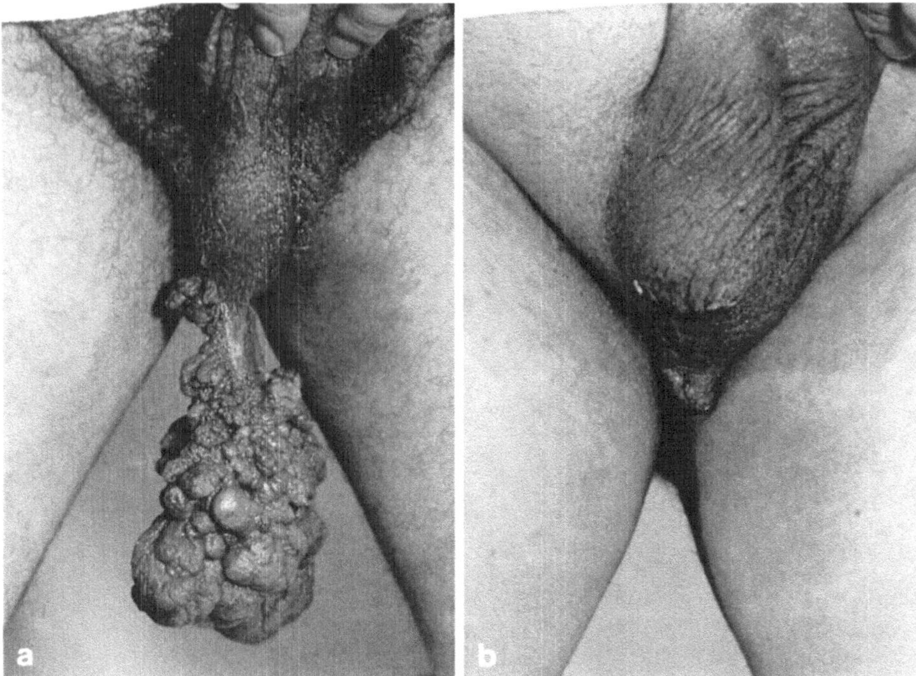

Abb. 2a, b. Einfache Excision. **a** Fibrolipom des Scrotums. **b** Zustand postoperativ

sich das verflüssigte Oedem durch die Injektionslöcher herausdrücken, und man reponiert die Vorhaut ohne Dorsalincision (Abb. 1 b–d).

Die Operationstechnik bei Tumoren wird von der Lokalisation, besonders aber von der Dignität bestimmt [6]. Condylomata acuminata oder Verrucae planes lassen sich problemlos elektrokaustisch abtragen, Verrucae seborrhoicae mit dem scharfen Löffel excochleieren. Benigne Tumoren werden knapp im Gesunden excidiert. Der so entstandene kleine Defekt kann wegen der guten Verschieblichkeit des Gewebes oft durch eine einfache Dehnungsplastik gedeckt werden. Im Fall des Fibrolipoms (Abb. 2) wurde eine VY-Plastik verwendet. Im Gegensatz dazu wurde das maligne Melanom (Abb. 3) großzügig excidiert und nach Schnellschnittdiagnostik eine Nachexcision mit Lymphadenektomie „en bloc" angeschlossen.

Die verschiedenen Circumcisionsmethoden eignen sich, um Veränderungen des Präputiums oder der distalen Penishaut zu entfernen. Wegen des guten kosmetischen Resultates führen wir gern die etwas aufwendigere Circumcision nach Rebreyoud durch.

Indikationen sind natürlich die genuine und erworbene Phimose, die Sanierung des feuchten Milieus bei chronischer Balanoposthitis oder rezidivierenden Condylomata acuminata, der Lichen sclerosus et atrophicans und jegliche Tumoren, die noch nicht auf die Glans penis übergreifen [6]. Die Circumcision wird in Pudendusanaesthesie problemlos durchgeführt. Die Schnittführung erfolgt schräg, nämlich parallel zum Sulcus coronarius, auf Abb. 4 direkt unter dem Hämangiom, in der Regel etwas weiter distal, nämlich in Höhe des Orificium urethrae externum. Der

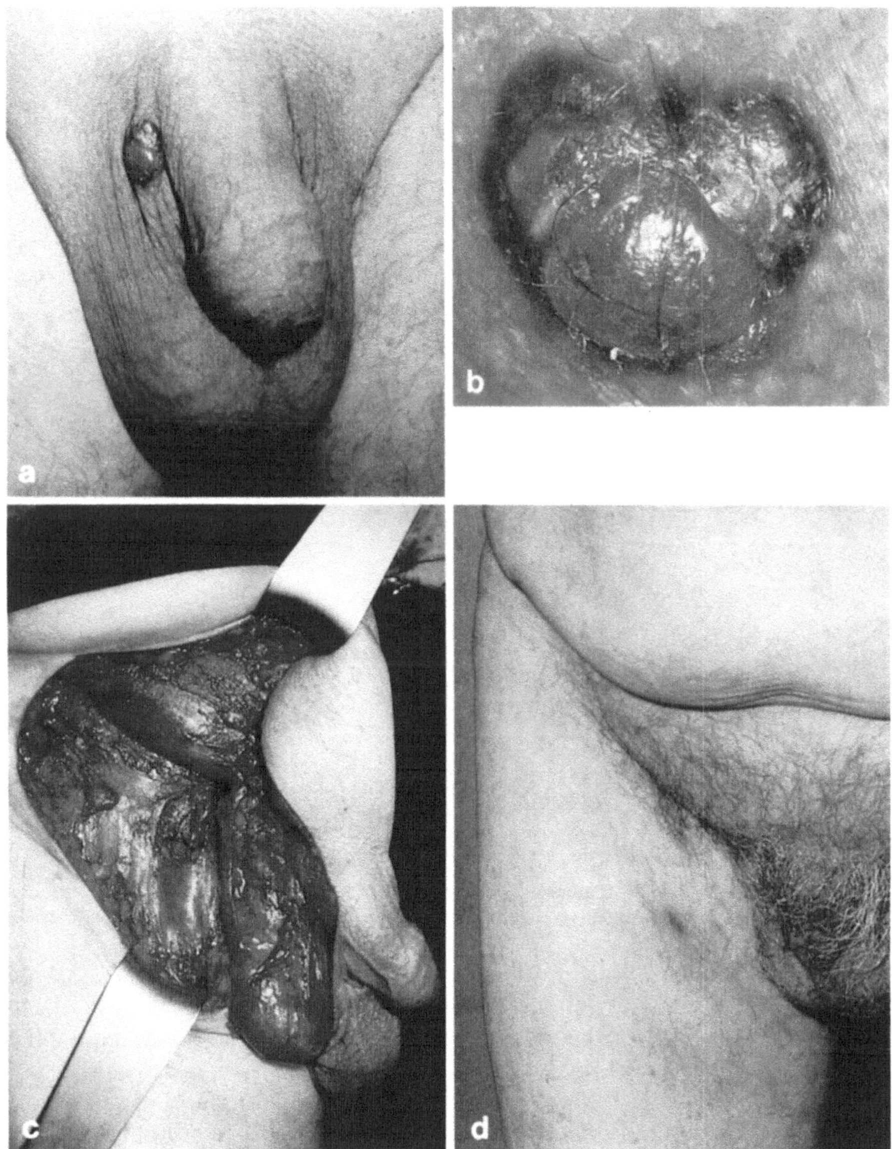

Abb. 3a–d. Großzügige Tumorexcision. **a** malignes Melanom des Scrotums. **b** Nahaufnahme. **c** Operationssitus nach Tumorexcision und radikaler inguinaler Lymphadenektomie – „En-bloc-Resektion." **d** Zustand postoperativ

verbleibende Rest des äußeren Blattes wird nach proximal gestreift mit Mobilisation bis zum Penisansatz. Getrennt davon wird das innere Schleimhautblatt bis zum Sulcus coronarius entfernt, aber so, daß die Verschiebeschicht zwischen beiden Blättern erhalten bleibt. Man zieht das mobilisierte äußere Blatt wieder nach distal. Es wird im Sulcus coronarius vernäht und bildet ein neues Präputium ohne die zur

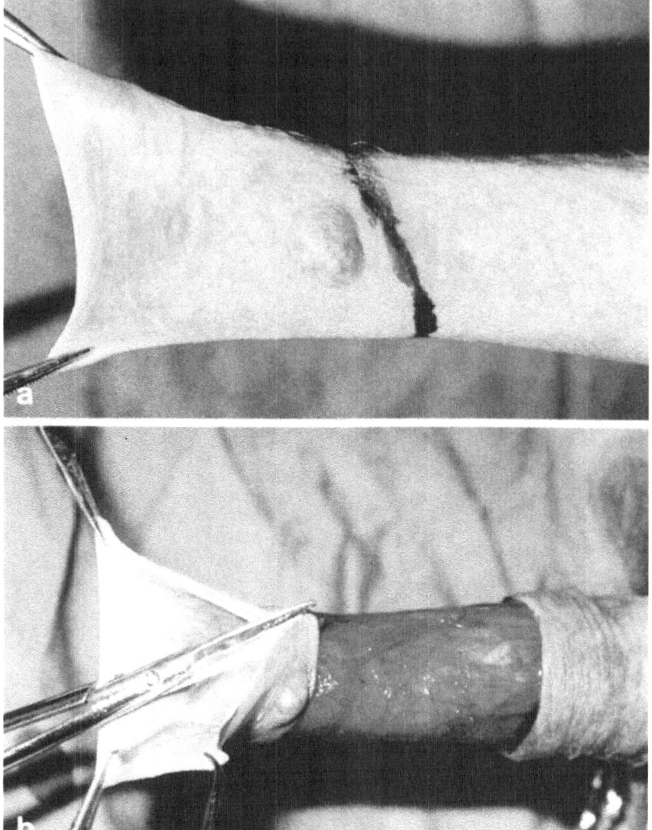

Abb. 4a–d. Circumcision (Hämangiom). **a** eingezeichnete Schnittführung. **b** Äußeres Blatt nach proximal mobilisiert, inneres Blatt wird präpariert. **c** (s. S. 145) Naht im Sulcus coronarius. **d** Zustand postoperativ

Entzündung neigende Schleimhaut. Die Narbe liegt im Sulcus coronarius und ist später kaum mehr zu sehen.

Wenn ein Tumor sich nicht auf das Präputium beschränkt, sondern auf die Glans penis übergreift, beispielsweise ein Lichen sclerosus et atrophicans oder die Erythroplasia Queyrat, kann man die Circumcision nach Rebreyoud modifizieren und die Verschiebelappenplastik nach Happle [2] anwenden (Abb. 5): Distal vom Circumcisionsschnitt wird ein Vierecklappen zugegeben. Während die übrige Naht, wie oben beschrieben, im Sulcus coronarius liegt, deckt der Verschiebelappen den Defekt auf der Glans penis.

Ausgedehnte Defekte können auch durch Vollhaut- oder Spalthauttransplantate, ebenso durch Schleimhauttransplantate gedeckt werden. Die Technik wird analog zu Transplantaten am übrigen Integument durchgeführt [3, 5, 10].

Kleinere Eingriffe sind die Lösung von Präputialadhäsionen, die schonend mit der stumpfen Sonde erfolgen kann, oder die Frenulumplastik. Sie findet ihre

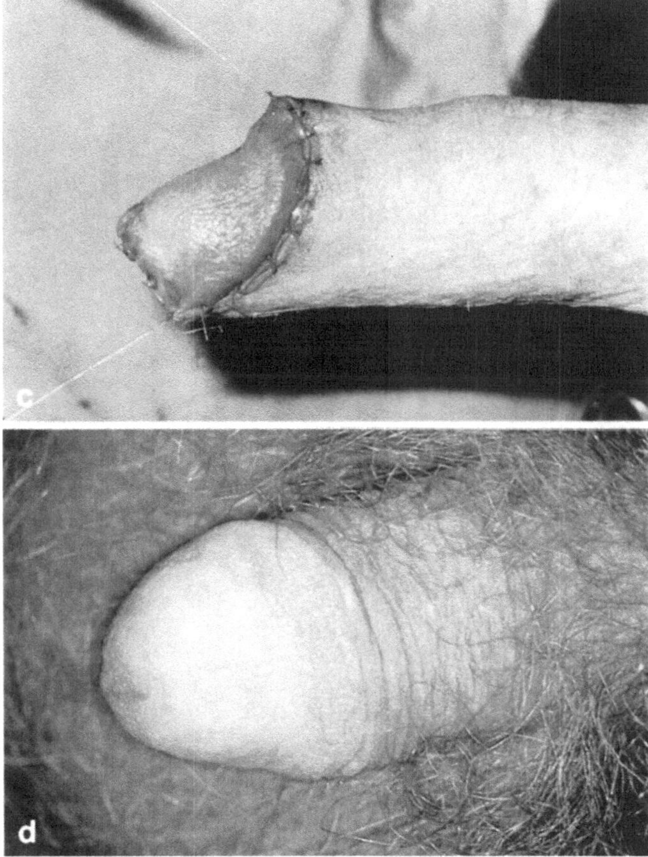

Abb. 4c, d (Legende s. S. 144)

Anwendung bei postinflammatorischer, narbiger oder genuiner Frenulumverkürzung. Eine Möglichkeit ist die Incision senkrecht zum Frenulum mit anschließender Naht waagerecht zum Frenulum. Bisweilen kann der Dermatologe auch anderen Fachbereichen dienlich sein, wie dem Urologen, der im Bereich einer Hypospadie die Epilation benötigt, bevor er selber die Harnröhrenplastik durchführt. Die Epilation kann durch elektrokaustische Stichelung erfolgen, jedoch mit dem Risiko, daß noch einmal nachbehandelt werden muß. Ganz sicher ist die Stanzung der störenden Haare, die schräg, nämlich in Richtung des Haarschaftes, erfolgt (Abb. 6). Neuere Verfahren, wie Elektro- und Thermolyse haben bisher noch keinen überzeugenden Vorteil erbracht [8].

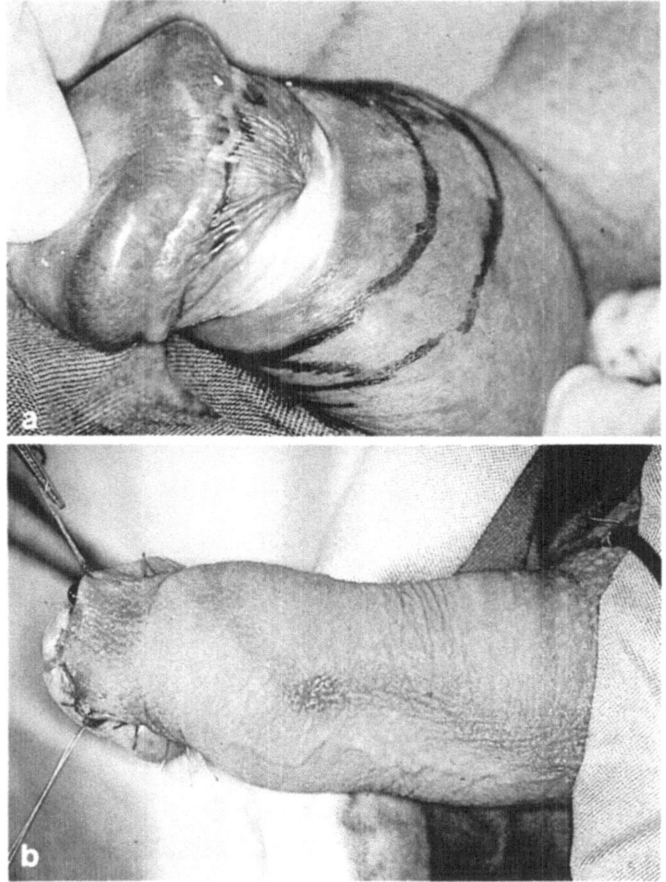

Abb. 5 a, b. Verschiebelappen nach Happle (Lichen sclerosus et atrophicans). **a** Eingezeichneter Viereckklappen. **b** Der Defekt ist gedeckt

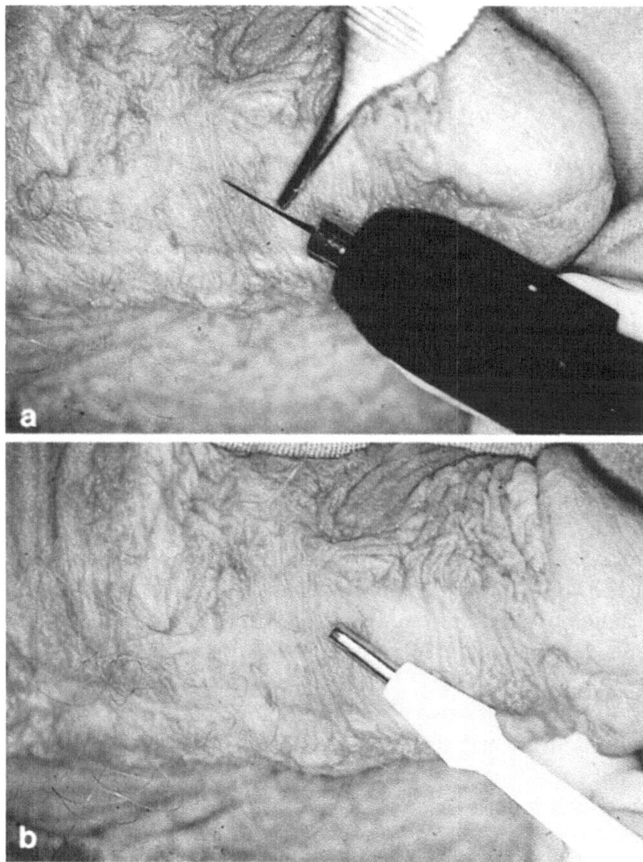

Abb. 6 a, b. Epilation. **a** Elektrokaustisch. **b** Stanzung

Literatur

1. Braun-Falco O, Plewig G, Wolff HH (1984) Dermatologie und Venerologie. Springer, Berlin Heidelberg New York Tokyo
2. Happle R (1972) Zur operativen Behandlung des M. Bowen an der Glans penis. Hautarzt 23: 125-128
3. Grabb WC, Smith GW (1979) Plastic Surgery. Little, Brown and Company, Boston
4. Heberer G, Köle W, Tscherne H (1979) Chirurgie. Springer, Berlin Heidelberg New York
5. Petres J, Hundeiker M (1978) Dermatosurgery. Springer, Berlin Heidelberg New York
6. Petres J, Müller R (1981) Präkanzerosen und Papillomatosen der Haut. Springer, Berlin Heidelberg New York
7. Töndury G (1970) Angewandte und topographische Anatomie. Thieme, Stuttgart
8. Wagner RF, Tomich JM, Grande DG (1985) Electrolysis and thermolysis for permanent hair removal. Y Am Acad Dermatol 12: 441-449
9. Weerda H (1984) Kompendium plastisch-rekonstruktiver Eingriffe im Gesichtsbereich. Ethicon GmbH HH-Norderstedt
10. Zoltán Y (1984) Atlas der Hautersatzverfahren. Akadémiai Kiadó Budapest

Hyperhidrosis Axillaris

K. Salfeld

Zusammenfassung

Es wird die Exzisionstherapie der Hyperhidrosis axillaris beschrieben, wie sie an der Hautklinik Minden seit nunmehr nahezu 20 Jahren erfolgreich durchgeführt wird.

Unter Abwägung von Wirksamkeit und Risiken ist nach den bisherigen Erfahrungen an ca. 1500 Patienten diese Behandlungsmaßnahme der Hyperhidrosis axillaris als Methode der Wahl anzusehen.

Methode der Wahl zur Beseitigung des isolierten axillären Schwitzens ist nach wie vor die lokale Entfernung der Schweißdrüsen durch einen operativen Eingriff im axillären Bereich. Konservative Maßnahmen unter Verwendung von Aluminium- und Zirkonium-Verbindungen wie Aluminium-Chlorid und Zirkonium-Tetrachlorid [9] sind auf Dauer nicht praktikabel; sie führen verhältnismäßig rasch zu Unverträglichkeitsreaktionen. Dauerhafte Erfolge durch die endothorakale Sympathektomie [11] sind bei axillärem Schwitzen wegen der ungünstigen Verhältnismäßigkeit zwischen Eingriff und Erfolg als überzogen anzusehen. Auch die lokale Röntgenbestrahlung - zeitweise als Mittel der Wahl empfohlen - konnte sich nicht durchsetzen, nicht zuletzt deshalb, weil Spätfolgen, wie erhöhte Entzündungsbereitschaft, Exsikkationsneigung und „brennende" Achselhöhlen, hierbei nicht zu umgehen sind, wenn man eine wirksame Dosis verabfolgt [1, 3]. Das gut abgrenzbare, stark schwitzende Areal in der Achselhöhle ist in der Regel in lokaler Betäubung gut exzidierbar.

Wir berichteten erstmalig anläßlich der 7. Fortbildungswoche für Praktische Dermatologie und Venerologie in München 1973 über unsere Erfahrungen mit der operativen Behandlung der Hyperhidrosis axillaris [7]. Vieles, was seinerzeit aufgrund einer Auswertung von 22 operierten Patienten gesagt wurde, hat auch heute noch Gültigkeit. Das methodische Vorgehen wurde lediglich verfeinert, das Nahtmaterial den Bedürfnissen adaptiert.

Die Behandlungsergebnisse sind durchweg als sehr gut zu bezeichnen, vorausgesetzt, die Indikationsstellung zur Operation wird exakt eingehalten. Dieses können wir nunmehr nach etwa 1500 operativen Eingriffen in dieser Art sagen. Bei etwa 97% der von uns operierten Patienten ist eine vollkommene Beseitigung des Schwitzens erzielt worden, bei 3% der Fälle kommt es gelegentlich in der Umgebung zu herdweisem Schwitzen, offensichtlich dadurch bedingt, daß bei der vorhergehenden Festlegung des schwitzenden Areals „Streubezirke" außerhalb des zentralen Schwitzbereiches nicht durch den Minorschen Schwitzversuch erfaßt worden sind und damit nicht der operativen Sanierung zugeführt wurden. Durch Nachexzision konnte dann auch dieses Restschwitzen gut angegangen werden, so daß letztlich bei exakter Indikationsstellung mit einer nahezu 100%igen Beseitigung des lokalen Schwitzens in der Achselhöhle gerechnet werden kann. Operiert man dagegen axilläres Schwitzen bei gleichzeitigem vermehrten Körperschwitzen, namentlich auch Schwitzen der Hände und Füße, sind Komplikationen vorprogrammiert. Es empfiehlt sich in solchen Fällen, den Patienten vor dem operativen Eingriff auf die Möglichkeit des kompensatorischen Schwitzens in der Umgebung der Axille hinzuweisen. Auch sollte auf die Narbenbildung post operationem hingewiesen werden. Trotz ausgedehnter subcutaner Nähte muß in etwa 5% der Fälle mit einer breiteren Narbenbildung gerechnet werden. Nach unseren letztjährigen Ergebnissen sind wir mehr denn je der Meinung, daß der operative Eingriff im axillären Bereich allein das Problem des axillären Schwitzens zu lösen im Stande ist.

Operationsvorbereitung und Technik

Mit nur wenigen Ausnahmen ist die längsovale Exzisionstechnik als Standardmethode anzusehen (Abb. 1). In der Regel finden sich sowohl ekkrine als auch apokrine Schweißdrüsen in der Achselhöhle in Längsrichtung orientiert. Sie nehmen etwa ein Feld von 10 × 5 cm ein. Die Möglichkeit, ein schwitzendes Areal durch

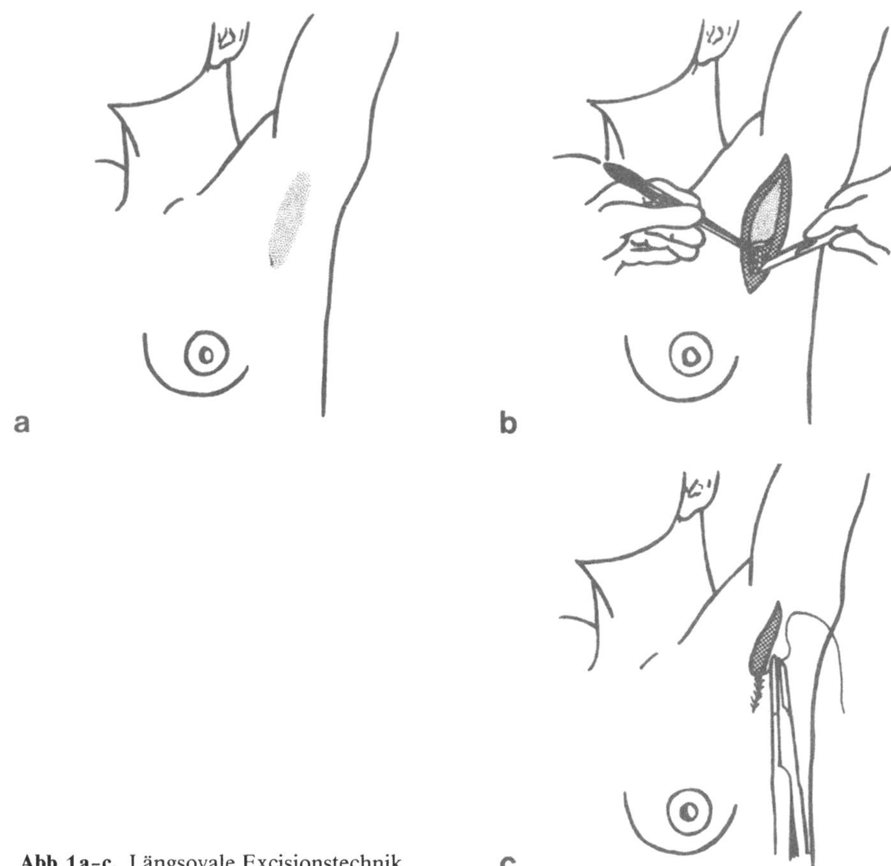

Abb. 1a–c. Längsovale Excisionstechnik

querovale Schnitt-Technik zu beseitigen, ist in ca. 1–2% der Fälle gegeben. Bei sehr breitflächig schwitzenden Arealen bewährt sich eher die querovale Schnittrichtung, wobei entweder ein zweizeitiger Eingriff vorzunehmen ist oder aber der operative Eingriff unmittelbar durch eine subcutane Entfernung der Schweißdrüsen mittels Kürettage im Schnittrand bis zu etwa 1 cm Breite vorgenommen werden kann. Andere Techniken, wie die Verschiebeplastik in Anlehnung an Bretteville-Jensen [2] und Gonzalez [4], erübrigen sich in der Regel. Die Bedeutung der subcutanen Kürettage der Schweißdrüsen von einem kleinen, seitlich gelegenen Hautschnitt ausgehend [5] ist derzeitig nicht abschließend beurteilbar. Das möglicherweise bessere kosmetische Resultat wird durch eine nicht optimale Entfernung der Schweißdrüsen relativiert. Die subcutane Kürettage der Schnittränder nach Entfernung eines Mittelstreifens [6] führte ebenfalls nicht zu optimalen Ergebnissen, zumal Nekrosen der so behandelten Schnittränder gelegentlich in Kauf genommen werden mußten. Gleiches gilt für die von Skoog und Thyresson [10] inaugurierte Operationstechnik, wobei von einem Kreuzschnitt ausgehend die dabei entstandenen Zipfel subcutan von ihren Schweißdrüsen befreit werden. Die nicht selten hierbei auftretenden „Zipfelnekrosen" beeinträchtigen das Endresultat erheblich.

Zur Operationsvorbereitung gehört neben der Voruntersuchung, wie sie bei jeder Operation notwendig ist, die Bestimmung und Festlegung des schwitzenden Hautareals in der Achselhöhle. Dafür wird am Tag vor der Operation die Haut in beiden Achselhöhlen rasiert und der Minor-Schwitzversuch durchgeführt. Hierzu wird mit einem Watteträger Jod-Glyzerin-Olivenöl-Lösung (Rp. Glycerini, Olei Olivarum aa 167,0 u. Tincturae jodi ad 1000,0) aufgetragen und anschließend mit Reisstärke bepudert (Abb. 2). Dort, wo die Schweißdrüsen gehäuft vorkommen,

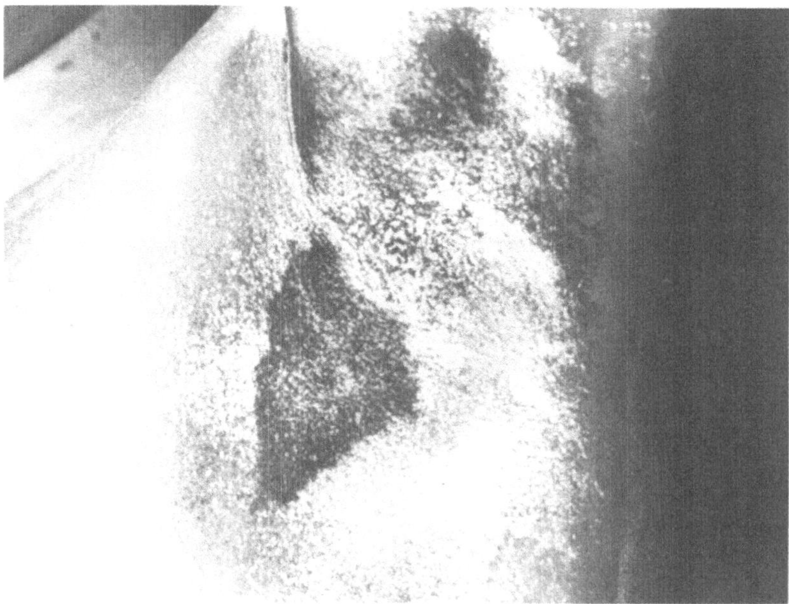

Abb. 2. Minor-Schwitzversuch

entstehen nach kurzer Zeit umschriebene blau-schwarze Inseln. Diese werden mit einem nicht abwaschbaren Stift gekennzeichnet. Kurz vor dem operativen Eingriff wird dann nochmals auf dem OP-Tisch das spontane Schwitzen im axillären Bereich beobachtet, gelegentlich sind Korrekturen sowohl nach der einen als auch nach der anderen Seite notwendig. Die endgültige Schnittführung wird nach Vorliegen dieser Ergebnisse festgelegt.

Operativer Eingriff

Die Operation erfolgt in Lokalanästhesie; je nach Achselhöhle werden nach vorhergehender großflächiger Desinfektion mit Merfen etwa 15 ml Meaverin 1%ig streng subcutan injiziert. Bei zügigem Operieren ist gleichzeitige Anästhesie möglich. Bewährt hat sich uns eine zusätzliche intensive Sauerstoffzufuhr während der Operation mittels Maske, und zwar einmal, weil im allgemeinen das Betäubungsmittel dann besser vertragen wird [8], zum anderen, weil der Patient durch sterile Tücher vollständig - bis auf das Operationsfeld - abgedeckt werden muß.

Bei der Schnittführung ist darauf zu achten, daß der Andruck je nach Hautdicke variiert wird; die Verletzbarkeit der Haut in der Achselhöhle ist abhängig von der Konstitution des Patienten, vom Alter, vom Geschlecht, durchgemachten Hauterkrankungen und Behandlungen. Bei gering ausgeprägten Fettpolstern kann man sehr leicht in den Bereich der Gefäße und Nerven gelangen. Das Abpräparieren des so von seiner Umgebung getrennten Hautstückes unmittelbar an der Grenze zwischen Cutis und Subcutis erfolgt zunächst von den Rändern her (Abb. 3). Der dann

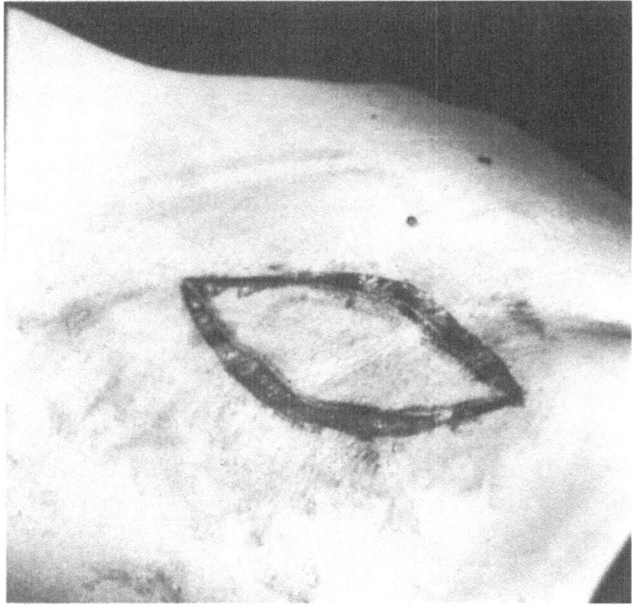

Abb. 3. Abpräparieren eines von seiner Umgebung abgetrennten Hautstückes

im Zentrum verbliebene Rest kann genauer präpariert werden, wenn das schon abgelöste Hautstück in Längsrichtung gestrafft wird.

Exakte Blutstillung durch Ligatur der großen und elektrokaustische Koagulation der kleinen Gefäße ist eine grundsätzliche Forderung. Vor dem Verschließen des Wundgebietes werden die Wundränder geringfügig unterminiert (Abb. 4). Die-

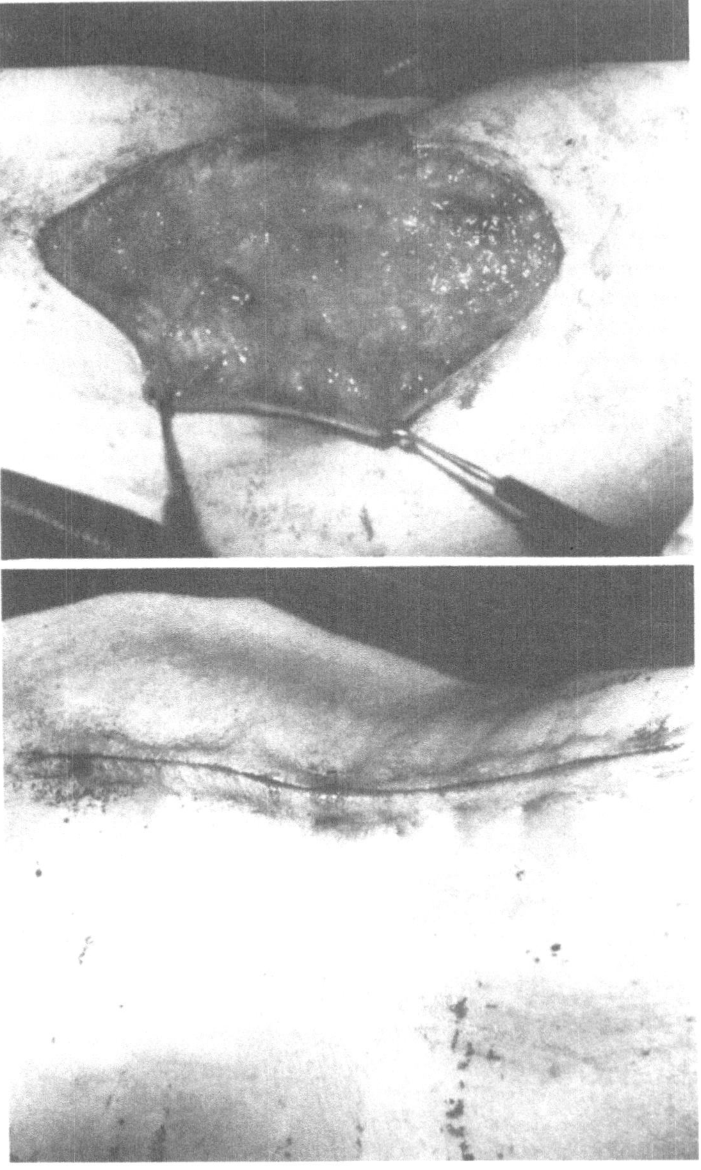

Abb. 4. (oben) Unterminierung der Wundränder vor Verschließen des Wundgebietes

Abb. 5. (unten) Subcutane Naht

ses dient in erster Linie zur besseren Adaptation der Hautschnittfläche, nicht zur Mobilisierung der Haut selbst. Diese ist infolge guter Fettunterlage auch ohne subcutane Ablösung von der Unterlage möglich. Durch die nahezu ungestörte Blutversorgung der Wundränder verheilt die Wunde verhältnismäßig rasch und komplikationslos. Die Adaptation der Wundflächen muß durch exakte subcutane Naht erfolgen (Abb. 5), und zwar so, daß die Schnittränder der Haut ohne Spannung eng aneinanderliegen; sie werden anschließend durch Knopf- oder Intracutannähte verschlossen. Auf eine Saugdrainage verzichten wir. Der Erstverband nach Operation wird unter leichtem Druck angelegt; er wird am nächsten Tag durch einen Schutzverband ersetzt.

Bei größeren zu excidierenden Arealen kann die Y-Technik eine sinnvolle und nicht selten notwendige Ergänzung der ovalären Excision darstellen. Die Y-förmige Schnittführung ermöglicht eine spannungsfreie Adaptation der Wundränder.

Postoperativer Verlauf

Bei normalem Heilverlauf wird bereits am 6. postoperativen Tag jeder 2. Faden entfernt, die Restfäden folgen am 12. bis 14. Tag. Innerhalb der ersten zwei Tage post operationem sollten die Arme nach Möglichkeit weniger bewegt werden; vom dritten Tage an kann dann eine Mobilisierung der Arme erfolgen. Auch jetzt sollten Armheben über die Horizontale und andere extreme Bewegungen möglichst noch vermieden werden. Einige Tage nach Entfernung der letzten Fäden ist auch bei extremer Bewegung in der Regel kein Spannungsschmerz mehr vorhanden. Von diesem Zeitpunkt an können die Patienten wieder ihrer Arbeit nachgehen. Auch die Ausübung der meisten Sportarten ist wieder möglich.

Abschließend noch einige Kriterien, die in jedem Fall bei der operativen Behandlung des axillären Schwitzens beachtet werden sollten:

1. Bei Verwendung von Lokalanästhetika in der hier erforderlichen Menge kann es zu Kreislaufsensationen in Form von Blutdruckabfall mit einhergehender Übelkeit kommen. Sie gehören unter Meaverin zu den großen Seltenheiten und werden durch gleichzeitige Gabe von Sauerstoff auf ein Minimum reduziert.
2. Auf eine ausreichende lokale Anästhesie ist vor dem operativen Eingriff zu achten. Zu frühes Beginnen sollte tunlichst vermieden werden. Erfahrungsgemäß ist die Schmerzempfindungsschwelle deutlich angehoben, wenn der Patient bei Beginn der Operation noch Schmerzen verspürt. Man muß dann häufig mehr nachinfiltrieren, als es einem lieb ist. Bei raschem Operieren ist man in der Regel in 20 min an einer Seite fertig; eine Nachbetäubung ist manchmal trotz stärkeren Blutens nicht notwendig. Nachinfiltration ist ausgesprochen ineffektiv, wenn starke Blutung besteht.
3. Besonders wichtig erscheint die richtige Lagerung des Patienten während der Operation sowie die nachoperative Verbandstechnik. Es könnten so Parästhesien durch Plexusüberdehnung auftreten.
4. Post operationem mögliche, wenn auch sehr seltene Nachblutungen versuche man tunlichst nicht mit Kompressionsverbänden zum Stehen zu bringen. Die Blutkoagula müssen entfernt, das Gefäß aufgesucht und ligiert werden.

5. Last not least sollten Kontraindikationen zur operativen Behandlung des axillären Schwitzens nicht außer acht gelassen werden (z. B. Hyperthyreose, axilläre Tumoren, Keloidneigung, haemorrhagische Diathese).

Literatur

1. Beutnagel J (1953) Antwort zur Frage: „Verödung von Schweißdrüsen?" Dtsch med Wschr 78: 647-648
2. Bretteville-Jensen G (1973) Radical sweat gland ablation for axillary hyperhidrosis. Br J Plast Surg 26: 158-162
3. Fiedler HP (1968) Der Schweiß. Editio Cantor, Aulendorf
4. Gonzalez FR et al. (1970) Aporación al tratamiento quirúrgico de la hiperhidrosis axilar. Actas dermo-sifiliogr (Madr) 61: 99-106
5. Hartmann M, Petres J (1979) Die subkutane Schweißdrüsenresektion bei der Hyperhidrosis axillaris mittels Kürettage. In: Salfeld K (Hrsg) Operative Dermatologie. Springer, S 214-219
6. Kappesser H-J, Landes E (1979) Schick-Dermatom-Technik bei der Operation der Hyperhidrosis axillaris. In: Salfeld K (Hrsg) Operative Dermatologie. Springer, S 220-224
7. Salfeld K (1973) Schweißdrüsen-Operation bei Hyperhidrosis axillaris. Fortschr prakt Derm Venerol 7: 272-276
8. Schulte-Steinberg O (1974) Zwischenfälle bei der Lokalanästhesie. Anaesth Inform 3: 119-122
9. Shelley WB, Hurley HJ (1975) Studies on topical antiperspirant control of axillary hyperhidrosis. Acta derm venereol (Stockh) 55: 241
10. Skoog T, Thyresson N (1962) Hyperhidrosis of the axillae. Acta chir scand 124: 531
11. Wittmoser R (1978) Operative Methoden zur Behebung des krankhaften Schwitzens (Hyperhidrosis). Ärztl Kosmetologie 8: 343-362

Die operative Therapie der Akne

A. A. Blank

Zusammenfassung

Trotz differenzierter medikamentöser Therapie können 5–10% der schweren Akne konservativ nicht zur Abheilung gebracht werden. Dann führen operative Maßnahmen oft weiter. In der Hand des Spezialisten sind fallweise die Komedonenextraktion, die Stanzung, die Dermabrasion, die Inzision und die Exzision, selten die Kryotherapie von erheblichem therapeutischen Nutzen, kurativ oder rehabilitativ. Chemochirurgische Eingriffe (Chemical peeling) und Kollagenimplantationen sind bei der Wiederherstellung nach abgelaufener Akne ins therapeutische Konzept zu integrieren. Diese operativen Maßnahmen werden als Monotherapie oder häufig in Kombination eingesetzt.

Zur Behandlung der schweren Fälle von Akne steht heute eine Palette wirksamer medikamentöser Lokal- und Systemtherapeutika zur Verfügung. Trotzdem können damit erfahrungsgemäß ein Teil der Patienten mit florider Akne und alle Patienten mit kutanen Folgezuständen nach abgelaufener Akne nicht kuriert werden. Zusätzliche operative Folgetherapien sollten dann bei vielen Patienten ins weitere therapeutische Konzept einbezogen werden. Die verschiedenen Verfahren sind unterschiedlich wirksam. In der Hand des Spezialisten ist bei vielen Patienten die Abheilung, ein erheblicher therapeutischer Nutzen oder ein markanter rehabilitativer Erfolg zu erwarten. Häufig eingesetzt werden: Komedonenextraktion, Operationen mit der Stanze, Dermabrasion, Kryotherapie, Inzision, Exzision, großflächige Exzision mit zweiseitiger Deckung durch ein freies Transplantat oder eine gestielte Lappenplastik. Weitere halboperative Maßnahmen wie die Chemochirurgie („chemical peeling") und die Kollagenimplantation sind sowohl von rehabilitativem Wert als auch von kosmetischer Bedeutung.

Komedonenextraktion

Die mechanische Extraktion offener oder geschlossener Komedonen hat auf den weiteren Verlauf der Akne keinen wesentlichen Einfluß. Sie entspricht einer kosmetischen Maßnahme und bringt vorübergehend eine ästhetische Verbesserung. Da die zu entzündlichen Reaktionen führenden geschlossenen Komedonen unzureichend reduziert werden (allenfalls die Entzündung induziert wird) und infolge fehlender Mitentfernung des Follikelepithels, kommt es nach einigen Wochen zu Rezidivkomedonen. Zusätzlich können nach dem Einsatz klassischer Komedonenquetscher (nach Unna, Saalfield, Lawton, Schamberg) gelegentlich perikomedonale Entzündungen und trichternarbige Defektheilungen vorkommen. Diese einfache Maßnahme ist deshalb durch den Arzt selbst und nur in Ausnahmefällen durch besonders geschultes Personal durchzuführen. Zur Komedonentoilette werden heute auch speziell entwickelte Aspiratoren empfohlen [9], deren Handhabung indes nicht ohne Gefahr ist.

Operationen mit der Stanze

In Lokalanästhesie können mit der Einmalstanze oder mit der speziell zugeschliffenen Metallstanze kleine Aknezysten oder trichterförmige Aknenarben durch eine isolierte Stanzenexzision [5] entfernt werden. Geeignet sind insbesondere Befunde mit einem beschränkten Durchmesser (2-6 mm). Der Wundverschluß erfolgt direkt durch 1-2 Einzelknopfnähte mit einem monofilen Faden der Stärke 5-0 bis 7-0. Die Narbe ist ideal in die „relaxed skin tension lines“ (RSTL) zu legen. Die Fadenentfernung muß am 3. Tag erfolgt sein. Die Entspannung der Narbe wird durch Steri-Strip länger garantiert.

Eine Stanzelevation kann bei gewissen gleichmäßig konkaven Narben eine erhebliche rehabilitative Wirkung bringen [7]. Der Durchmesser der verwendeten Stanze ist 1-2 mm größer zu wählen als die anzuhebende Narbe. Es erfolgt unter Anspannung der Haut (Spannung senkrecht zum Verlauf der RSTL) eine Durchtrennung von Epidermis, Korium und Subkutis innerhalb der gesunden umgebenden Haut. Der subkutane Stiel bleibt erhalten, ist aber von seitlichen subkutan bedingten Zugkräften frei. Der gestielte Lokallappen kann - genügend Subkutangewebe vorausgesetzt - eleviert reimplantiert werden. Die Einheilung verläuft oft unter Bildung eines hypertrophen Randwalls ab. Dieser wird durch eine Dermabrasion anschließend planiert [7]. Narben mit einer zentralen Verwachsungsstelle zur Unterlage sind zur Stanzelevation ungeeignet, da sie nicht eleviert werden können.

Dermabrasion

Es handelt sich dabei um eine instrumentelle Abschleifung der Epidermis ohne oder mit epidermisnahen Schichten des Koriums. Verwendet werden dazu elektrisch oder preßluftangetriebene, rotierende Metallkörper verschiedenster Formen mit einer Diamant-Oberflächenbeschichtung. Kleinflächige Dermabrasionen können in Kältespray-Anästhesie oder in klassischer Lokalanästhesie durchgeführt werden. Großflächige Dermabrasionen, insbesondere im Gesichtsbereich, erfordern in der Regel eine Intubationsnarkose. Um eine narbenfreie Reepithelialisierung zu gewährleisten, dürfen pro Eingriff nur zirka 0,2 mm abradiert werden. Es ist empfehlenswert, die konturbildenden Linien des Gesichts als Rand der abradierten Fläche zu respektieren (Abb. 1). Es gibt von Seiten der Läsion anatomisch und topographisch bedingte Indikationen bzw. Kontraindikationen für eine Dermabrasion.

Für Aknepatienten kommt die Schleiftherapie im Gesicht, selten retroaurikulär und nuchal, nie an den Augenlidern, Lippen, in der Periokularregion, in der Axillar- oder Inguinalhaut, am Hals oder Rücken in Frage [2, 8, 12]. In Übereinstimmung mit Wirth und Mitarbeiter [12] ist die Indikation gegeben bei: 1. Patienten mit Aknenarben (60% der Fälle) aus korrektiv-rehabilitativen Gründen, 2. Patienten mit Aknenarben und geringer Akneaktivität (35%) zur korrektiven und kurativen

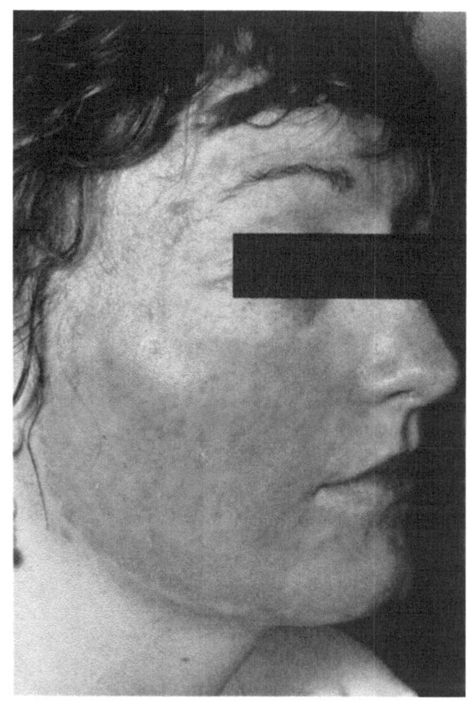

Abb. 1. Status 48 h nach Dermabrasion. Die dermabradierte Fläche koinzidiert marginal mit den konturbildenden Linien des Gesichts. Keine tiefe koriale Erosion sichtbar

Schleifung und 3. Patienten mit aktiver, therapieresistenter Akne (5%) zur isoliert kurativen Schleifung. Schwere Acne cystica oder Pyoderma faciale mit hämorrhagischen Konglobataknoten („chocolate cysts") stellen nicht a priori Kontraindikationen für eine Dermabrasion dar [2]. Sie kann selten einmal zur Marsupialisation indiziert werden. Die Schleifbehandlung aktiver Aknefälle entspricht einer „ultima ratio" und erfordert wegen der zu erwartenden transierten Bakteriämie eine prä- und postoperative systemische Antibiose. Kurativwirkungen der Dermabrasion sind: Sebostase, bakteriostatischer Effekt, Schäleffekt am Follikelepithel sowie postentzündlicher Resorptionseffekt. Es resultiert eine deutliche Entzündungsreduktion und Herabsetzung der Akneaktivität. Der korrektive Effekt beruht einerseits auf einer mechanischen Planierung, andererseits auf einer Komedonenextraktion und wahrscheinlich auf einer unspezifischen Aktivierung der Kollagenneosynthese [11].

Viele Zustandsbilder erfordern 2-3 Sitzungen in zirka dreimonatigen Abständen. Um die gelegentlich auftretende, passagere Hyperpigmentierung nicht zu stimulieren, sind die Eingriffe in die Herbst-Winter-Monate einzuplanen. Das kosmetische Ergebnis ist in rund 20% der Fälle sehr gut (Abb. 2a, b), in weiteren 50% der Fälle gut und in 20% der Fälle mäßig [10]. Die Dermabrasion bringt in rund 10% der Fälle keine befriedigende Besserung. Determinanten des Erfolgs sind: Patienten- und Hauttypselektion, Technik des Operateurs, Anzahl der Schleifungen, Nachbehandlung und Eigenschaften des Schleifgeräts. Die beste Indikation stellen diskrete, scharf begrenzte (varioliforme), planatrophische Narben bei hellen Hauttypen dar.

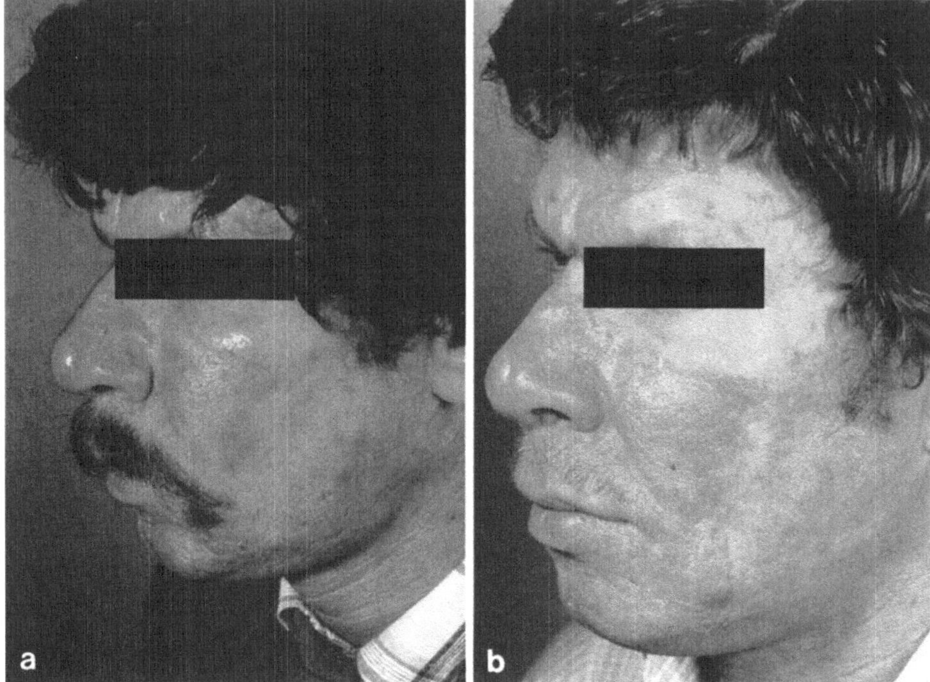

Abb. 2. a Acne papulopustulosa vor Therapiebeginn. **b** Deutliche Besserung 1 Jahr später nach 3 Dermabrasionen aus kurativer Indikation

Wenig Erfolg ist zu erwarten bei kraterförmigen, unregelmäßig begrenzten, durch Kontrakturen verzogenen Narben. Trichter-, Doppel- oder Brückennarben sind häufig nur bei kombiniertem Vorgehen besserbar (Abb. 3 a, b). Als Kontraindikationen gelten: Hypertrophe Narben, Neigung zu Keloiden, dunkel pigmentierte Hauttypen, Hirsutismus, rezidivierender Herpes simplex sowie neurotische Konstitution. Schwere Komplikationen wie die Abheilung unter Bildung hypertropher Narben (vor allem im Bereich der Nase) oder Keloidbildung sind beim erfahrenen Operateur sehr seltene Ereignisse und immer eine kosmetische Tragödie. Die Dermabrasion im Gesicht soll deshalb nur von besonders erfahrenen (gut versicherten) operativen Dermatologen durchgeführt werden. Passagere Komplikationen wie Lichtempfindlichkeit in 18,5%, Hypopigmentierung in 13,6%, vasomotorische Rötung in 12,3%, Milienbildung in 11,1% und Hyperpigmentierung in 6,2% der Fälle können vorkommen [3, 8]. Durch eine adäquate postoperative Nachbehandlung können diese Komplikationen vielfach verhindert oder korrigiert werden [2, 5, 8].

Kryotherapie

Kryotherapeutische kleinoperative Maßnahmen spielen in der Behandlung der Akne eine untergeordnete Rolle. Vereinzelte entzündliche Aknenoduli können unter Umständen zur Resorption angeregt werden. Auf den antiinflammatorischen

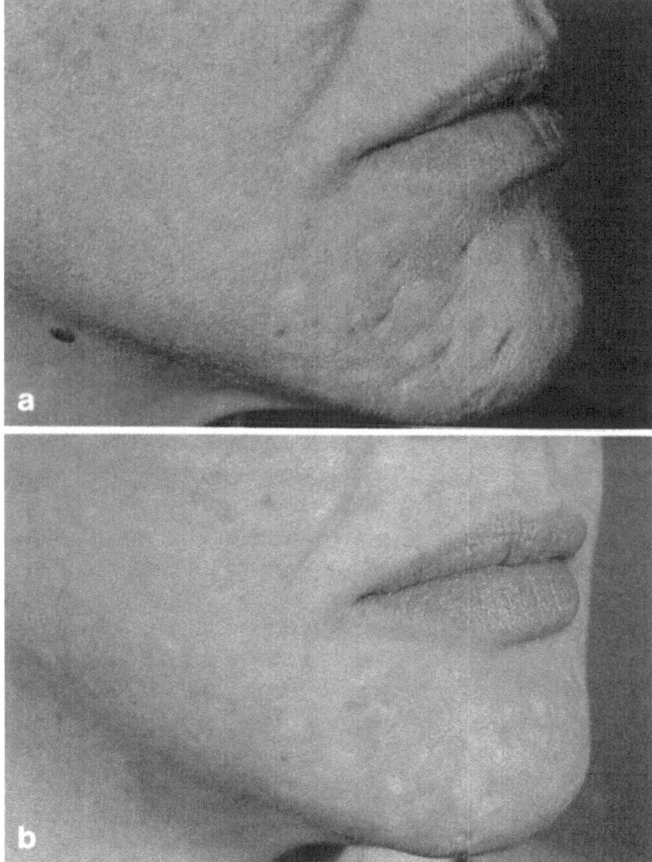

Abb. 3. **a** Tiefe trichterförmige Narben nach Acne excoriata. **b** Deutliche Besserung 1 Jahr später nach kombinierter Behandlung mit Stanzexzisionen, Dermabrasion und Kollagenimplantationen

Effekt ist immer wieder hingewiesen worden. Es erfordert viel Erfahrung, die Gefrierzeit läsionsgerecht zu dosieren, um unnötige Nebenwirkungen (Blasen) zu vermeiden. Es werden sowohl direkte Applikations- und Sprayverfahren als auch indirekte Techniken angewandt.

Inzision

Kleinere abszedierende Akneknoten heilen nach Drainage durch eine Stichinzision von 2–3 mm innerhalb weniger Tage ab. Größere klinisch fluktuierende Acne-conglobata-Knoten enthalten meistens weniger Pus als klinisch erwartet. Der Pus kann mit einer dicken Kanüle abpunktiert werden, oder es kann die spontane Resorption abgewartet werden. Die chirurgische Eröffnung durch eine breite Inzision ist in der Aknechirurgie ein selten indizierter Eingriff. Das Setzen einer konventionellen Lokalanästhesie ist wegen der lokalen Entzündung nicht empfehlenswert und unwirksam. Lokale Kältespray-Anästhesie oder Vollnarkose sind alternative Vorgehensweisen. Ist bei einem Pyoderma faciale oder bei einer nuchalen, axillären oder inguinalen Acne conglobata eine größere lineäre Inzision auch zur Schmerzentlastung nicht zu umgehen, ist die Schnittführung in die Linien geringster Hautspannung (RSTL) zu legen. Das kosmetische Endergebnis ist trotzdem meistens schlecht, ein Rezidiv vorgeplant.

Exzision

Sekundäre Komedonen (Zysten, Fistelkomedonen) sind durch eine kleine Exzision definitiv entfernt. Zirkumskripte Akneherde im Rahmen einer Acne conglobata oder cystica können innerhalb der gesunden Haut exzidiert werden. Die Schnittführung ist spindelförmig unter Berücksichtigung der RSTL. Der Wundverschluß gelingt durch lokale Dehnungsplastiken spannungsfrei. Die besten kosmetischen Resultate sind im Gesicht durch eine fortlaufende Intrakutannaht oder durch versenkte Korium-Subkutisnähte aus nicht resorbierbarem, atraumatischem Material und durch oberflächliche Steri-Strip-Adaptation zu erreichen.

Abszedierende Fistelgänge, welche vor allem nasolabial und am seitlichen Halsdreieck vorkommen, erfordern größere Exzisionen. Der entstehende Hautdefekt ist für den Direktverschluß häufig zu groß, da zur Umgehung eines Lokalinfekts relativ weit im Gesunden und tief exzidiert werden muß. Lokale Lappenplastiken können zur Defektdeckung notwendig werden. Bei Verdacht auf septische Wundfläche ist der Primärverschluß nicht mehr anzustreben.

Großflächige Exzision und Deckung mit einem freien Transplantat oder einer gestielten Lappenplastik

Schwere Akneformen (Aknetetrade nach Plewig) können einhergehen mit Hidradenitis-suppurativa-artigen Entzündungen im Bereiche der Axillen oder der Leistenbeugen. In Ergänzung sind eine Perifollikulitis capitis abscedens et suffodiens im Nackenbereich oder abszedierende Hautveränderungen perigenital oder perianal (Pilonidalsinus) möglich. Diese chronisch rezidivierenden Entzündungsherde mit intermittierender Abszedierung, Schmerzhaftigkeit, Fistelbildung, übel riechender Pusentleerungen oder schließlich Entstehung eines sekundären Lymphoedems können zur völligen Invalidisierung führen. Diese Acne-conglobata-Äquivalente sind gegenüber der konservativen Therapie mit Antibiotika und Retinoiden meistens therapierefraktär. Dann ist frühzeitig die großzügige chirurgische Exzision in Narkose in Betracht zu ziehen. Ein Direktverschluß ist auch mit optimaler lokaler Verschiebeplastik nur sehr selten möglich. Die Defektdeckung erfordert meistens ein zweizeitiges Vorgehen mit sekundärer Versorgung, meistens durch ein freies, netzförmiges Hauttransplantat (Meshgraft) [6] (Abb. 4a, b). Die Transplantation kann 5-12 Tage später in Lokalanästhesie durchgeführt werden. Zwischenzeitlich wird die Wundgranulation durch tägliche Wechsel eines Verbandes aus einem genetzten, künstlichen Hautersatz oder Homograft stimuliert. Die Defektdeckung durch dicke gestielte Lappen (z. B. Local flap of Limberg) hat zwar den Vorteil einer

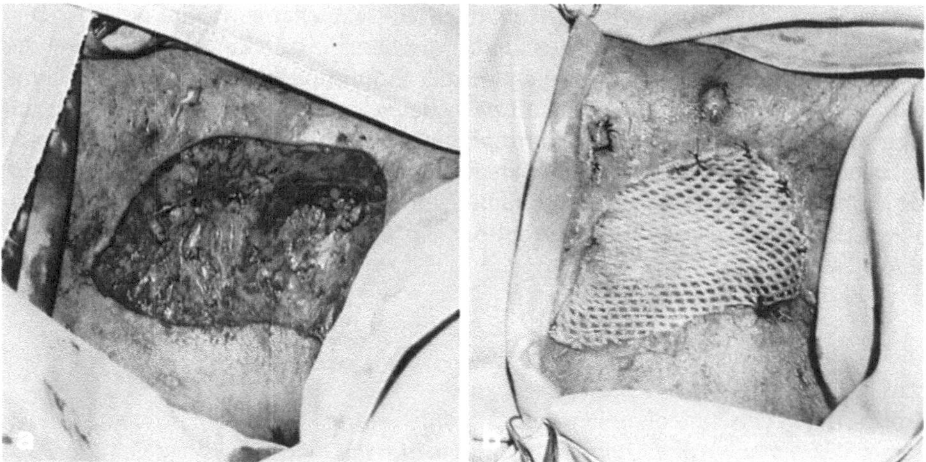

Abb. 4. a Großflächige tiefe Exzision wegen axillärer, Hidradenitis-suppurativa-artiger Entzündung bei Acne conglobata. **b** Sekundäre Deckung mit einem freien Netztransplantat

besseren Schutzfunktion für die darunter liegenden Gefäß-Nerven-Stränge; bei der meistens vorhandenen septischen Lokalsituation sind ausgedehnte Lappenplastiken indes selten praktikabel.

Chemochirurgie (Chemical peeling)

Zur halboperativen Schälbehandlung werden Trichloressigsäure und Phenollösung verschiedener Konzentrationen verwendet [2, 4]. Atrophische Aknenarben oder einzelne steilwandig kraterförmige Narben können aus rehabilitativer Indikation mit Trichloressigsäure 20% bis 33,3% ringförmig betupft und chemisch „exzidiert" werden [2, 4, 11]. Die besten Resultate sind in dünner und trockener Haut sowie perioral und periokulär zu erwarten. Ein flächiges Chemical peeling mit Phenol erfordert eine delikate Dosierungstechnik und bleibt dem kosmetisch orientierten Spezialisten überlassen. Fleckige Hypopigmentierungen, Demarkationshyperpigmentierungen, Milien, Narbenbildung oder Keloide können als Komplikationen vorkommen. Bei der Verwendung von Phenol ist die Möglichkeit systemischer toxischer Nebenwirkungen (Tachykardien und Arrhythmien) gegeben. Die Chemabrasion, eine kombinierte Verwendung der Dermabrasion und Chemochirurgie, ist nur von wenigen Autoren eingesetzt worden.

Implantation von Fremdkollagen

Kollagenimplantationen sind eine effiziente Ergänzungsbehandlung im rehabilitativen Umgang mit eingesunkenen Narben nach „ausgebrannter" Acne vulgaris oder Acne excoriata [1, 8]. Besser sind flache, wenig konturbildende, weiche Narben mit einem isolierten korialen Defekt und ohne wesentliche subkutane Verwachsungsstränge. Narben in einem Hautanteil mit knöchernem oder knorpeligem Widerlager gelten als besonders leicht korrigierbar [1]. Bei adäquater Selektion der Läsion und des Hauttyps sowie genügender Erfahrung in der Injektionstechnik sind bei ⅔ der Patienten sehr gute Sofortergebnisse zu erreichen. Zur Aufrechterhaltung sind dann in der Regel Repetierimplantationen im Abstand von 6-18 Monaten notwendig [1]. Die Implantation bovinen Kollagens hat für ausgelesene Patienten als Mono-, vielmehr aber als Kombinationstherapie zur Stanzexzision, Stanzelevation, Dermabrasion oder zur konventionellen Chirurgie mit dem Skalpell heute einen festen Platz.

Diskussion

Trotz differenzierter medikamentöser Therapien sind 5-10% der schweren Aknepatienten konservativ nicht zur Abheilung zu bringen. Viele Narbenzustände nach abgelaufener Akne sind, trotz eines diversifizierten Arsenals konservativer Rehabilitationsmöglichkeiten, nicht zur vollen Zufriedenheit der Patienten zu korrigieren.

Die Fortsetzung der Behandlung aus kurativer oder korrektiver Indikation mit chirurgischen Mitteln ist dann in vielen Fällen hilfreich. Bei Indikationsstellung und technischer Ausführung eines operativen Eingriffs beim Aknepatienten sind die anatomischen und pathologischen Kenntnisse der Aknehaut von determinierender Bedeutung für den Erfolg. Die erheblichen Unterschiede der Intensität und Pathomorphologie der Erkrankung erfordern zur Behandlung ein Spektrum operativer Vorgehen. Es können halboperative Maßnahmen (Chemochirurgie, Kollagenimplantationen), kleinoperative Eingriffe, aber auch heroische Großoperationen notwendig werden. Durch die läsions- und patientengerechte, individualisierte Kombination mehrerer selektiver Verfahren sind die besten Resultate zu erreichen.

Therapie der ersten Phase sind Komedonenextraktion, Stanzexzision, Stanzelevation, eventuell Inzision, Exzision oder Dermashaving. Therapien der zweiten Phase sind Dermabrasion, eventuell „chemical peeling" oder Chemabrasion. Zirka 2-4 Wochen später folgen abschließende Maßnahmen wie Kollagenimplantationen und Camouflage. Die einfache operative Aknetherapie ist durch jeden operativ tätigen Dermatologen durchführbar.

Da Komplikationen vorkommen können und die Behandlungsnotwendigkeit oft relativ ist, bleiben die aufwendigeren der operativen Therapien dem gutausgebildeten Spezialisten oder der Zentrumsklinik überlassen.

Literatur

1. Blank AA (1985) Injizierbares Kollagen: Selektionskriterien und Wirkungsdauer. Ärztl Kosmetologie 15: 314-320
2. Burks JW (1979) Dermabrasion and chemical peeling in the treatment of certain cosmetic defects and diseases of the skin. Thomas, Springfield, Illinois
3. Eichmann F, Blank AA, Schnyder UW (1984) Spätkomplikationen nach Dermabrasion. In: Konz B, Braun-Falco O (Hrsg) Komplikationen in der operativen Dermatologie. Springer, Berlin Heidelberg New York Tokio, S 49-51
4. Farber GA, Collins PS, Wilhelmus SM (1984) Update on chemical peel. J Dermatol Surg Oncol 10: 559-560

5. Friedrich HC (1979) Operative Therapie der „ausgebrannten Akne". In: Salfeld K (Hrsg) Operative Dermatologie. Springer, Berlin Heidelberg New York, S 167-173
6. Grösser A (1982) Surgical treatment of chronic axillary and genitocrural acne conglobata by split-thickness skin grafting. J Dermatol Surg Oncol 8: 391-398
7. Landes E (1979) Dermabrasion. Maßnahmen und Hilfsmittel zur Verbesserung der Ergebnisse. In: Salfeld K (Hrsg) Operative Dermatologie. Springer, Berlin Heidelberg New York, S 234-240
8. Landes E (1984) Komplikationen und Risiken der Dermabrasion. In: Konz B, Braun-Falco O (Hrsg) Komplikationen in der operativen Dermatologie. Springer, Berlin Heidelberg New York Tokio, S 39-47
9. Pierce HE (1983) Sebo-Suction. An effective adjunctive treatment for comedone acne. J Dermatol Surg Oncol 9: 955
10. Schnyder UW, Sheikh MM (1977) Dermabrasion des Gesichts. Hautarzt 28: 241-245
11. Stegman SJ (1980) A study of dermabrasion and chemical peeling in an animal model. J Dermatol Surg Oncol 6: 490-497
12. Wirth H, Schnyder UW, Osswald F, Sheikh MM (1979) Korrektive und kurative Indikation der Dermabrasion. In: Salfeld K (Hrsg) Operative Dermatologie. Springer, Berlin Heidelberg New York, S 245-250

Haartransplantation

E. Landes

Die Haartransplantation nach der Methode von Okuda/Orentreich ist zur Zeit die in den Vereinigten Staaten am häufigsten durchgeführte plastisch-chirurgische Maßnahme [5]. Die Erfolge sind bei adäquater Technik zufriedenstellend und solange keine effektive Therapie gefunden wird, um die verkleinerten Follikel bei der männlichen Glatzenbildung zum Wiederwachsen zu bringen, auch die einzige Methode um zu helfen.

Es sind in den letzten Jahren zahllose Publikationen über diese Operationsmethode veröffentlicht worden. Es ist verwunderlich, daß diese typische dermatologische Operation im deutschsprachigen Raum bisher so wenig Verbreitung gefunden hat. Während sich an dem Prinzip der Operation, nämlich die Implantation haartra-

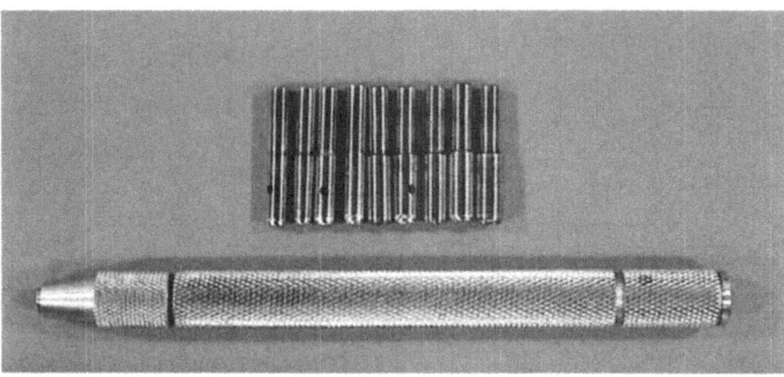

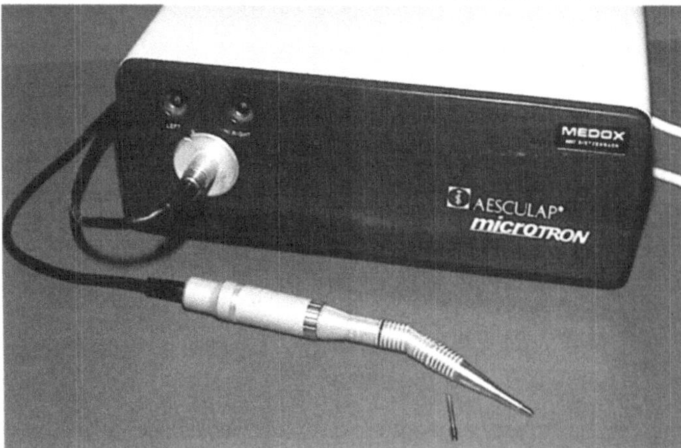

Abb. 1. (oben) Handstanzen unterschiedlicher Durchmesser

Abb. 2. (unten) Motorgetriebene Stanze

gender Punch Grafts aus dem Bereich des verbleibenden Haarkranzes in das vorbereitete Empfängergebiet - nichts geändert hat [2], sind in der jüngsten Zeit zahlreiche technische und methodische Verbesserungen mitgeteilt worden.

Von entscheidender Bedeutung ist das Erhalten eines perfekten Stanzzylinders, wobei die Entnahmetechnik in Richtung der Haarfollikel besonders wichtig ist. Die Entnahme kann sowohl mit Handstanzen, als auch mit motorgetriebenen Stanzen gewonnen werden (Abb. 1 und 2).

Es ist wesentlich, daß der haartragende Punch Graft nicht zu sehr traumatisiert wird, so daß die Haarwurzeln nicht verletzt werden. Die Stanze, die zur Entnahme benutzt wird, muß einen etwas größeren Durchmesser haben als die Stanze, die zur Vorbereitung der Empfängerseite benutzt wird, im allgemeinen 4 und 3½ mm. Während die Entnahme der Stanzen im Bereich der Empfängerseite mit der Motorstanze problemlos verläuft, wobei die Hämostase mit Por-8-getränkten Watteträgern erfolgt, hat die Entnahme mit der Motorstanze ihre Fürsprecher und Gegner (Abb. 3). Uns hat sich eine Motorstanze der Firma Aesculap bewährt, die z. Z. allerdings nur in Spezialanfertigung zur Verfügung steht. Man muß wissen, daß bei der Motorstanze eine starke Hitzeentwicklung entsteht und es nach etwa 10 Entnahmen zu einer Koagulation kommen kann, so daß die Punch Grafts nicht mehr benutzt werden können. Ebenso ist darauf zu achten, daß die Kopfhaut nicht an die Unterlage gepreßt wird, da es sonst zu einem Verbiegen der Haarwurzeln kommt, die dann abgeschnitten werden. Als Hilfsmittel kann physiologische Kochsalzlösung unterspritzt werden, um somit ein besseres Polster zu gewährleisten. Bei der Entnahme der haartragenden Stanzzylinder muß darauf geachtet werden, daß die Haarwurzeln durch die Pinzette nicht gequetscht werden. Dies ist ebenso wichtig wie das vorsichtige Einsetzen an der Empfängerseite, um „Cobbelstoning" zu vermeiden. Allerdings kann dieses Phänomen später durch Dermabrasion beseitigt werden (Abb. 4 und 5).

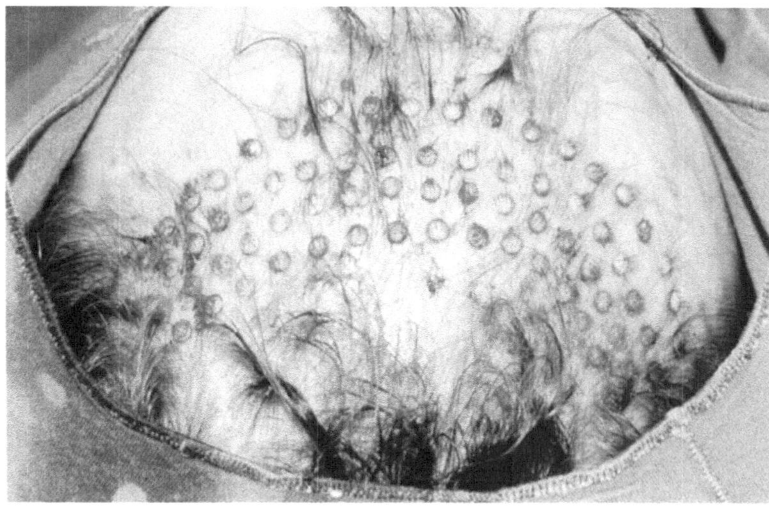

Abb. 3. Zustand nach Einsetzen der haartragenden Stanzen

Es sind in der letzten Zeit zahlreiche neue Entnahmetechniken der Donorseite beschrieben worden. Während die früher geübten zwei- und dreireihigen Entnahmen und Excisionen zu einer Vergrößerung des haarlosen Areals durch Zug führen konnten, bringt die lineare Entnahme dicht nebeneinanderstehender Stanzen mit Durchtrennung und meanderförmigem Verschluß jeder 2. Reihe, wobei bis zu 3 Reihen untereinander entnommen werden können, keine wesentliche Vergrößerung des alopezischen Gebietes (Abb. 6).

Eine wesentliche Komplettierung der operativen Behandlung der Alopezie brachte die Alopezia-Reduktionsplastik. Es sind zahlreiche Techniken beschrieben, die sich nach der Größe des alopezischen Herdes richten [7, 8]. Wiederholte Alope-

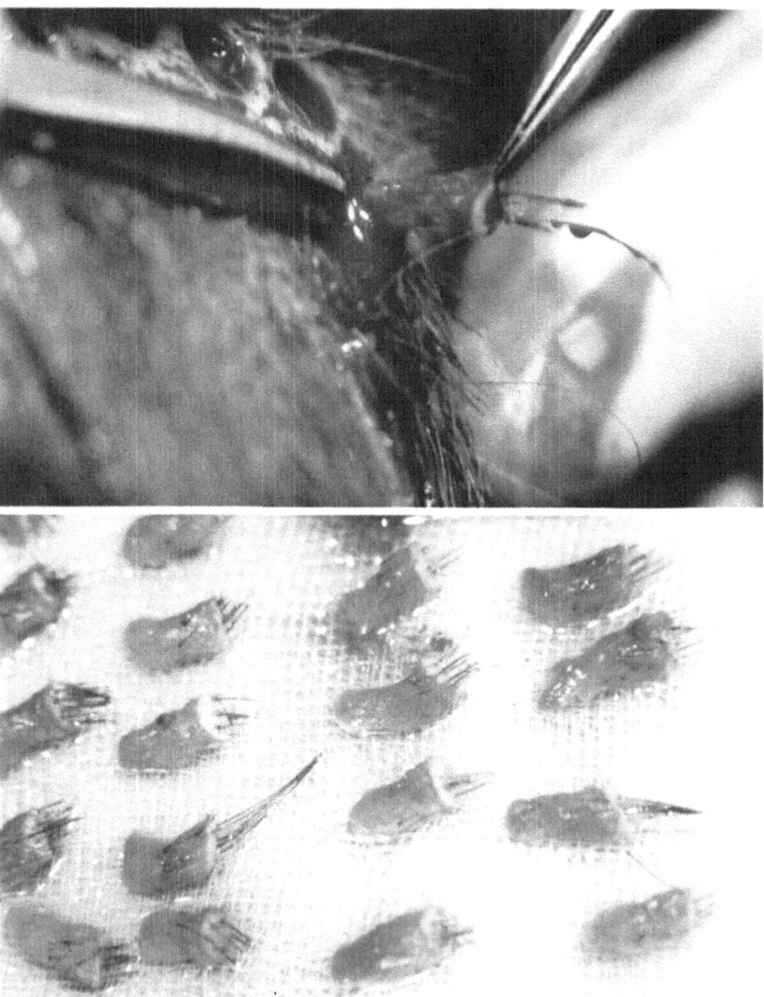

Abb. 4. (oben) Vorsichtige Entnahme der haartragenden Stanze an der Spenderseite

Abb. 5. (unten) Gut gefüllte haartragende Stanzen

zia-Reduktionsplastiken können bereits zu einer weitgehenden Reduktion des haarlosen Areals führen, wobei die Komplettierung durch die Punch-Graft-Methode zu optimalen Erfolgen führen kann. Auch ist die Kombination beider Methoden in einer Sitzung durchführbar. Es ist entscheidend, daß die Mobilisation unter der Galea erfolgt und die Galea mit einer speziellen Naht verschlossen wird. Wenn die Reduktionsplastik gleichzeitig mit der Punch-Graft-Methode durchgeführt wird, so sind die Punchs der Empfängerseite geeignet, eine Entspannung der Kopfhaut durchzuführen, so daß sich die Mobilisation erübrigt, allerdings können dann nur kleine Alopezia-Reduktionsplastiken durchgeführt werden.

Besonders die Alopezia-Reduktionsplastik hat sich auch in der Wiederherstellung von traumatisch bedingten, angeborenen und erworbenen narbigen Alopezien bewährt (z.B. Pseudopelade), wobei durch wiederholte Reduktionsplastiken äußerst befriedigende Ergebnisse erzielt werden [1, 2] (Abb. 7 und 8).

In jüngster Zeit wurde die Alopezia-Reduktion durch einen Hautexpander nach Radovan empfohlen [3], wobei nach entsprechender Expansion die Möglichkeit eines primären Wundverschlusses auch größerer Defekte besteht.

Das Einsetzen der haartragenden Stanzen hat nach bestimmten Prinzipien zu erfolgen. Bei Herstellung der Frontlinie sollte die Haarrichtung nach vorn gehen, um die eingesetzten Stanzen möglichst unsichtbar zu machen. Bei der Transplantation des occipitalen Bereiches sind die haartragenden Stanzen nach der Richtung der normalen Haarrichtung einzusetzen (Wirbel). Eine zusätzliche Fixierung der eingesetzten haartragenden Stanze in die Empfängerseite ist, nachdem ein Kompressionsverband angelegt wird, nicht unbedingt notwendig.

Fixation durch Nähte, wie die sogenannte Cross-Stitch-Technik von Orentreich, sind zeitaufwendig und bei einer großen Zahl eingesetzter Stanzen, kaum durchführbar. Uns hat sich die Fixation mit Histoacryl-Kleber bewährt, weil damit ein Kippen sowie eine Torsion oder gar ein Herausfallen der eingesetzten Stanzen verhindert wird.

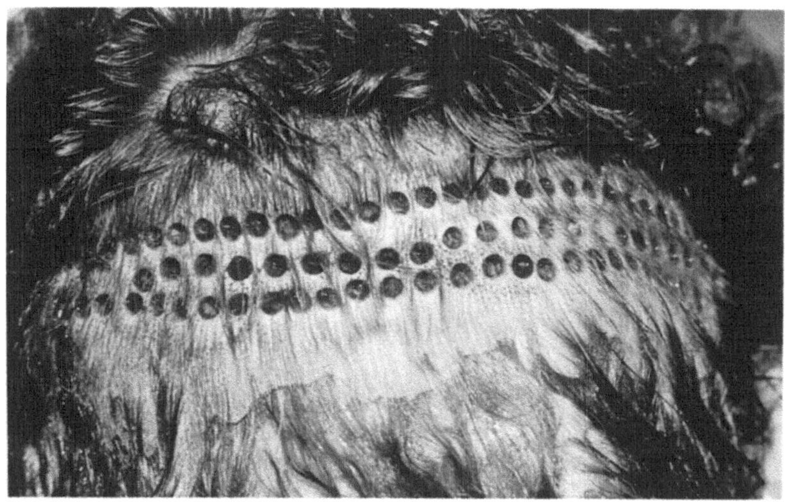

Abb. 6. Entnahme an der Spenderseite

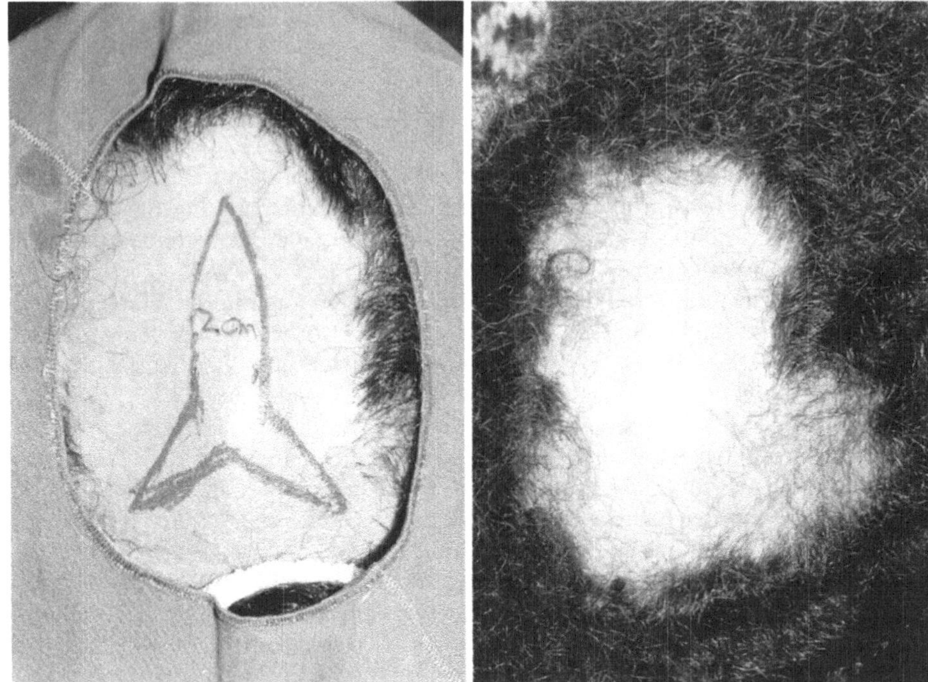

Abb. 7. (links) Pseudopelade. Operationsplanung zur Reduktionsplastik

Abb. 8. (rechts) Zwei Monate nach durchgeführter Reduktionsplastik. Weitere Reduktionsplastiken sind vorgesehen

Von Unger wurde die Methode der Punch-Haartransplantation bei früher androgenetischer Alopezie empfohlen. Er geht von der Vorstellung aus, daß möglicherweise durch die Narbenbildung eine Verringerung der Blutgefäße in dem transplantierten Gebiet eintritt, somit die androgenetische Alopezie durch Verringerung des Sauerstoffspiegels reduziert werden kann, da weniger Dihydrotestosteron gebildet wird. Mit dieser Methode konnte der Autor bei einer Reihe von Patienten verhindern, daß es zu einer ausgedehnteren Alopezie kommt. Um die Frontlinie bei Transplantationen im Stirnbereich dichter zu gestalten, wird von Maritt [4] empfohlen, normale Punch Grafts von 4 mm zu teilen und sie zwischen die einzelnen Implantate zu setzen. Die Kombination von Punch-Transplantation und Alopezia-Reduktionsplastik führt in der Regel zu sehr guten Spätresultaten.

Literatur

1. Kaufmann R, Landes E (1986) Zur Dermatochirurgischen Behandlung narbiger Alopezien*. Akt Dermatol 12: 75-79
2. Landes E (1984) Haartransplantation, Indikation und Problematik. In: Müller RPA, Friederich HC, Petres J (Hrsg). Operative Dermatologie im Kopf-Halsbereich. Springer, Berlin Heidelberg New York Tokyo
3. Manders EK, Graham WP, Schenden MJ, Davis TS (1984) Skin expansion to eliminate large scalp defects. Ann Plast Surg 12: 305
4. Marritt E (1984) Single-hair transplantation for hairline refinement: A practical solution. J Dermatol Surg Oncol 10: 962-966
5. Orentreich DS, Orentreich N (1985) Haartransplantation. J Dermatol Surg Oncol 11: 319-324
6. Radovan C (1982) Breast reconstruction after mastectomy using the temorax expander. Plast Reconst Surg 69: 195
7. Unger WP (1979) Hairtransplantation. Marcel Dekker, Inc, New York Basel
8. Unger WP (1984) Punch transplantation in „early" androgenetic alopecia. J Dermatol Surg Oncol 10: 945-952

Injizierbares Kollagen

J. Petres, B. Konz und E. Landes

Zusammenfassung

Für eine erfolgreiche Therapie mit xenogenem Kollagen ist dessen Tolerierung durch den menschlichen Organismus Voraussetzung. Deshalb muß sich jeder Patient einem intracutanen Substrat-Test unterziehen. Eine negative Testreaktion ist dann Voraussetzung für den Therapiebeginn.

Indikationen, Behandlungsverlauf und Therapieergebnisse von Kollagen-Implantationen werden anhand exemplarischer Beispiele dargestellt, wobei darauf hingewiesen sei, daß der Korrekturerfolg nicht zuletzt von der individuellen Erfahrung des Therapeuten abhängig ist.

Bereits in der Vergangenheit wurde zur Nivellierung von Hautdefekten, Falten und eingesunkener Narben eine Reihe natürlicher und synthetischer Bio-Ersatzmaterialien verwendet. Da diese Implantate nicht selten zu Strukturveränderungen der Haut führten, Abstoßungsreaktionen provozierten und gelegentlich auch an andere Körperstellen wanderten, war ihr Einsatz nicht unproblematisch.

Erst durch die Entwicklung eines hochgereinigten und injizierbaren Rinderkollagens wurde die erfolgreiche und differenzierte Applikation dieses in den USA bereits seit 1977 verwendeten Ersatzmaterials für fehlendes oder beschädigtes körpereigenes Kollagen möglich und damit in der Dermatotherapie fest etabliert [9]. Blank, Konz, Landes u. a. [1, 7, 10, 11] haben im deutschsprachigen Bereich das Indikationsspektrum klar herausgearbeitet und eindringlich darauf hingewiesen, daß optimale Behandlungsergebnisse nur dann zu erzielen sind, wenn bestimmte Voraussetzungen vorliegen. Neben der sorgfältigen Patientenauswahl handelt es sich dabei um eine subtile Indikationsstellung und Injektionstechnik sowie um die Kenntnis der Kontraindikationen. Dazu zählen neben autoimmunologischen Krankheitsbildern, Erkrankungen des rheumatischen Formenkreises und Allergien gegen xenogenes Kollagen [2, 4, 5, 8]. Deshalb muß jeder Behandlung mit injizierbarem Kollagen stets eine intracutane Substrat-Testung vorausgehen. Auf diese Maßnahme und die Beobachtung der Testreaktion darf in keinem Fall verzichtet werden.

Bei korrektem Vorgehen findet sich an der Injektionsstelle eine intradermale Quaddel, die eine weißliche Verfärbung aufweist (Blanche-Effekt) und sich normalerweise innerhalb von 1-2 Tagen völlig zurückbildet. Werden auch innerhalb der folgenden 4 Wochen keine örtlichen Reaktionen wie Rötung, Schwellung und Juckreiz sowie Allgemeinsymptome beobachtet, darf davon ausgegangen werden, daß die Kollagen-Testung negativ ist. In zweifelhaften Fällen ist der Test zu wiederholen [3].

Optimale Behandlungsergebnisse setzen, neben einer korrekten streng intradermalen Injektionstechnik, die indikationsgerechte Auswahl der beiden zur

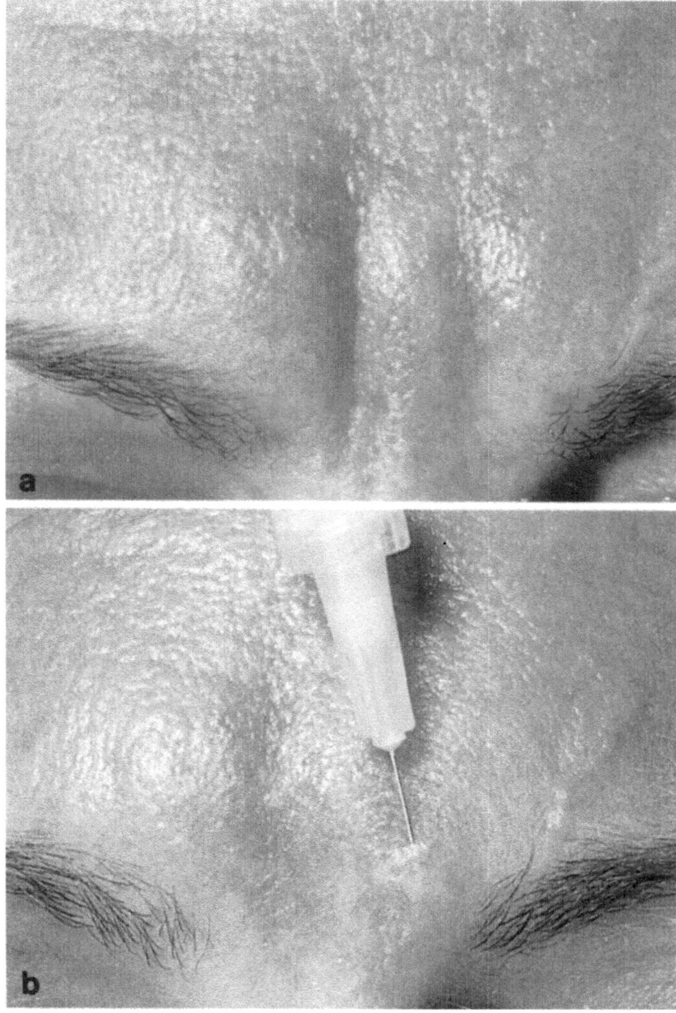

Abb. 1a–d. 42jährige Frau mit tiefen, seit Jahren bestehenden, störenden Falten im Glabella-Bereich.

Therapie und Verlauf:
Eine optimale Augmentation der Glabellafalten gelang durch die Injektion von 1,5 ml Zyderm II® in drei Sitzungen. **a** Zustand vor Therapiebeginn. **b** Injektionstechnik. **c** (s. S. 173) Zustand nach der zweiten Sitzung. Der anämische Bezirk verdeutlicht, daß die Injektion von Zyderm II® lege artis in das Korium erfolgte. **d** Endzustand

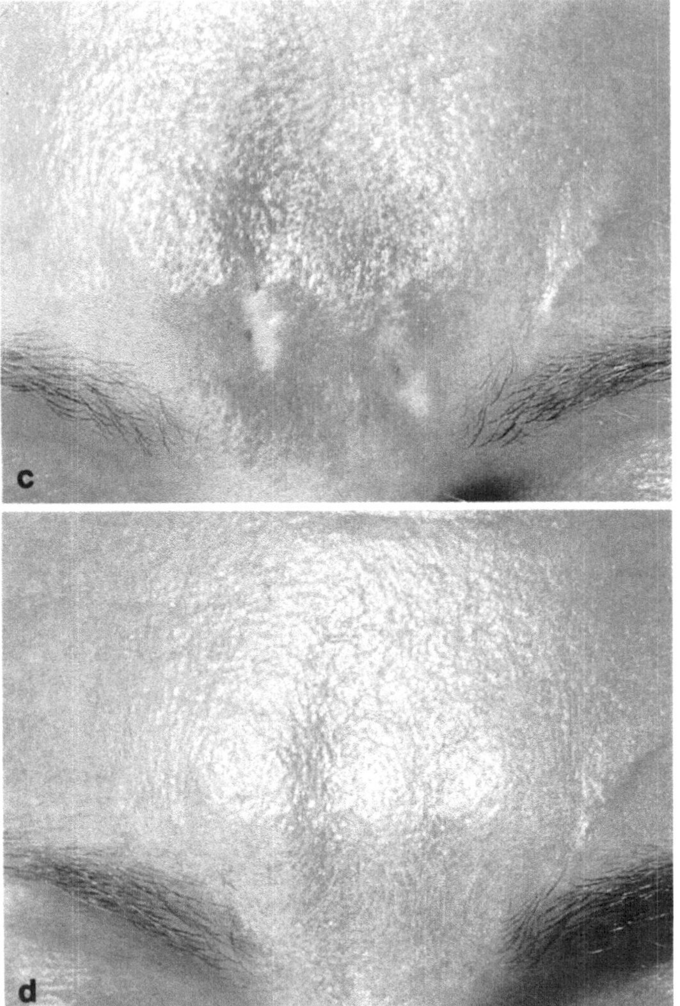

Abb. 1c, d (Legende s. S. 171)

Verfügung stehenden handelsüblichen Kollagenzubereitungen voraus. (Zyderm I®[1], das 35 mg Kollagen pro ml enthält und Zyderm II®[1], mit 65 mg Kollagen pro ml).

Unsere Erfahrungen zeigen, daß eine punktförmige Injektionstechnik der linearen Implantation in Bezug auf das Korrekturergebnis überlegen ist (vgl. auch [6, 10, 11, 12, 14]). Dabei sollte Zyderm I® bei mehr oberflächlichen Läsionen und dünner Epidermis, Zyderm II® bei tieferen Corium-Defekten und dicker Epidermis

---

[1] Essex-Pharma, München

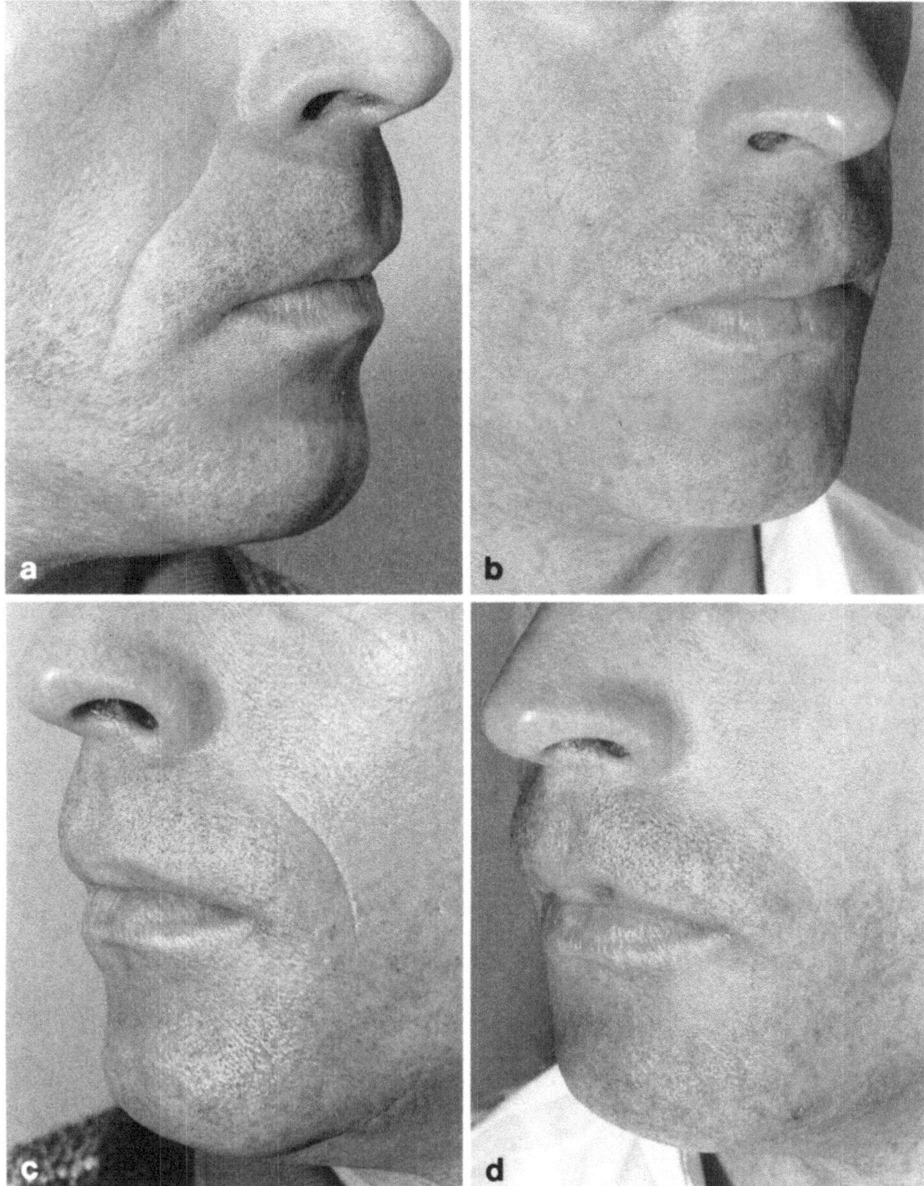

Abb. 2a–d. 39jähriger Mann, bei dem sich innerhalb von ca. vier Jahren objektiv und subjektiv störende Falten der Nasolabialregion gebildet hatten.

Therapie und Verlauf:
Injektionsbehandlung mit insgesamt 9 ml Zyderm I® in fünf Sitzungen. Durch die vorsichtige und bei den einzelnen Sitzungen zurückhaltende Injektionstechnik ohne wesentliche Überkorrektur konnte ein sowohl subjektiv als auch objektiv gutes Behandlungsergebnis erzielt werden. **a** Zustand vor der Behandlung, rechte Nasolabialregion. **b** Zustand vor der Behandlung, linke Nasolabialregion. **c** Befund nach Abschluß der Therapie, rechte Nasolabialregion. **d** Befund nach Abschluß der Therapie, linke Nasolabialregion

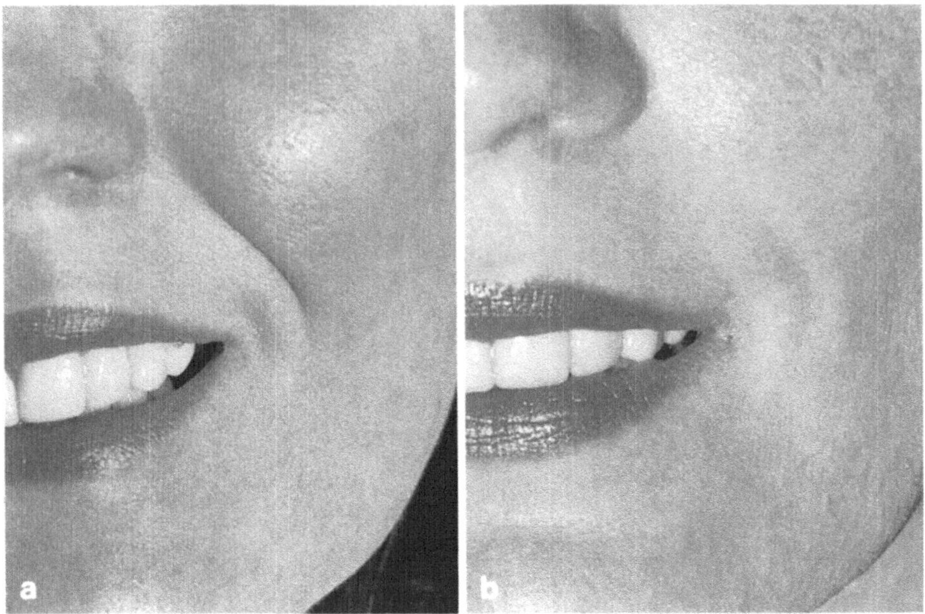

Abb. 3 a, b. 35jährige Frau mit nur linksseitig stark ausgeprägter Nasolabialfalte, die sich innerhalb von zwei Jahren entwickelt hatte.

Therapie und Verlauf:
Durch die Injektion von 1,9 ml Zyderm II® in drei Sitzungen gelang ein gutes Korrekturergebnis. **a** Zustand vor Behandlungsbeginn. **b** Endzustand

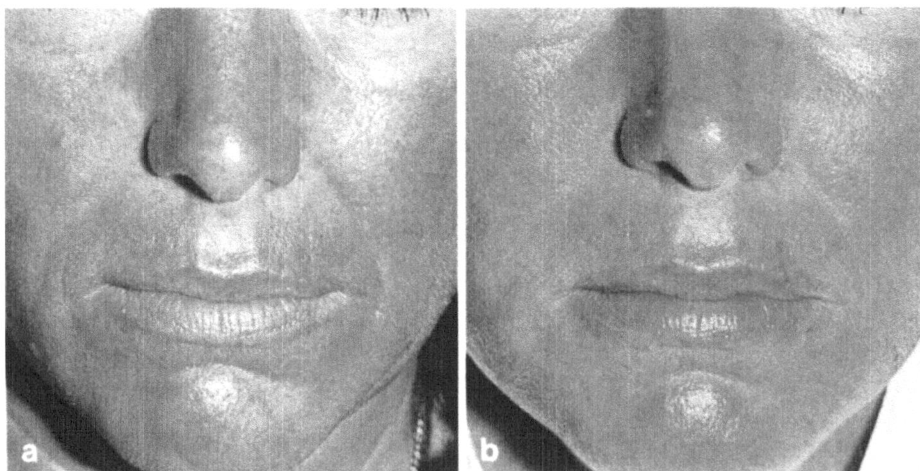

Abb. 4 a, b. 37-jährige Frau mit störenden Nasolabial- und Oberlippenfalten.

Therapie und Verlauf:
Testimplantation negativ. Beginn der Behandlung durch Injektionen von Zyderm I® in beide Nasolabialfalten („Serienpunktionstechnik"). Nach vierzehn Tagen nochmalige Injektion mit Zyderm I® in diese Areale und Neuinjektion in die Oberlippenfalten. Zwei weitere Behandlungen mit Zyderm II® im Abstand von je zwei Wochen sowie eine Booster-Injektion mit Zyderm I® und Zyderm II® in die Nasolabialfalten nach weiteren vier Monaten.
Ergebnis sieben Monate nach Abschluß der Behandlung sehr zufriedenstellend besonders durch Anwendung von Zyderm II® im Bereich der Nasolabialfalten. **a** Zustand vor Therapiebeginn. **b** Endergebnis

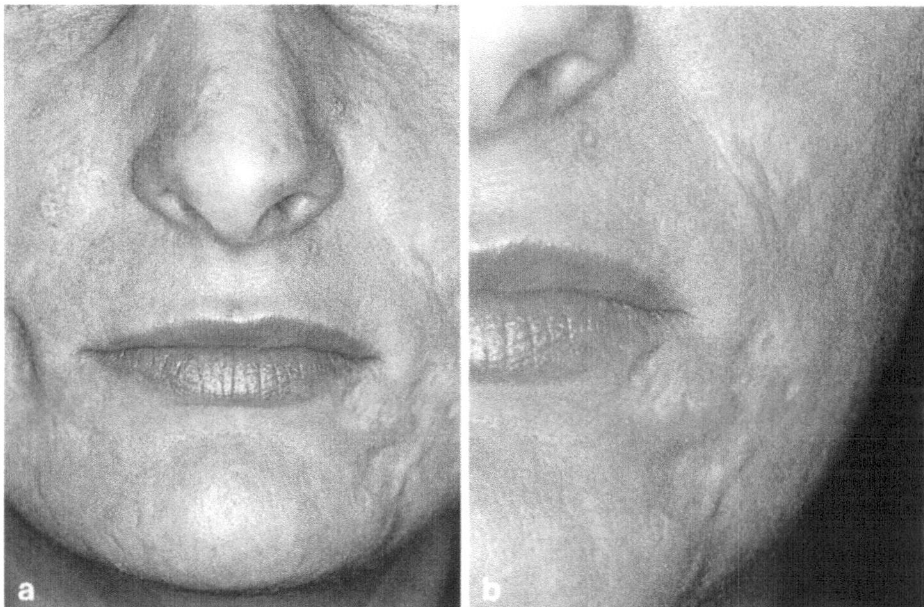

Abb. 5 a–f. 27-jährige Patientin mit schlüsselförmigen, teilweise tief eingegrabenen aber auch flächenartigen Narben im wangennahen Kinnbereich beidseits. Zustand nach artifiziell überlagerter schwerer Akne vulgaris. Mehrfache Behandlungsversuche mit Dermabrasion und chirurgischen Exzisionen ohne befriedigenden Therapieerfolg.

Therapie und Verlauf:
Der Aufbau der vorhandenen Konturdefekte wurde in sechs Sitzungen vorgenommen, wobei rechts nasolabial zweimal 1,0 ml Zyderm I® und einmal Zyderm II® (0,75 ml) appliziert wurde; im linken Defektareal kamen 2 ml Zyderm I® und 1,5 ml Zyderm II® zur Anwendung. Durch diese Behandlung konnte das Endergebnis, bei einer Beobachtungszeit von ca. 1 Jahr, stabil gehalten werden. **a–c** (s. a. S. 176) Zustand vor Behandlung mit Zyderm II®. **d** Zustand nach der 3. Injektionssitzung mit Implantation von Zyderm II®. **e** Zustand nach dreimaliger Applikation von Zyderm®; insgesamt 2,75 ml. **f** Behandlungsergebnis nach ca. einem Jahr

Anwendung finden. Stets ist aber eine Überkorrektur erforderlich; bei Zyderm I® bis zu 200%, während bei Zyderm II® wegen des höheren Kollagen-Gehaltes ein geringes Anheben des unterspritzten Areals über das umgebende Hautniveau ausreichend ist.

In der Regel sind für eine Korrektur mehrere Implantationen erforderlich. Nicht unerwähnt bleiben sollte aber, daß ein einmal erzieltes optimales Ergebnis nicht für immer bestehen bleibt, sondern daß in der Regel bei Aknenarben eine Wiederholungsbehandlung nach etwa 2–4 Jahren und bei Falten meist bereits nach 1–2 Jahren notwendig werden kann [1, 6, 13, 15].

Entsprechend den biologischen Eigenschaften sowie den individuellen Erfahrungen des Therapeuten, finden die Kollagen-Präparationen eine differenzierte Verwendung bei den durch sie therapierbaren Krankheitszuständen. Dazu zählen

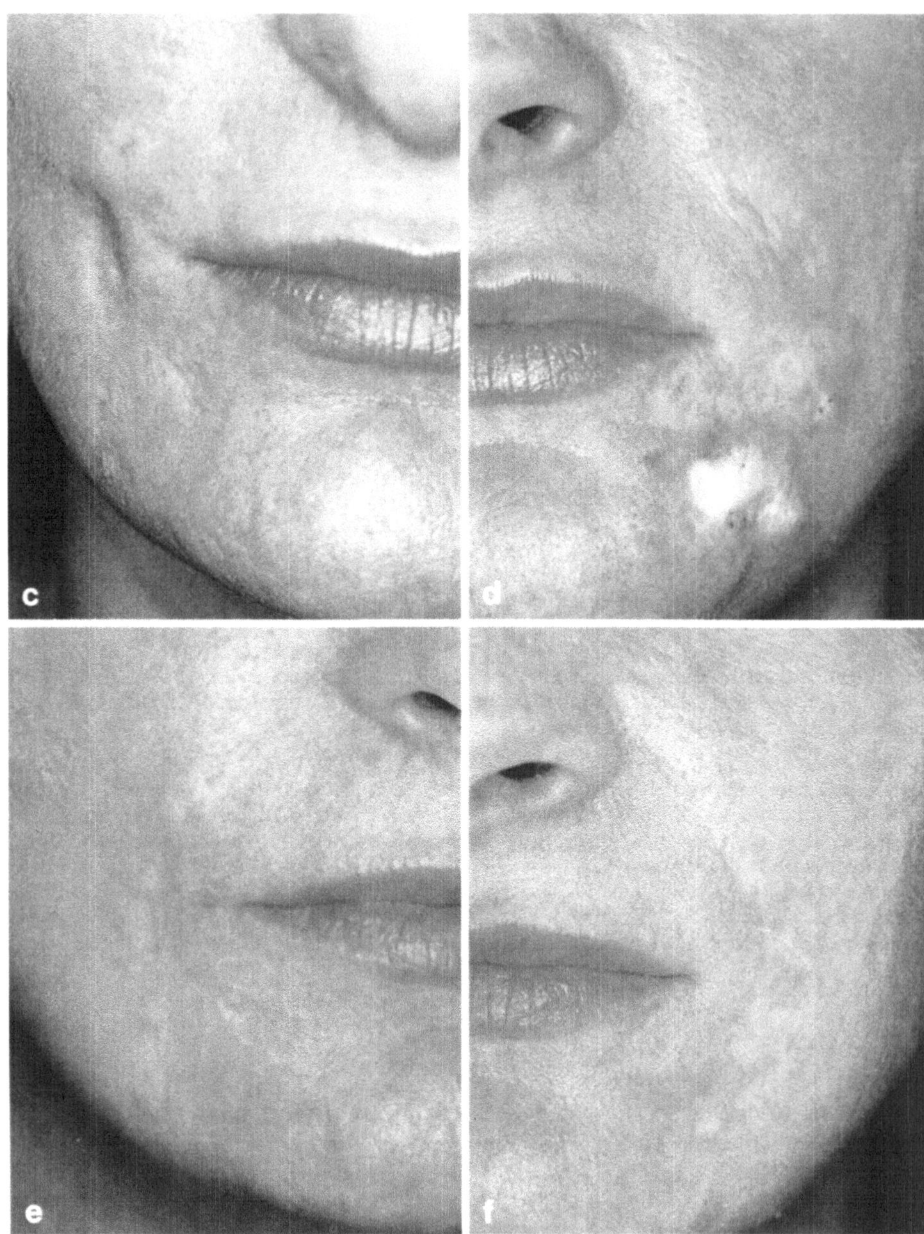

Abb. 5c–f (Legende s. S. 175)

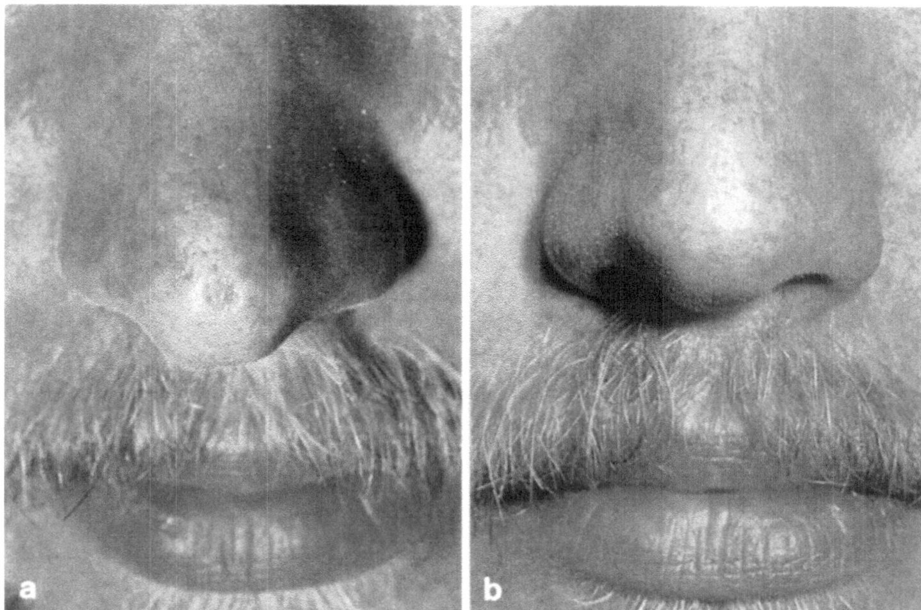

Abb. 6 a, b. 34-jähriger Mann. Im Bereich der Nasenspitze atrophische, eingesunkene Narbe nach elektrokaustischer Entfernung eines fibromatösen Naevus vor zehn Jahren.

Therapie und Verlauf:
Nach Injektion von insgesamt 0,4 ml Zyderm II® in zwei Sitzungen konnte die atrophische Narbe nahezu vollständig korrigiert werden. **a** Zustand vor Korrektur. **b** Zustand nach Abschluß der Therapie

in erster Linie Falten und Runzeln der Gesichtshaut, die im Rahmen des physiologischen Alterungsprozesses auftreten (Abb. 1-4), sowie Narben. Dabei ist zu beachten, daß nicht alle narbigen Veränderungen für eine Kollagen-Implantation geeignet sind. Günstige Ergebnisse erzielt man lediglich bei weichen, schlüsselförmigen Narben, wie sie bei der sogenannten ausgebrannten Akne und nach Virusinfektionen der Haut beobachtet werden (Abb. 5). Auch posttraumatische Hautdefekte, speziell im Gesichtsbereich, nach Unfällen und Operationen (Abb. 6-7), können bei optimaler Indikationsstellung mit Kollagen-Implantaten verbessert werden. Darüber hinaus können Behandlungsversuche bei der zirkumskripten Sklerodermie und der hemiatrophia faciei (Abb. 8) sinnvoll sein.

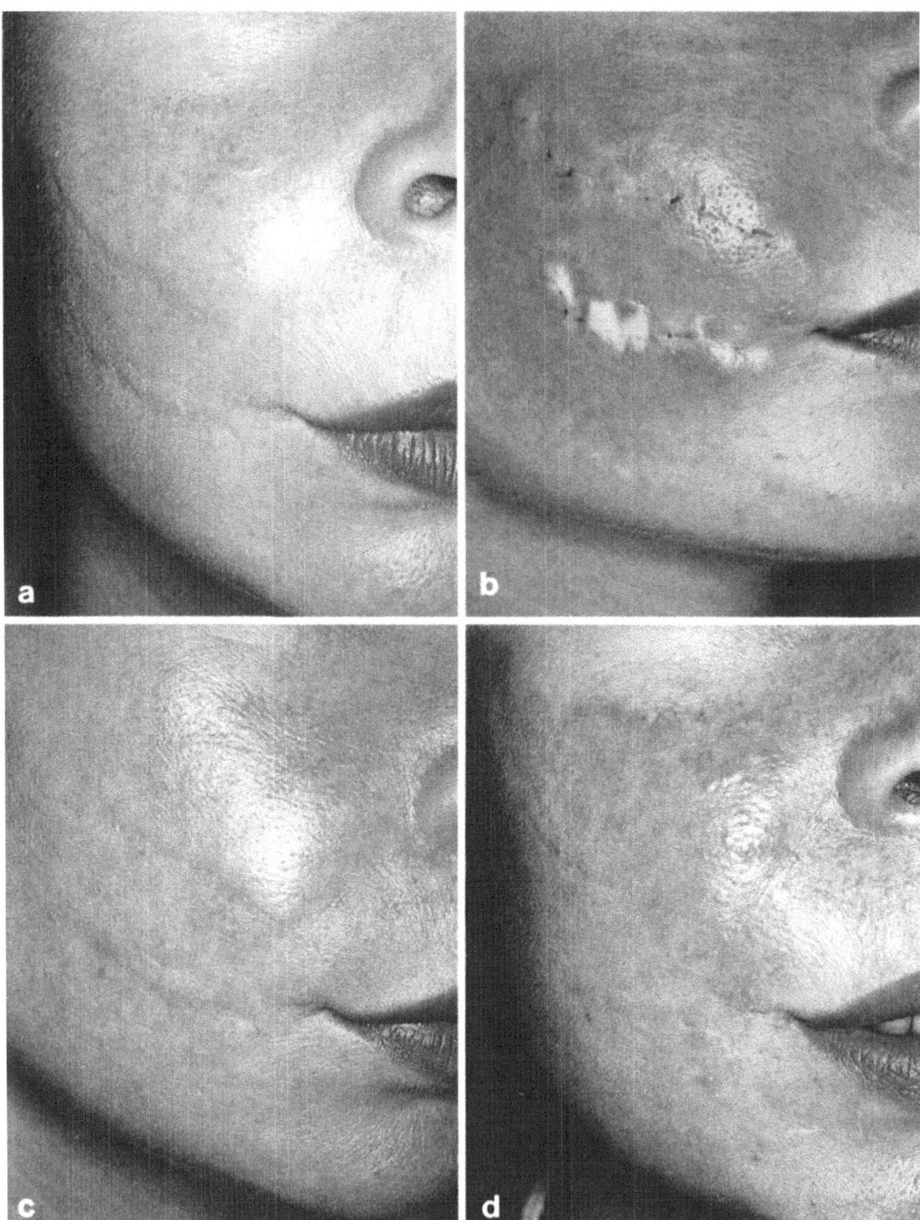

Abb. 7a–d. 23-jährige Patientin nach Verkehrsunfall mit Schnittverletzungen an der rechten Wange. Eingezogene, quer zu den „relaxed skin tension lines" verlaufende Narben, die teilweise mit der mimischen Muskulatur verhaftet sind.

Therapie und Verlauf:

Zur Auffüllung und Erweichung der Unfallnarben wurden in 4 Sitzungen insgesamt 4,0 ml Zyderm I® in beide Narben appliziert. Eine Resteinsenkung der unteren Narbe wurde im medialen Anteil in zwei Sitzungen jeweils mit 0,75 ml Zyderm II® aufgefüllt. **a** Klinischer Befund vor Therapiebeginn. **b** Zustand während der ersten Injektionssitzung mit Zyderm I®. **c** Zwischenergebnis nach Abschluß der Behandlung mit Zyderm I®. **d** Resultat nach Beendigung der Behandlung

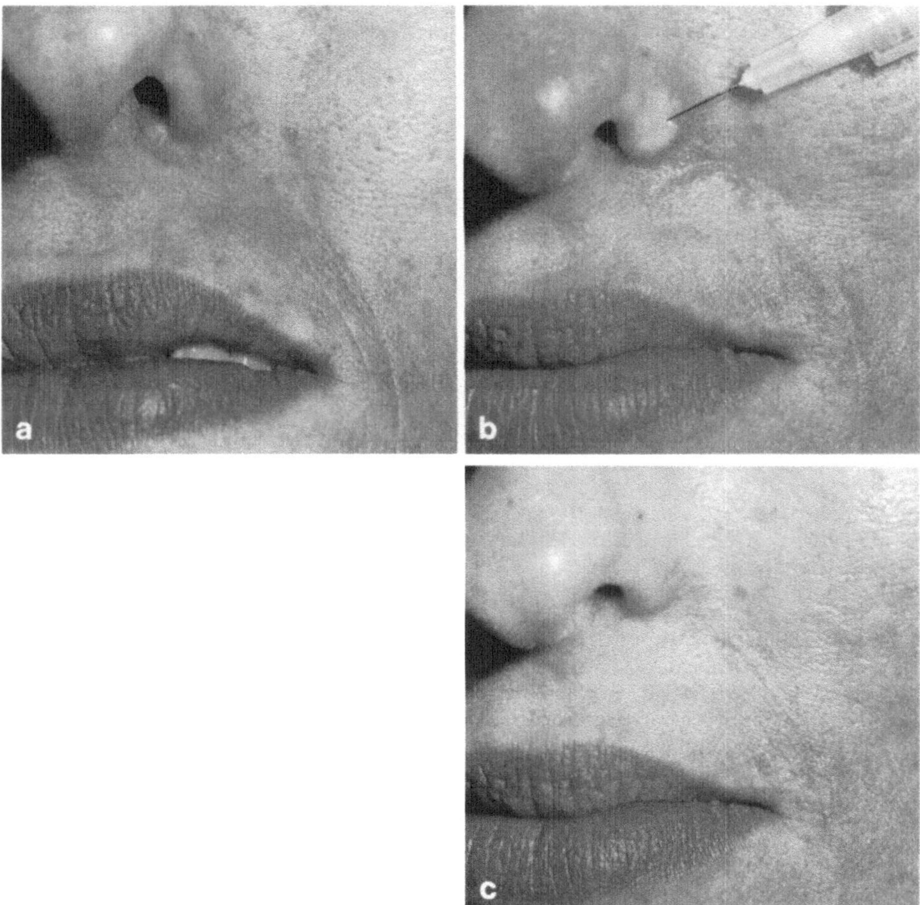

Abb. 8a–c. 29-jährige Frau. Vor dreizehn Jahren allmähliche Ausbildung einer vor zwölf Jahren bereits histologisch verifizierten zirkumskripten Sklerodermie der linken Gesichtshälfte vom coup de sabre-Typ. Keine Befundänderung seit über sechs Jahren.

Therapie und Verlauf:
Die ausgeprägte Hautatrophie im Bereich der linken Nasolabialregion und der linken Ala nasi wurde mit insgesamt 6 ml Zyderm II® in sieben Sitzungen unterfüttert. Das objektiv und subjektiv gute Korrekturergebnis im Nasenbereich wurde in drei Injektionsserien mit zusammen 1,5 ml Zyderm II® und das der Nasolabialregion mit fünf Sitzungen und 4,5 ml Zyderm II® erreicht.
Um eine gleichzeitige Anhebung des Hautoberflächenreliefs zu erzielen, ist eine diffizile Injektionstechnik erforderlich. Das Kollagen wird unter leichtem Druck fächerförmig in das Corium injiziert. **a** Zustand vor Behandlungsbeginn. **b** Injektionstechnik zur Korrektur der Als nasi. **c** Zustand nach Abschluß der Therapie

Literatur

1. Blank AA (1984) Klinische Erfahrungen mit der Anwendung eines injizierbaren Kollagens im Gesichtsbereich. In: Müller RPA, Friedrich HC, Petres J (Hrsg) Fortschritte der Operativen Dermatologie - Operative Dermatologie im Kopf-Hals-Bereich. Springer, Berlin Heidelberg New York Tokyo, Bd 1: 337-342
2. Blank AA, Eichmann F (1983) Xenogenes Kollagen zur Implantation bei der Behandlung eingesunkener Narben und kutaner Atrophien. Akt Dermatol 9: 165-171
3. Brooks N (1981) A foreign body granuloma produced by an injectable collagen implant at a test site. J Dermatol Surg Oncol 8: 500-502
4. Castrow FF, Krull EA (1983) Injectable collagen implant - up date. J Am Acad Dermatol 9: 889-893
5. Kaplan EM, Falces E, Tolleth H (1983) Clinical utilitation of injectable collagen. Ann Plast Surg 10: 437-451
6. Klein AW (1983) Implantation technics for injectable collagen. J Am Acad Dermatol 9: 224-228
7. Konz B (1983) Injizierbares Kollagen. In: Braun-Falco O, Burg G (Hrsg) Fortschritte der praktischen Dermatologie und Venerologie. Springer, Berlin Heidelberg New York Tokyo, Vol 10: 193-198
8. Konz B (1985) Injizierbares Kollagen: Indikationen und Kontraindikationen. In: Wolff HH, Schmeller W (Hrsg) Fortschritte der Operativen Dermatologie - Fehlbildungen, Nävi, Melanome. Springer, Berlin Heidelberg New York Tokyo, Bd 2: 159-166
9. Knapp TR, Luck E, Daniels JR (1977) Behaviour of solubilized collagen as a bioimplant. J Surg Res 23: 96-105
10. Landes E, Mühlbauer W, Schwenzer N et al (1984) Narben- und Faltenkorrektur mit injizierbarem Kollagen. Perimed, Erlangen
11. Mang WL (1985) Technik und Ergebnisse der Behandlung mit injizierbarem Kollagen. In: Wolff HH, Schmeller W (Hrsg) Fortschritte der Operativen Dermatologie - Fehlbildungen, Nävi, Melanome. Springer, Berlin Heidelberg New York Tokyo, Bd 2: 167-174
12. Nicolle FV (1982) Use of Zyderm in the aging face. Aesthet Plast Surg 6: 193-195
13. Stegmann SJ, Tromovitch ThA (1982) Cosmetic dermatologic surgery. Arch Dermatol 118: 1013-1016
14. Tromovitch ThA, Stegmann SJ, Glogan RG (1984) Zyderm-Collagen: Implantation techniques. J Am Acad Dermatol 10: 273-278
15. Watson W, Kaye RL, Klein A, Stegman SJ (1983) Injectable collagen: A clinical overview. Cutis 31: 543-546

III. Phlebologie und Proktologie

Operative Phlebologie

H. Tritsch

Zusammenfassung

Zur operativen Behandlung von Krampfadern bieten sich verschiedene Verfahren an. Sie reichen von der Krossektomie bis zur Phlebektomie. Dabei hat jede Methode ihr bevorzugtes Indikationsgebiet und kann aber auch mit den anderen Verfahren kombiniert werden.

Die ständige Konferenz der Bundesärztekammer hat am 28. Nov. 1979 Inhalte der Weiterbildung zum Hautarzt, die seit Mai 1980 gültiges Recht darstellen, beschlossen. Hierzu zählen die Vermittlung und der Erwerb eingehender Kenntnisse und Erfahrungen u. a. in folgenden Sparten:

1. Untersuchung und Beurteilung der peripheren Durchblutung und der Funktionen der tieferen Venengeflechte, einschließlich Meßverfahren (1.1.1.4)
2. Chronisch-venöse Insuffizienz (1.2)
3. Kompressionsverbände (1.2.1)
4. Varizenverödung (1.2.2)
5. Spaltung oberflächlich gelegener Varizen (1.2.3).

Die aufgeführten „Sparten" gehören somit zum Gebiet der Ärzte für Haut- und Geschlechtskrankheiten und können von diesen diagnostisch und therapeutisch als gebietsbezogene Leistungen angesehen und in Anspruch genommen werden [6].

Diesem Inhalt der Weiterbildungsordnung für Hautärzte entnimmt die operative Dermatologie die Berechtigung und Verpflichtung, sich mit der Behandlung von Krankheiten des Beinvenensystems zu beschäftigen.

Indikation

Im allgemeinen besteht die Anzeige zur operativen Behandlung von Krampfadern dann, wenn diese mit einer Insuffizienz im oberflächlichen Venensystem verbunden sind. In die Entscheidung geht darüber hinaus noch die Einschätzung des prospektiven Krankheitswertes der Veränderungen ein. Das Hauptbehandlungsziel ist die Beseitigung der Insuffizienz.

Planung

Jeder operativen Behandlung sollte eine eingehende Planung vorausgehen, die auf die Ausschaltung strategisch wichtiger Gefäßregionen ausgerichtet ist. Dabei sind auch die Vor- und Nachteile eines ein- oder mehrzeitigen Vorgehens gegeneinander abzuwägen. Das Vorgehen wird mit einer Zeichnung auf der Haut markiert.

Methoden

Für die operative Therapie von Krampfadern stehen verschiedene Verfahren zur Verfügung:

1. Phlebektomie,
2. Venendiszision,
3. perkutane Umstechung,
4. Krossektomie,
5. Mündungsdiszision der V. saphena parva,
6. Exhairese von Stamm- und Seitenastvenen.

Die einzelnen Methoden können fallweise auch in Kombination angewendet werden.

Auswahl

Jeder operative Eingriff ist mit einem individuellen Risiko verbunden, weshalb zu dessen Reduzierung auch konservative Verfahren bei der Methodenauswahl in die Überlegungen mit einbezogen werden sollten.

Phlebektomie: Der Eingriff eignet sich besonders für die Praxis, da er in Lokalanästhesie ambulant durchgeführt werden kann [5]. Indiziert ist er bei Seitenastvarizen, retikulären Varizen oder belassenen Seitenästen nach Exhairese, insbesondere im Fußrückenbereich.

Das Prinzip der Phlebektomie besteht in der Anlage von 3-5 mm langen paravenösen Stichinzisionen, durch die die Varizen mit feinen Klemmen auch über längere Strecken eluxiert und dann herausgezogen werden können [4]. Die Stichinzisionen heilen unter Klebestreifen oder Naht kosmetisch befriedigend ab.

Venendiszision: Als alleinige Maßnahme ist auch sie ambulant in Lokalanästhesie ausführbar. Die Venendiszision dient der Beseitigung von Varizenkonvoluten, insuffizienten Vv. communicantes, Vv. perforantes sowie Residualvarizen. Die 1-2 cm langen Hautinzisionen liegen über den zu beseitigenden Venenbezirken und folgen möglichst den Hautentspannungslinien. Nach Darstellung werden die Venen tunneliert, extrahiert und die Gefäßenden ligiert sowie durchtrennt. Mit der Venendiszision lassen sich Gefäße mit gestörter Hämodynamik auch beim Ulcus cruris gezielt ausschalten. Gleichfalls als adjuvantes Verfahren ist die Venendiszision in manchen Fällen zur Komplettierung der Sanierung unersetzlich. Bei sachgerechter Führung heilen die Einschnitte nach Schichtnaht meist unter Hinterlassung dezenter strichförmiger Narben ab.

Perkutane Umstechung: Die Methode fordert Tastsinn und räumliches Vorstellungsvermögen. Sie kann in Lokalanästhesie vorgenommen werden und eignet sich besonders für Seitenast- und Arkadenvarizen am Oberschenkel. Hierzu werden die Venen perkutan umstochen um mit einem Faden (Mersilene, Vicryl, Catgut 3-0) angezügelt, wobei der Ausstich durch den Einstich erfolgt. Nach Ligatur des Gefäßes wird der Knoten durch den Ein-Ausstich subkutan versenkt. Mehrere perkutane Umstechungen lassen sich innerhalb kurzer Zeit ausführen. Sie hinterlassen praktisch keine Narben.

Krossektomie: Über einen hohen schrägen Leistenschnitt wird die Krosse [3] dargestellt. Der Eingriff setzt Erfahrung voraus und kann gleichfalls in örtlicher Betäubung vorgenommen werden. Nach Präparation, Diszision und Ligatur der verschiedenen einmündenden Venen wird die V. saphena magna dicht über ihrer Mündung unterbunden und durchtrennt sowie nach distal über eine Strecke von 1-5 cm reseziert. Die Krossektomie ist indiziert im Stadium I der Stammvarikose. Sie dient bei eingeschränkter Operationsfähigkeit oft auch zur Behebung der wesentlichsten Ursache der hämodynamischen Störung und kann in zweiter Sitzung durch weitere adjuvante Maßnahmen ergänzt werden.

Mündungsdiszision der V. saphena parva: Die Ortung der Vene im Kniekehlenbereich kann wegen der Mündungsvariationen Schwierigkeiten bereiten. Über einen quer verlaufenden, ca. 2 cm langen Hautschnitt wird das Gefäß in Lokalanästhesie nach Faszienspaltung zwischen den beiden Gastrocnemiusköpfen aufgesucht und möglichst nahe seiner Mündung ligiert und durchtrennt. Auch hierbei wird ein Venenstück nach distal reseziert. Hauptindikation ist die Stammvarikose mit Klappeninsuffizienz im Mündungsbereich. Nach unserer Erfahrung werden durch die Mündungsdiszision gute Voraussetzungen für eine erfolgreiche Sklerotherapie des V.-saphena-parva-Stammes geschaffen.

Exhairese: Das Strippen kann sowohl an insuffizienten Stammvenen als auch an Nebenästen vorgenommen werden. Bei der totalen Stammvenenexhairese erfolgt diese immer in Verbindung mit der Krossektomie oder der Mündungsdiszision. Die Inzisionsstellen zur Einführung der Exhairese-Sonden liegen im Innen- oder Außenknöchelbereich [1].

Neben der partiellen Venenexhairese gewinnt die selektive Saphenaresektion an Bedeutung. Bei letzterer Methode können intakte Stammvenenabschnitte geschont und für eine eventuelle rekonstruktive Gefäßchirurgie bewahrt werden [2]. Die selektive Saphenaresektion richtet sich nach dem Stadium der Stammvarikose, wobei die varikös veränderten Gefäßbereiche durch Pressphlebographie und Sonographie festgelegt werden.

Gelegentlich kommt es nach Stammvenenexhairese zu vorübergehenden oder bleibenden neurologischen Störungen insbesondere im Hautbereich der Füße. Sie häufen sich, wenn den Eingriffen Verödungsbehandlungen des Krampfaderleidens vorausgegangen sind [7].

Literatur

1. Gundersen J (1983) Die chirurgische Behandlung der Varizen. Phlebol Proktol 12: 178-183
2. Hach W (1981) Die Erhaltung eines transplantationswürdigen Venensegments bei der patiellen Saphenaresektion als Operationsmethode der Stammvarikose. Phlebol Proktol 10: 171-173
3. Jecht JW (1983) Crosse oder Krosse. Phlebol Proktol 12: 64-66
4. Kaufmann R, Landes E (1983) Die Phlebektomie - eine Alternative zur Varizensklerosierung. Phlebol Proktol 12: 101-104
5. Müller R (1970) Traitment des varices par la phlebectomie ambulatoire. Med Hyg 28: 1424-1426
6. v. Preyss JA (1984) Mitteilungen des Vorstandes. Dt Derm 32: 933-934
7. Tritsch H (1977) Operative Therapie beim venösen Symptomenkomplex. Hautarzt (Suppl II) 28: 132-134

Varizenoperationen beim älteren Menschen

K. Salfeld

Zusammenfassung

Die proximale partielle Vena saphena magna-Exhairese hat sich als operative Behandlungsmethode, insbesondere bei Patienten in höherem Alter, bewährt. Je nach Mentalität des Patienten werden Beschwerden lediglich an den ersten beiden Tagen - wenn überhaupt - in Form von Druckschmerzhaftigkeit angegeben. Der Patient muß bei dieser Behandlung nicht stationär aufgenommen werden; er wird nicht immobilisiert. Komplikationen, z. B. umschriebene Phlebitiden o. ä. mehr, sind bisher nicht beobachtet worden, ebenfalls nicht Nachblutungen.

Die Veneninnendruckverhältnisse, blutig gemessen, bessern sich post operationem deutlich. Nach den Eingriffen, die in der Mehrzahl nicht aus kosmetischen Gründen, sondern zur Sanierung von Sekundärerscheinungen durchgeführt werden, ist eine rasche Abheilung - z. B. von Ulcerationen - zu beobachten.

Nach den Untersuchungen von Lindemayr und Santler am Krankengut eines Altersheims sind Krampfaderinvolutionen und damit Rückgang entsprechender Beschwerden nur im höchsten Alter eines Patienten zu beobachten, offensichtlich dann, wenn durch längere Liegezeiten infolge von Gebrechen die Beanspruchung der Beine deutlich eingeschränkt wird. Bei aktiv bleibenden Patienten mit venöser Insuffizienz werden auch im höchsten Alter die Beschwerden nicht weniger. Für den behandelnden Arzt aber ergeben sich Probleme der Versorgung solcher Patienten durch Nichtanwendbarkeit sonst bewährter Behandlungsmaßnahmen. Vielfach sind diese Patienten nicht in der Lage, Kompressionsbinden exakt anzulegen, geschweige denn entsprechende Kompressionsstrümpfe anzuziehen und zu tragen. Die Sklerosierungsbehandlung hat ihre Indikationsgebiete und ist bei älteren Patienten nur mit größter Vorsicht anwendbar; die nachfolgende notwendige Bewegung wird häufig durch arthrotische Beschwerden sehr eingeschränkt. Andererseits sind operative Maßnahmen zur Beseitigung der oberflächlichen Varicosis, namentlich wenn sie sehr ausgedehnt ist, älteren Menschen nicht ohne weiteres zumutbar. Trotz Vermeiden größerer Sanguinationen durch vorherige minutiöse Ligaturen der Seitenäste und Perforansvenen leidet der ältere Patient an einer langen Rekonvaleszenzzeit. Ganz abgesehen davon, daß durch die notwendige Anästhesie mit gleichzeitiger kurzzeitiger Immobilisation eine Belastung des Herz-Kreislauf-Systems nicht zu umgehen ist. Dieses gilt auch für die Periduralanästhesie, wenn der Patient unmittelbar nach dem Eingriff wieder seine volle Bewegungsfähigkeit erlangt. Es war deshalb zwingend notwendig, sich der Behandlung oberflächlicher Krampfadern unter den komplizierenden Bedingungen des Alters besonders anzunehmen.

Seit einigen Jahren führen wir bei alten und sehr alten Patienten eine „fraktionierte" Venenexhairese durch, wobei der erste Eingriff als proximale partielle Vena-saphena-Exhairese in Lokalanästhesie ausgeführt wird. Etwa 3-4 Tage später oder in besonderen Fällen nach einem größeren operationsfreien Intervall werden dann ebenfalls in Lokalanästhesie die im Unterschenkelbereich befindlichen Venae perforantes, möglicherweise vorhandene größere Seitenäste, in Lokalanästhesie beseitigt. Der größte Vorteil dieser Maßnahmen liegt klar auf der Hand:

1. Sie sind ohne weiteres ambulant durchzuführen, was gerade im höheren Alter nicht unterzubewerten ist; die gewohnte häusliche Umgebung, die bekannten und geliebten Aktivitäten, Ernährungsgewohnheiten usw. sind geeignet, den operativen Eingriff als wenig das tägliche Leben belastend anzusehen.
2. Die Immobilisation des Patienten ist lediglich auf den operativen Eingriff selbst beschränkt, danach verhält sich der Patient unter entsprechenden Kompressionsmaßnahmen, als wäre der Eingriff nicht erfolgt. Nur in seltenen Fällen werden Schmerzen nach Aufhören der Anästhesie kurzzeitig angegeben. Meistens wird das Ende der Anästhesie nicht wahrgenommen.
3. Der operative Eingriff wird durch das Lokalbetäubungsmittel in seinem Umfang begrenzt. In der Regel sind bei Ausnutzung der möglichen Betäubungsmitteldosis partielle proximale Vena-saphena-Resektionen beiderseits von inguinal bis unterhalb des Knies mit entsprechenden Ligaturen der Seitenäste und gewöhnlich noch einiger Perforantes möglich. Bei ausgeprägten gedoppelten Venae saphenae magnae kann es vorkommen, daß nur eine einseitige proximale partielle Vena-saphena-magna-Exhairese vorgenommen werden kann. Eine Periduralanästhesie verleitet dagegen immer wieder infolge der vollständigen Anästhesie zu ausgedehnteren Eingriffen mit entsprechenden Wundverhältnissen und damit Belastungen des Organismus.

Methodisches Vorgehen

Die proximale partielle Vena-saphena-Exhairese bedarf wie jeder operative Eingriff, namentlich im höheren Alter, entsprechender Voruntersuchungen, die zur Festlegung der Operabilität und lokalen Anästhesierungsfähigkeit des Patienten notwendig sind. Ausmaß des Eingriffes und Lokalanästhesie sind naturgemäß im Vergleich zu anderen Eingriffen für den Organismus weniger belastend; die Operabilität ist deshalb in den meisten Fällen gegeben. Entsprechende Praemedikation, Lagerung auf dem OP-Tisch und Desinfektion sowie Abdeckung sind eine Selbstverständlichkeit. Danach wird der Mündungsbereich der Vena saphena magna mit 1%iger Meaverin-Lösung ausreichend anästhesiert, desgleichen ein unterhalb des Knies festzulegender Bereich, in dem der distale Schenkel der Vena saphena magna sowie einige Seitenäste ligiert werden. Nach Eröffnen der Inguinalgegend, Präparation und Ligatur der Vena saphena magna mit ihren Seitenästen, wird die Nabatoff-Sonde von proximal nach distal in die Vena saphena magna eingeführt und bis unterhalb des Knies geschoben. Danach Darstellung der Vena saphena magna, meist an einer Stelle, an der Seitenäste einmünden, und Ligatur der Hauptstammvenen sowie Unterbindung der Seitenäste (Abb. 1). Mögliche Venae perforantes im Boyd- und Dodd-Bereich sollten ebenfalls vorher ligiert werden. Anschließend Anästhesie der Vena saphena magna in ihrem Verlauf und Extraktion sowie Beseitigung der Seitenäste. Gleiches Vorgehen am zweiten Bein. Es kommt aber auch vor, daß bei einseitig starker Varicosis in der ersten Sitzung lediglich ein Bein saniert

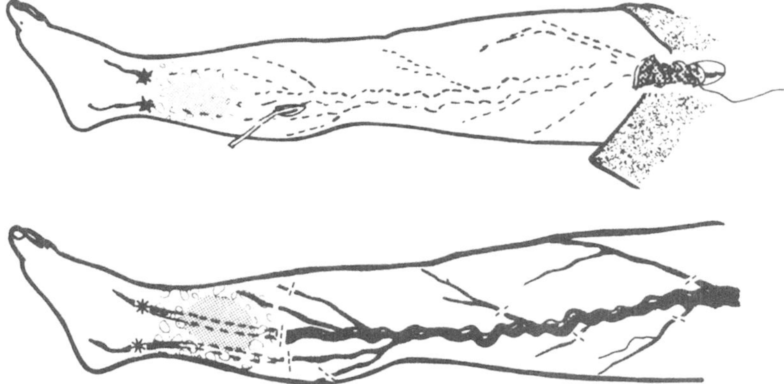

Abb. 1. (oben) Extraktion des proximalen Anteils der Vena saphena magna

Abb. 2. (unten) Ligatur von Venenkonvoluten im periulcerösen Bereich

werden kann, das zweite Bein bei einer weiteren Sitzung, wo sonst üblicherweise lediglich Unterschenkel-Restsanierungen vorgenommen werden.

Nach dem Eingriff Wundversorgung, eventuell mit Auspolsterung, Anlegen eines festen Verbandes, Wickeln der Beine mit entsprechenden elastischen Binden.

Der zweite operative Eingriff erfolgt nach 3-4 Tagen, aber auch nach einem Intervall, das bis zu 2 Wochen gehen kann.

Dieser Eingriff ist im allgemeinen nicht so groß wie der erste. Durch die partielle proximale Vena-saphena-Ligatur sind im distalen Unterschenkelbereich häufig verschiedene Venenäste nicht mehr blutgefüllt und bedürfen keiner Exstirpation (Abb. 2). Im periulcerösen Bereich sollten jedoch alle zu- und abführenden Varizen, also sowohl distal als auch proximal vom Ulcus, exstirpiert werden.

Der Anteil der auf diese Weise von uns operierten Patienten ist naturgemäß bei bisher etwa 12000-13000 durchgeführten Varizenexhairesen relativ gering. Immerhin sind es bisher etwa 200 auf diese Weise behandelte Fälle, die bereits eine annähernd exakte Aussage zulassen.

Literatur

Lindemayr H, Santler R (1978) Makromorphologische Veränderungen der oberflächlichen Beinvenen im höheren und höchsten Alter. In: Salfeld K (Hrsg) Ergebnisse der Angiologie, Bd 18, Schattauer, S 25-30

May R (1974) Chirurgie der Bein- und Beckenvenen. Thieme, Stuttgart

Salfeld K (1979) Die partielle Venenexhairese als Alternative zur Verödungsbehandlung der Varikosis. In: Salfeld K (Hrsg) Operative Dermatologie. Springer, S 180-184

Salfeld K (1982) Teilresektion der Vena saphena magna bei Stammvarikose. In: Hach W, Salzmann G (Hrsg) Chirurgie der Venen, Ergebnisse der Angiologie, Bd 25, Schattauer S 231-232

Salfeld K, Halber S (1985) Operative Probleme der Perforansinsuffizienz. Hautarzt 36: S 222-226

Operative Proktologie

M. Hagedorn

Zusammenfassung

Die operative Proktologie umfaßt alle chirurgischen Eingriffe, die in der Perianalzone und im Analkanal notwendig sein können. Kleinere operative Eingriffe, die in der Regel in Lokalanästhesie und ohne besonderes Instrumentarium durchführbar sind, können auch in der Praxis vorgenommen werden. Dabei handelt es sich um Stichinzisionen bei perianalen Thrombosen und Abszessen, einfache Exzisionen bei Marisken und elektrokaustische Abtragungen bei Condylomata acuminata. Die größeren operativen Eingriffe setzen ein spezielles Instrumentarium und Hilfspersonal voraus und sollten nur von erfahrenen proktologisch tätigen Dermatologen durchgeführt werden. Dies sind Sphinkterotomien bei chronischen Fissuren und die Milligan-Morgan-Operation bei drittgradigen inneren Hämorrhoiden sowie Exzisionen von perianal gelegenen Malignomen. Analfisteln, Analabszesse und intraanal liegende Neoplasien sind größere proktologische Eingriffe, die nur vom proktologisch erfahrenen Chirurgen vorgenommen werden sollten, um einen optimalen Behandlungserfolg zu gewährleisten.

Einleitung

Im Vordergrund des Aufgabengebietes der dermatologischen Proktologie steht die Diagnostik und Therapie von Analekzemen, inneren Hämorrhoiden und gutartigen, seltener bösartigen Analtumoren (Hagedorn 1984). Vor allem bei Vorliegen gutartiger Tumoren stellt sich die Frage, ob diese operativen Eingriffe vom proktologisch tätigen Dermatologen durchgeführt werden können.

Im folgenden soll nun versucht werden, kleinere und größere operative Eingriffe zu trennen und jene aufzuzeigen, die vom proktologisch versierten Dermatologen oder Chirurgen durchgeführt werden sollten.

Besprechung

Die kleineren operativen proktologischen Eingriffe sind zusammen mit den zu ergreifenden Maßnahmen in Tabelle 1 aufgelistet. Dabei handelt es sich durchweg um Eingriffe, die in Lokalanästhesie durchgeführt werden können und die weder ein spezielles Instrumentarium noch geschultes Personal benötigen. Akute perianale Thrombosen können sogar ohne Lokalanästhesie inzidiert werden, bei älteren darf man jedoch die Thrombusausräumung mit scharfem Löffel nicht versäumen, um ein erneutes Auftreten zu verhindern. Akute Analfissuren schließen sich rasch nach einer subfissuralen Injektion von Lokalanästhetika, wobei als Rezidivprophylaxe eine Änderung der Stuhlgewohnheiten notwendig ist. Der periproktitische Abszeß muß als Akutmaßnahme inzidiert werden, gleichzeitig sollte Pus zur kulturellen Untersuchung entnommen werden. Die Sanierung dagegen ist meist ein

Tabelle 1. Kleine operative proktologische Eingriffe

Perianale Thrombose	- Inzision - Thrombusausräumung
Akute Analfissur	- Unterspritzung
Periproktitischer Abszeß	- Inzision
Marisken	- Exzision
Condylomata acuminata	- Elektrokaustische Abtragung

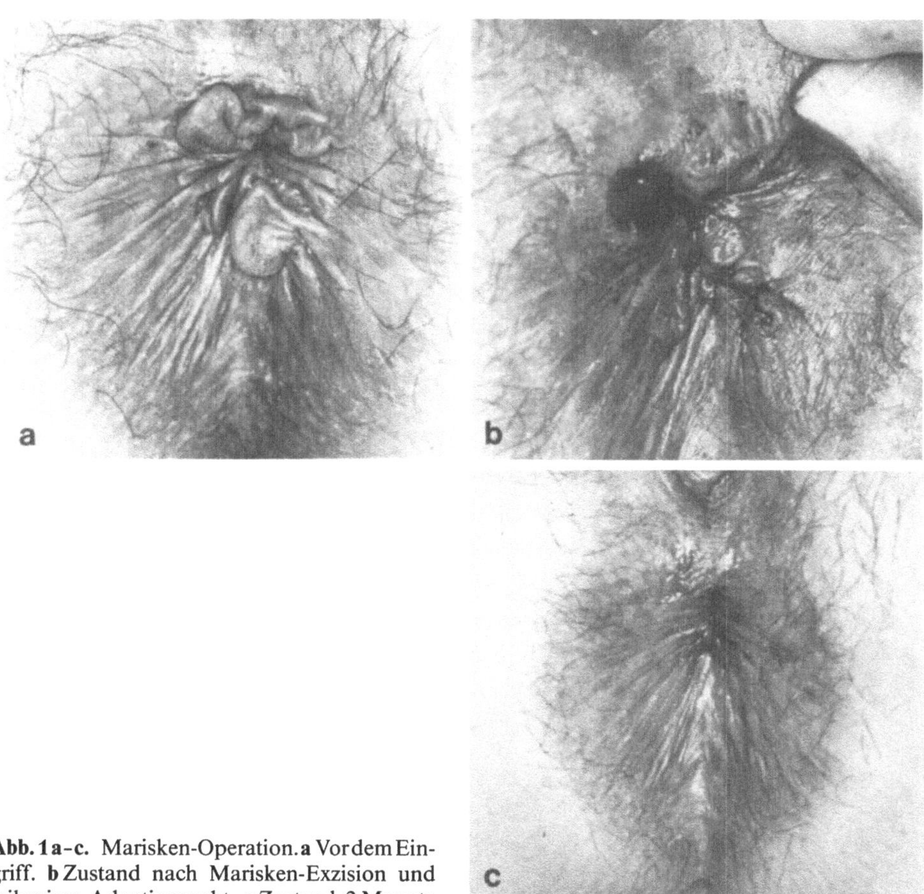

Abb. 1 a–c. Marisken-Operation. **a** Vor dem Eingriff. **b** Zustand nach Marisken-Exzision und teilweiser Adaptionsnaht. **c** Zustand 2 Monate postoperativ

größerer operativer Eingriff, der nur von einem proktologisch versierten Chirurgen durchgeführt werden sollte. Marisken können in Form einer einfachen Exzision beseitigt werden, wobei die Adaption der Exzisionsränder durch einzelne Catgut-Nähte erfolgen sollte (Abb. 1 a–c). Die elektrokaustische Abtragung stellt immer noch die Therpie der Wahl bei Condylomata acuminata dar, obwohl erfolgverspre-

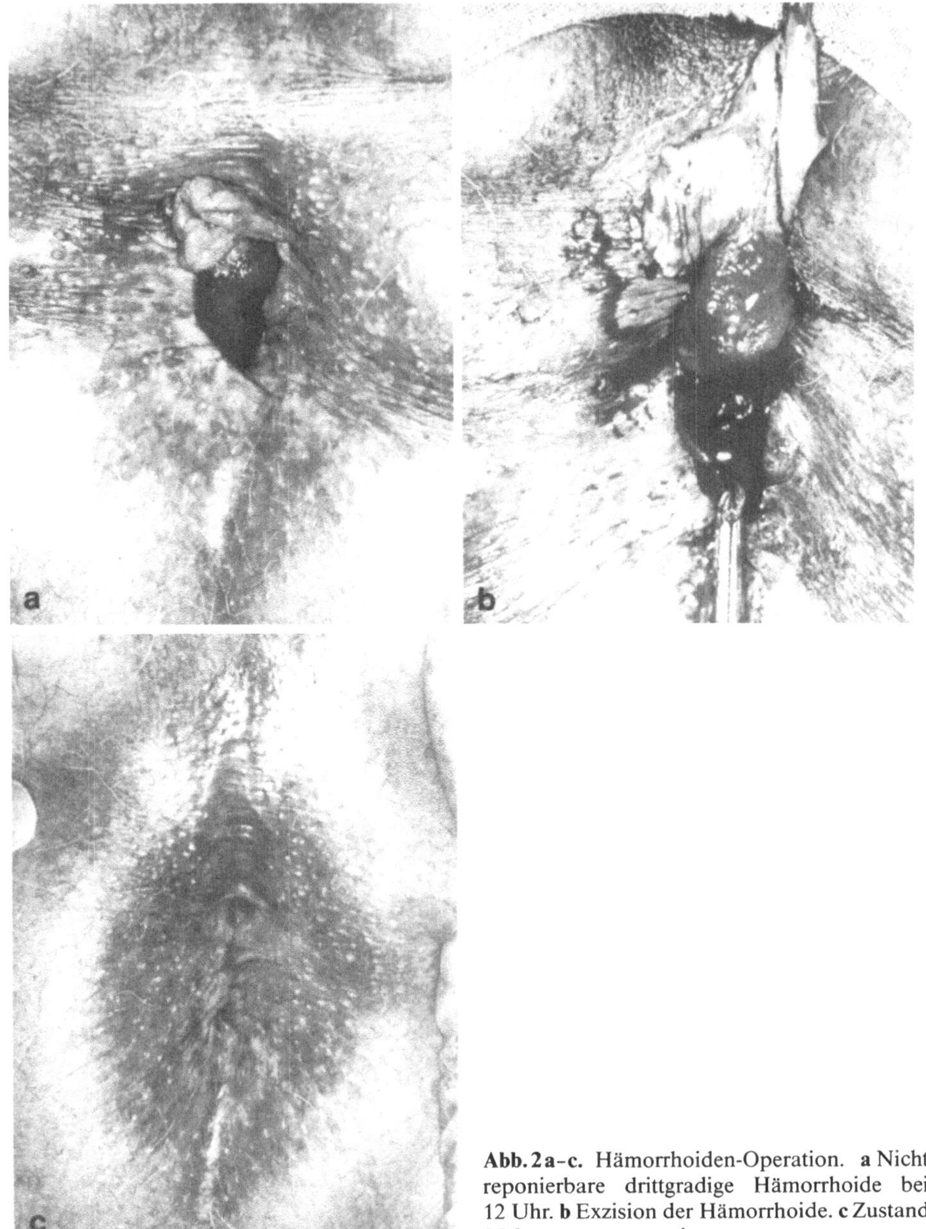

Abb. 2a–c. Hämorrhoiden-Operation. **a** Nicht reponierbare drittgradige Hämorrhoide bei 12 Uhr. **b** Exzision der Hämorrhoide. **c** Zustand 2 Monate postoperativ

chende Therapieversuche mit Interferon vorliegen (Gross 1985, persönliche Mitteilung).

Größere operative proktologische Eingriffe sollten nur vom versierten Dermatoproktologen vorgenommen werden (Tabelle 2 A). Zwar können die meisten Eingriffe dieser Gruppe in Lokalanästhesie vorgenommen werden, vereinzelt kann

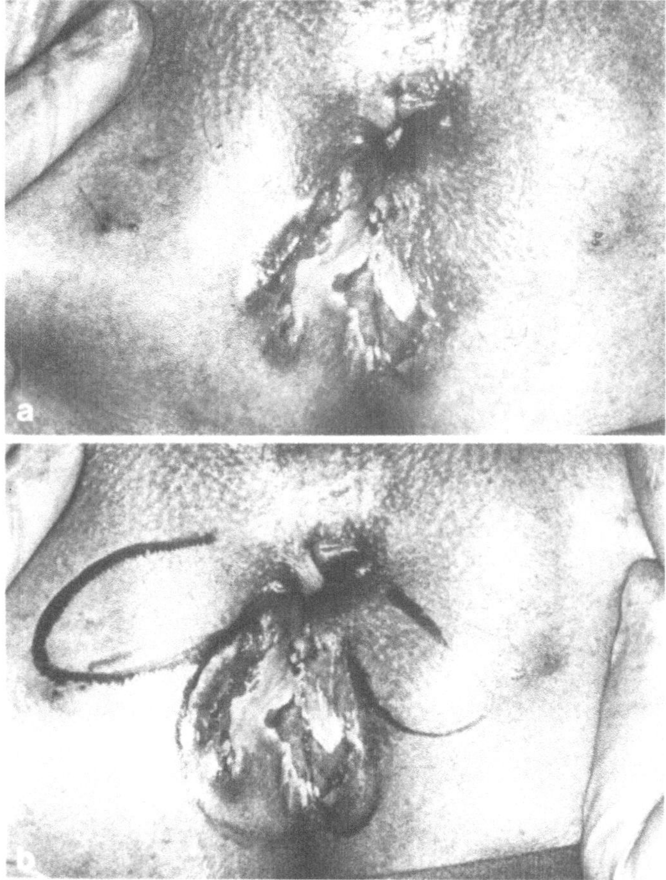

Abb. 3a–d. Malignom-Operation. **a** Stachelzellkarzinom der Perianalzone. **b** Operationsplan. **c** (s. S. 194) Zustand nach Schwenklappenplastik von beiden Seiten. **d** Zustand 2 Monate postoperativ

aber auch eine Allgemeinanästhesie notwendig sein. Ein spezielles Instrumentarium und geschultes medizinisches Hilfspersonal sind hier weitere wichtige Voraussetzungen. Chronische Analfissuren können fissurektomiert werden, wobei jedoch die zusätzliche Sphinkterotomie die Rezidivneigung herabsetzt. Drittgradige Hämorrhoiden werden nach der Dreizipfelmethode von Milligan-Morgan entfernt (Hansen und Stelzner, 1981). Auch einzelne prolabierte Hämorrhoidalknoten können nach dieser Methode exzidiert werden (Abb. 2a–c). Eine ganze Reihe von verschiedenen Perianalzonenmalignomen werden beobachtet, was mit der engen topographischen Beziehung zu den im Analkanal vorhandenen verschiedenen Epithelien erklärt werden kann (Hagedorn 1985). Bei der Exzision genügt im allgemeinen ein relativ kleiner Sicherheitsabstand von 0,5–1 cm. Dennoch sind bei einer gewissen Größe der Tumoren nahplastische Methoden zur Defektdeckung notwendig. Am Beispiel eines Stachelzellkarzinoms wird die doppelte Schwenklappenplastik dargestellt (Abb. 3a–d).

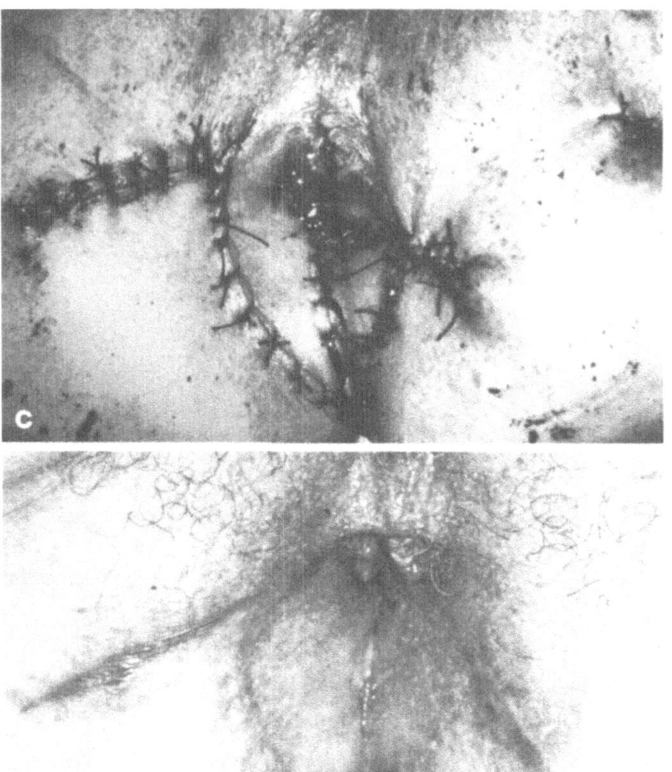

Abb. 3c, d
(Legende s. S. 193)

Tabelle 2. Größere operative proktologische Eingriffe

A.	
Chronische Analfissur	- Fissurektomie - Sphinkterotomie
Hämorrhoiden (3. Grades)	- Milligan-Morgan OP
Perianalzonenmalignome Plattenepithelkarzinom Morbus Bowen Basaliom Extramammärer Morbus Paget Adenokarzinom Malignes Melanom	- Exzision mit kleinem Sicherheitsabstand (0,5-1 cm)
B.	
Anorektale Abszesse	- Abszeßeröffnung und
Analfisteln Sinus pilonidalis Pyoderma fistulans sinifica	- Fistelspaltung durch großzügige Freilegung der Fistelgänge (evtl. zweizeitig)
Analkanalmalignome zusätzlich zu den Perianalmalignomen basaloide Karzinome	- Exzision mit Sicherheitsabstand (2-3 cm)

Letztlich sind jene größeren Eingriffe aufgelistet, die unbedingt von einem proktologisch erfahrenen Chirurgen ausgeführt werden sollten, will man einen optimalen Behandlungserfolg erreichen (Tabelle 2B). Dazu zählen die anorektalen Abszesse, das Fistelleiden und die Analkanalmalignome, die im Gegensatz zu den Perianalzonenmalignomen mit deutlichem (2-3 cm) Sicherheitsabstand exzidiert werden müssen.

Literatur

Hagedorn M (1984) Dermatologische Proktologie. Dt Derm 32: 262-264
Hagedorn M (1985) Malignome in der Analregion. Med Welt 36: 482-484
Hansen H, Stelzner F (1981) Proktologie. Springer, Berlin Heidelberg New York

Sachverzeichnis